全鱼馆

——吃鱼治百病

周剑平　王先俊　周游　编著

中医古籍出版社

图书在版编目(CIP)数据

百病自然疗法/自然疗法编委会编.—北京:中医古籍出版社,2006.10
ISBN 7-80174-466-7

Ⅰ.百...　Ⅱ.自...　Ⅲ.常见病—自然疗法
Ⅳ.R45

中国版本图书馆 CIP 数据核字(2006)第 119379 号

百病自然疗法

全鱼馆——吃鱼治百病

周剑平　王先俊　周游　编著

责任编辑:高福庆
封面设计:回归线视觉传达
出版发行:中医古籍出版社
社　　址:北京东直门内南小街 16 号(100700)
印　　刷:三河国英印务有限责任公司
开　　本:787 毫米×960 毫米　1/16
印　　张:18.25
字　　数:328 千字
版　　次:2007 年 4 月第 1 版　2007 年 4 月第 1 次印刷
印　　数:0001～5000 册
书　　号:ISBN 7-80174-466-7/R·462
全套定价:116.00 元(本册定价:29.00 元)

序

吃鱼治病疗疾，在我国已流传了两千多年，是祖国医学宝库中一颗璀璨明珠，是历代医学家、药学家、烹饪家、美食家和广大劳动人民长期积累起来的宝贵经验总结。鱼的食用价值、药用价值以及医疗效用，在中华民族的繁衍、强体、益寿延年和保护人民身体健康方面起到了非常重要的作用。

早在春秋战国时代出现的《黄帝内经·素问》中就发现：东方是天地始生之气，气候温和，出产鱼盐，靠海傍水，当地的人民喜欢吃鱼和咸味的东西，居住安定，以鱼盐为美食。同时指出：如果食鱼过多，可以使热积于中，导致疾病的发生。《黄帝内经》全书仅一十三方，其中就有一方是用鲍鱼汤吞服"四乌鲗骨一藘茹丸"来治疗疾病。由此可见，鱼疗历史的悠久和在祖国医药学理论体系中所占的位置。汉代张仲景的《伤寒杂病论》有用升麻鳖甲汤、鳖甲煎丸治疗疾病的描述，并且特别强调了吃鱼以鲜活为好："秽饭、馁肉、臭鱼，食之皆伤人"。隋唐以来，用鱼治疗疾病的方药书籍日臻完善，如唐孟诜的《食疗本草》，宋王怀隐的《太平圣惠方》，元忽思慧的《饮膳正要》，明李时珍的《本草纲目》等大都记載了鱼类的品种、组方、烹饪方法、主治、功效、适应症和禁忌症等。清代吃鱼更有讲究，如每逢农历七月要赏荷花，吃时鱼。八月蟹肥，宫眷内臣们将鲜活螃蟹洗净，用蒲叶包裹，上屉蒸熟，大家五六成群，攒座而食，嬉笑耍闹，自揭脐盖，用指挑肉，蘸醋食之，食毕，饮苏叶汤，用苏叶煎水洗手。我国改革开放以来，随着社会的发展和物质的丰盛，人民生活水平日益提高，营养药膳食疗方法越来越受到广大人民群众的重视和应用，介绍长寿、健美、营养、保健、烹饪、药膳、食疗的书籍刊物较多，用鱼治病疗疾的方法方药也散见于报刊书籍中，但专一论述用鱼治病的书籍却极少。

编者生活在八百里江汉平原，从小就与鱼结下了不解之缘，这里属亚热带季风气候，水域宽阔，鱼肥水美，塘堰相连，河巷交叉，通湖达江，水库河渠纵横密布，精养鱼池一片片平行排列，池内放养的青草鲢鳙四大家鱼为渔民的主要经济来源，养殖业十分发达，素有“鱼米之乡”的美誉。这里民间流行用鱼治病，如鲫鱼炖黄花菜根生乳，赤小豆炖鲤鱼汤消水肿，煨鳢鱼治蛋白尿，冬虫夏草炖甲鱼滋阴，虾仁韭菜补阳等有效验方，笔者耳闻目染，于是广采博收，摘抄编撰，并结合自己近四十年的临床经验，编写成这本《吃鱼治百病》。全书共收载鱼 49 种，特种水产品 7 种，计 56 种，近 800 方，全书介绍了各种鱼的产地、习性、营养成分、组方、制作方法、适应症和禁忌症，对临床各科医生和广大人民群众都有很好的实用价值和参考价值。

由于编者水平有限，遗漏与不妥之处仍有不少。为了使鱼疗得到长足的发展，为人类的健康做出更大的贡献，殷切地希望有识之士能提出宝贵的意见。

编　者

2006.6

目　录

上篇　普通鱼类

下篇 特种水产

上篇

普通鱼类

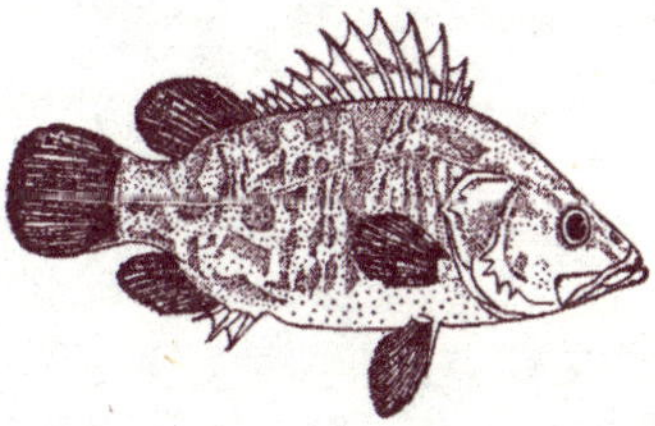

第一章 鲤 鱼

鲤鱼，又名鲤子，鲤拐子。有赤鲤、黄鲤、白鲤等品种，性能相似。在《神农本草经》中被列为上品。多栖息于江河、湖泊、水库、池沼的松软底层和水草丛生处。适应性很强，分布很广，我国除西部高原外，各地淡水水域都有出产。鲤鱼肉质鲜美，营养丰富，既是筵席之佳品，又是常用食疗之良药。根据其营养成分分析，每百克鱼肉中，含蛋白质17.3克，脂肪5.1克，钙25毫克，磷175毫克，铁1.6毫克，尚含有多种(游离)氨基酸、维生素A、维生素B_1、维生素B_2、维生素C、尼克酸、组织蛋白酶等。鲤鱼性味甘平。有利水消肿、下气催乳功效。

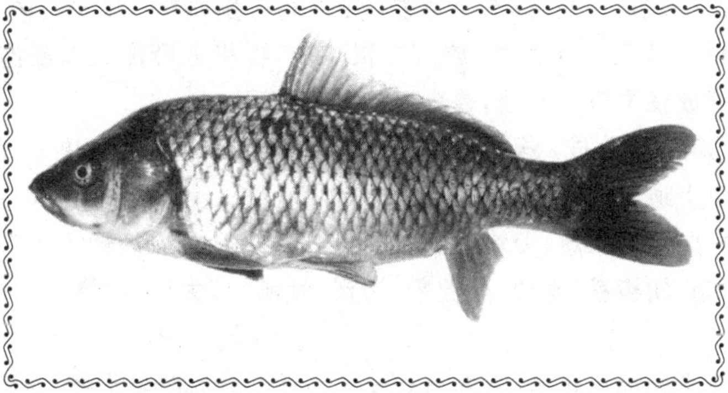

1. 芪烧活鱼

配　方： 活鲤鱼750克，黄芪10克，党参6克，水发香菇15克，冬笋片、白糖、绍酒各15克，食盐1.2克，酱油15克，葱丝、蒜各6克，味精2克，湿淀粉50克，生姜汁9克，花生油1000克，清汤500克，猪油20克。

制　法：

①党参、黄芪洗净后切成2毫米厚片待用。

②将活鲤鱼去掉鳃、鳞、鳍后，剖腹除去内脏，冲洗干净，在鱼身两面斜刀切成十字花刀；香菇一切两开；姜、葱、蒜洗净后切成姜末、蒜片、葱节待用。

③炒锅置旺火上，放入花生油烧六成热，下入鲤鱼炸成金黄色，捞出沥去油。

④再把炒锅重置火上，放入猪油、白糖，炒成枣红色时，加入清汤，下入炸好

的鲤鱼、党参、黄芪，烧沸后移文火上煨，待汤汁已浓，鱼已煨透入味时，将鱼捞在鱼盘里，择去参、芪片，再把笋片、香菇放入汤勺内，调入味精，烧沸后，撇去油沫，用湿淀粉勾芡，淋上猪油，浇在鱼上即成。

功　效：补虚下气，健脾行水。适合体虚水湿胀满，小便不利或咳逆上气者食用。

2. 天麻鱼块

配　方：天麻25克，川芎、茯苓各10克，鲜鲤鱼1250克，酱油25克，绍酒、食盐各45克，白糖5克，味精1克，胡椒粉3克，麻油25克，葱10克，生姜15克，湿淀粉50克。

制　法：

①鲜鲤鱼打去鳞、剖开腹、抠去内脏后冲洗干净，从鱼背部宰开，每一半砍成三、四节，每节上剞三、五刀(不要剞透)，分8份分别盛在八个蒸碗内。

②将川芎、茯苓切成大片，放入二泔水中，再将天麻加入同浸泡约4～6小时，捞出天麻放在米饭上蒸透，趁热切成薄片待用。

③将天麻薄片分成八等份，每份约3克分别夹入各份鱼块中，然后放入绍酒、姜、葱，兑上适量的清汤，上笼蒸30分钟。

④鱼蒸好后，拣去葱、姜块，把鱼连天麻扣入碗中，原汤倒入大勺里，调入白糖、食盐、味精、胡椒粉、麻油、湿淀粉、清汤，烧沸，打去浮沫，浇在每份鱼的面上即成。

功　效：平肝熄风止痛，滋养镇静安神。适合肝风眩晕头痛、神经性头痛、肢体麻木、神经衰弱、头昏、失眠者辅助治疗。

3. 赤豆鲤鱼羹

配　方：鲤鱼1000克，赤小豆100克，陈皮、草果各7.5克，精盐5克，胡椒粉适量，葱、姜各10克，鸡汤500克。

制　法：

①草果去壳，陈皮切丝，赤小豆洗净。

②鲤鱼刮去鳞，除去内脏，洗净。将草果、陈皮、赤小豆塞入鱼腹内，再将鱼放入大海碗内，加入调料及鸡汤，上屉蒸1～1.5小时。

③蒸熟后出屉，拣去葱、姜、草果、陈皮、赤小豆即成。

功　效：补脾益胃，消积导滞，利水消肿。适合营养不良性水肿、腹胀、纳差者。

4. 泽泻鲤鱼

配　方:泽泻 15 克,鲜鲤鱼 500 克,精盐 5 克,绍酒 10 克,白糖 150 克,榨菜丁 10 克,肉丁 20 克,青豌豆 5 克,味精、葱、姜末各 2 克,香油 5 克。

制　法:

①把泽泻去其杂质,洗净,切成薄片,放绍酒 5 克、白糖 10 克泡浸备用。鱼除去鳞、鳃和内脏,洗净,用刀在鱼身二侧剞上兰草花刀备用。

②炒勺放炉上,加入 750 克油,烧八成热时将鱼下炸,见鱼外皮略硬时,起勺连油倒入油罐上的漏勺里。

③原热勺加一两白猪油,烧热放葱、姜、肉丁、榨菜丁翻炒熟,加入精盐、绍酒、鲜汤一碗,再放入鱼、白糖、泽泻,开锅后移入慢火炖透,汤汁浓时加入味精、豌豆,转到旺火收汁出勺,把鱼摆在盘中,将泽泻摆在鱼两侧,勺内剩下的汁加香油炒均,浇在鱼身上即可上桌。

功　效:渗湿利尿,消肿通乳。适用于脾失健运,水湿内停,水肿,小便不利,脘闷痞塞,食少便溏,黄疸,寒湿脚气和产后乳汁少等病症。本方对慢性肾炎有一定的治疗作用。

5. 茯苓鲤鱼

配　方:茯苓 25 克,活鲤鱼 500 克,鸡汤 400 克,葱白、鲜姜各 10 克,蒜 3 克,绍酒 30 克,香醋 10 克,味精、白糖、精盐、香油各 5 克,淀粉 15 克。

制　法:

①将茯苓用水洗净,泡软切开,备用。

②把鱼刮去鳞,挖去鳃,剖开鱼腹,除去内脏,洗净,在鱼身二侧切成让指刀口,将茯苓片装入鱼腹,再把鱼放入盆中,加入鸡汤、葱、姜、蒜、精盐、味精、绍酒、白糖、香醋、香油,上屉蒸 30 分钟后取出。把鱼捞入盘中,去掉葱、姜、茯苓。将汤汁倒入炒勺内,烧开去掉浮沫,用水淀粉勾芡,加入香油,将汁浇在鱼身上即成。

功　效:利水渗湿,健脾和中。适合于脾胃气虚、水湿不运的水肿、小便不利、便溏食少、脘痞满胀、形体消瘦、肢倦乏力、心悸失眠的病人食用。

6. 茯苓鱼饼

配　方:茯苓粉 40 克,番茄酱 25 克,鲤鱼 250 克,鲜贝 20 个,青椒 50 克,绍酒20克，白糖30克，鸡蛋100克，精盐、味精、大葱、生姜各3克，淀粉、香油各5克。

制　法：

①将鲤鱼肉剁成泥状，加入葱、姜汁、绍酒、鸡蛋、精盐、味精和茯苓粉搅拌均匀备用。

②把青椒切成桃叶瓣，里面撒点面粉，将鱼泥放在里面，下白油里滑熟，码成荷叶形，炒勺加入番茄酱、白糖、精盐炒成番茄汁，加少许明油浇在上面即可。

③将鲜贝用开水稍烫，放入勺内加入鸡汤、味精、精盐，用水淀粉勾芡，淋入香油，码在茯苓饼外圈即可上桌。

功　效：利水渗湿，健脾和中，宁心安神。适合于患有脾失健运，水湿内阻，小便不利，水肿胀满，肢倦乏力，黄疸，烦渴，妊娠水肿，胎动不安，心脾两虚，心烦失眠，健忘多梦，食少便溏等病症者食用。

7. 薏苡鲤鱼

配　方：薏苡仁50克，鲤鱼600克，绍酒、花椒水、醋各20克，鲜姜5克，大蒜、精盐、味精各3克，香油5克，白糖、葱白、淀粉各10克。

制　法：

①将苡仁淘洗干净，放入碗内加清水上屉蒸熟。将鲤鱼刮鳞，除去内脏，洗净，在鱼身二面切成十字花刀，放开水锅内烫一下捞出控干。

②炒锅内加50克猪油，烧热放葱姜块、绍酒、醋、花椒、白糖、精盐，清水1000毫升，开锅后撇去汤上浮沫，加入熟苡仁，移入慢火炖熟透，拣去葱、姜块，加味精移旺火收汁。用水淀粉勾芡，淋入香油，加入蒜末出勺即可。

功　效：健脾利水，清热解毒。适用于脾阳受损，水湿不运，水肿，小便不利，腹泻食少，消瘦倦怠，关节疼痛，筋脉拘挛，屈伸不利者食用。另外，本膳对寒湿带下，肠痈，肺痈均具有治疗作用。

8. 鲤鱼汁粥

配　方：鲤鱼500克，糯米30克，葱白、豆豉适量。

制　法：将鲤鱼洗净去肠杂及鳃，用水煮熟后，去鱼加糯米及葱、豆豉煮粥。

功　效：消肿利尿。适合体质虚弱出现水肿者。

禁　忌：肿毒疮痈者不宜服食。

9. 鲤鱼阿胶粥

配　方:鲤鱼500克,糯米100克,阿胶50克,葱、姜、桔皮各少许。

制　法:先将鲤鱼杀好,放入葱、姜、盐、桔皮熬汤,去骨渣留汁,并放入洗净的糯米、阿胶(先炒一下)熬成粥即可。

功　效:补气养血安胎,治疗妊娠期浮肿证。

10. 竹笋西瓜皮鲤鱼汤

配　方:鲤鱼750克,鲜竹笋、西瓜皮各500克,白眉豆100克,生姜6片,红枣适量。

制　法:

①竹笋去硬壳、老皮,横切片,用水浸一天;鲤鱼去鳃、内脏,留鳞,洗净,略煎黄;白眉豆、西瓜皮、生姜、红枣(去核)洗净。

②用锅煮开适量水,放入全部用料,武火煮开,改文火煲二小时,汤成调味供用。

功　效:祛湿降浊,健脾利水。用于湿脚气,足胫浮肿麻木,沉重无力,身重困倦,小便短少,大便不畅(量少)等。

11. 巴戟苁蓉鲤鱼卵汤

配　方:鲤鱼卵500克,肉苁蓉50克,淮山药100克,巴戟天50克,生姜5片。

制　法:

①鲤鱼剖开,取出鱼卵,放开水锅内,文火煮十分钟;肉苁蓉、巴戟天、淮山药、生姜洗净。

②把全部用料放入清水锅内,武火煮开后,文火煲约二小时,调味供用。

功　效:补肾益精。用于肾阳不足,阳痿早泄,精冷稀少;或腰膝冷痛,神疲乏力,大便秘结,小便频数等。

12. 归芪鲤鱼汤

配　方:鲤鱼1000克,黄芪5克,当归头12克,生姜3片,调料适量。

制　法:鲤鱼去鳞,剖净,黄芪、当归、生姜洗净,一齐放入锅内,加清水适量,武火煮开后,改文火煲二小时,调味,食鱼饮汤。

功　效:补益气血,利水消肿。用于妊娠后营养不良,气血两虚,头晕眼花,神疲乏力,精神不振,下肢浮肿。

13. 鲤鱼椒茇汤

配　方:鲤鱼 750 克,川椒 9 克,荜茇 3 克,生姜、绍酒、芫荽、葱少许。

制　法:

①鲤鱼去鳞、鳃和内脏,洗净切块;葱、生姜洗净、拍碎;荜茇洗净。

②将鲤鱼、葱、生姜、荜茇放入锅内,加水适量,用武火烧沸,改文火炖约四十分钟。

③加入芫荽、绍酒即成。

功　效:健脾祛湿,利水消肿。用于脾虚水肿及其他营养不良性水肿。

14. 酱爆鱼丁

配　方:鲤鱼肉丁 125 克,冬笋丁、蘑菇丁、黄瓜丁各 100 克,鸡汤、府瓣酱、盐、白糖、料酒、味精、湿淀粉适量。

制　法:

①将鱼丁用湿淀粉拌匀,放入六成熟的油锅中划开,并加入冬笋、蘑菇、黄瓜,炒熟后盛出备用。

②炒勺置火上,加适量油,油热后将府瓣酱炸一下,然后放入用鸡汤、盐、味精、料酒、白糖、湿淀粉调成的混合汁,待爆起时,放入鲤鱼丁、冬笋、蘑菇、黄瓜丁搅匀,淋上少许料酒,颠翻出勺即成。

功　效:清热解毒利水。适合咳嗽、哮喘、胸闷、口苦、口臭等热病患者食用。

15. 炒塘鲤鱼片

配　方:塘鲤鱼 1000 克,冬笋 100 克,火腿 25 克,嫩豆苗 5 克,蛋清 2 个,干菱粉 30 克,盐 5 克,料酒 10 克,胡椒粉 0.5 克,高汤 50 克,麻油 5 克,葱段 2.5 克,猪油 750 克(耗 100 克),味精 5 克。

制　法:

①将塘鲤鱼刮去鳞,去鳃,去内脏,洗净后,用刀批下两侧鱼肉,然后剔去皮,

放在碗内，加入蛋清、盐、水菱粉拌和。冬笋和火腿均切成薄片。

②用碗一只，放入盐、酒、味精、胡椒粉、水菱粉、高汤，调成卤汁。

③炒锅烧熟，先用冷油滑一下锅倒出，再放入猪油，待油至五成熟时，将鱼片放入锅中，随后把笋片放入，用勺子轻轻划开，待鱼片熟后，即倒在漏勺内沥去油份。锅中留油 25 克，放入葱段开锅，再将鱼片下锅，倾入卤汁颠动几下后淋入麻油，出锅装盆即成。

功　效：清热生津，健脾益胃。适合多饮、多食、多尿而消瘦的糖尿病患者食用。

16. 清蒸鲤鱼

配　方：鲤鱼 600 克，玉兰片、香菇、西红柿、菜心、鸡油各 50 克，精盐、味精、料酒、大料适量，葱、姜、蒜各 10 克，植物油 500 克(实耗 50 克)。

制　法：

①鲤鱼去鳞及内脏，洗净，剞斜刀。葱切斜块，姜、蒜去皮切片。香菇开水泡发洗净，去根蒂。西红柿用开水烫过，去皮切斜块，洗去籽。菜心也烫一下。

②把炒勺放在旺火上，倒入植物油，烧至六成熟时，将鱼下锅，急速捞出，放入鱼盘内，加入料酒、盐、味精、鸡油、玉兰片、香菇、葱块、蒜片、大料，放少许水，上屉蒸 20 分钟(必须用旺火)，取出，拣去调料，放在另一个鱼盘内。将原汤倒入汤勺内上火，加菜心、西红柿。最后放点鸡油，煮沸后浇在鱼身上即成。

功　效：健胃消食，生津止渴。适合于十二指肠球部溃疡、高血压、口干、纳差者选择食用。

17. 安胎鲤鱼粥

配　方：苧麻根 15 克，活鲤鱼 500 克，糯米 75 克。

制　法：先将鲤鱼去鳞及肠杂，洗净后切块煎汤，再煎苧麻根，取汁去渣后，入鲤鱼汤及糯米煮粥。

功　效：安胎、止血、消肿。适合于孕妇腰酸腹痛，胎动不安，胎漏下血，妊娠浮肿者食用。

18. 鲤鱼粥

配　方：鲤鱼 500 克，商陆 10 克，赤小豆 50 克，紫苏茎叶 15 克，陈皮 10 克，生姜5克,葱白4个,粳米50克,糖醋少许。

制　法:鲤鱼去肠杂洗净,与诸药共煮,至烂熟,空腹食鱼及豆。其汁入米作粥,调以糖醋,随意食用。

功　效:利尿消肿,治肾炎水肿。

按　注:商陆有毒,剂量宜逐渐增加,一般水煮10克为限,不可过量,本粥不能加盐。

19. 旋覆花鲤鱼汤

配　方:旋覆花15克,鲤鱼200克。

制　法:鲤鱼去肠杂,将药装入鱼肚内,炖熟食鱼饮汤。

功　效:行气消肿,治水肿腹胀。

20. 何首乌鲤鱼汤

配　方:鲤鱼500克,何首乌20克,生姜3片,胡椒粉、精盐、味精少许。

制　法:按家常烹调成菜肴食用。

功　效:益肾生精,治体弱精少。

21. 鲤鱼二陈舒肺汤

配　方:鲤鱼500克,清半夏、橘皮、生甘草各6克,枳壳4.5克,杭白芍9克,白茯苓12克,姜、葱适量。

制　法:先将中药加水煮,去渣留汁,稍加姜、葱煮熟,主食其鱼肉,稍饮其汤。

功　效:行气活血,治胸胁痛。

22. 塘鲤鱼接骨汤

配　方:鲤鱼500克,骨碎补15克,生苡仁50克,葱白、生姜各5片,黄酒30克。

制　法:先将骨碎补加水煎煮,然后去药渣留汁,加入洗净的塘鲤鱼(去鳞及内脏)、苡仁、姜、葱、黄酒煮至熟,分餐适量食之。

功　效:接骨续筋,适合骨折初期者。

23. 金鲤汤

配　方:金色活鲤鱼 250 克,贝母 60 克。

制　法:将鱼洗净,贝母研末掺在鱼肚内,线扎好,用醋或蒜汤浸泡,重汤炖煮熟食之。

功　效:止咳化痰排脓,治肺痈成痈期。

24. 黄芪生姜鲤鱼汤

配　方:鲤鱼 500 克,黄芪 30 克,赤小豆 30 克,砂仁 10 克,生姜 10 克。

制　法:先煎黄芪、赤小豆、砂仁与生姜,煮沸 30 分钟,再将去鳞洗净除去内脏的鲤鱼切块入药,煮沸后,用文火炖 40 分钟,去药渣,吃鱼喝汤。

功　效:补肾利尿,治肾病综合征。

25. 黄精鲤鱼粥

配　方:黄精 10 克,鲤鱼肉片 120 克,海带 50 克,芹菜 20 克,甜酒 15 毫升,粳米 200 克。

制　法:黄精切碎,海带切段,鱼用火烤微焦去骨刺,芹菜切长条,粳米下锅,加水、盐、酱油、甜酒搅匀。再放黄精,海带、鱼肉、芹菜稍煮,米熟即可服食。

功　效:益肾养颜,治面部色斑。

26. 冬瓜鲤鱼汤

配　方:冬瓜 1000 克,鲤鱼 500 克。

制　法:按家常烹调食用。

功　效:通小便,适用于慢性肾炎。

27. 黄芪炖鲤鱼

配　方:黄芪 30 克,鲤鱼 200 克,调料适量。

制　法:鲤鱼去鳞及肠杂,洗净与黄芪一并放入碗中,并放调味品,隔水炖熟,饮汤吃鱼。

功　效:益气利水,适用于产后体虚、营养不良、肾炎浮肿者用。

28. 翠皮鲤鱼

配　方:鲤鱼 500 克,西瓜皮 250 克,茯苓皮 50 克,料酒、葱、姜、精盐、味精等调料适量。

制　法:

①鲤鱼去鳞、鳃及内脏,洗净。

②西瓜皮洗净,切片。茯苓皮洗净。

③起油锅,放入鲤鱼稍煎,加料酒、葱、姜、盐、味精,同时加入西瓜皮、茯苓皮及清水适量,用文火煮烂,吃鱼喝汤。

功　效:补虚除湿,清热利尿消肿。适用于小便不利、水肿、湿热黄疸等。

29. 蒜醋鲤鱼

配　方:鲤鱼 500 克,姜、蒜、醋、精盐、料酒等调料适量。

制　法:鲤鱼去鳞、鳃及内脏,洗净切块,先用素油煎黄,烹酱油及料酒少许,加水烧至熟烂,收汁后盛在平盘内。姜、蒜末和醋少许,稍煸炒后,浇在鱼块上即成。

功　效:利尿消肿,补虚下气。适用于体虚久咳、气喘、胸闷不舒者食。

30. 鲤鱼姜枣陈皮汤

配　方:鲤鱼 500 克,陈皮 10 克,生姜 50 克,红枣 30 克,黄酒及调料适量。

制　法:鲤鱼洗净去鳞及内脏,加水与姜、枣、陈皮共煮,待鱼熟后加黄酒适量及盐、味精等调料,吃鱼喝汤。

功　效:益气截疟。适用于疟疾日久不愈、正气渐损者。

31. 鲤鱼橘皮丁香汤

配　方:大活鲤鱼 500 克,橘皮 9 克,公丁香 3 克。

制　法:鲤鱼去肠杂,膛内塞入橘皮、公丁香,加清水煮汤。食肉饮汤,连服数次。

功　效:健胃行气,适用于食管炎早期者。

32. 鲤鱼前仁汤

配　方:鲤鱼 500 克,车前仁 15 克,葱、姜、盐、味精适量。

制　法:先将鲤鱼洗净后去鳞、内脏,然后将车前仁装入纱布袋中,与鲤鱼同煮并放入葱、姜,然后去药,加入盐、味精调味后,吃鱼饮汤。

功　效:祛湿利尿。适用于身目发黄、小便黄赤不利、浮肿者。

33. 鲤鱼汤

配　方:鲤鱼 1000 克,生姜 2 片。

制　法:鲤鱼去肠杂,抽去脊上两筋。加生姜、水适量,炖汤。吃鱼饮汤。

功　效:利尿,适用于肝硬化腹水者。

34. 鲤鱼蒜豆汤

配　方:鲜活鲤鱼 500 克,大蒜 50 克,陈皮 3 克,赤小豆 50 克,生姜 10 克,调料适量。

制　法:鲤鱼去肠杂,加蒜、豆、姜、陈皮炖熟后,加调料调味。

功　效:利湿健胃,适用于脚气病及食欲减退者。

35. 鲤鱼散

配　方:鲤鱼 500 克,黄酒适量。

制　法:鲤鱼去肠杂,烘干研成粉末,饭前用黄酒温热后送服,每次服 30 克,每日服 1～2 次。

功　效:健脾散寒,适用于胃寒脾虚者。

36. 鲤鱼麻根汤

配　方:活鲤鱼 500 克,苧麻根 30 克,糯米 50 克,葱、姜、油、盐适量。

制　法:鲤鱼去鳞及肠杂,洗净切片煎汤,再取苧麻根,加水 200 毫升,煎至 100 毫升,去渣留汁,入鲤鱼汤中。加糯米及葱、姜、油、盐,煮成粥,每日早晚趁热服食。

功　效：止血消肿。适用于孕妇腰酸腹痛、阴道少量流血、妊娠浮肿等先兆流产者。

37. 鱼头糖芷汤

配　方：鲤鱼头1个，白芷6克，红糖20克。

制　法：将鱼头、白芷、红糖一同放锅内煮汤，煮至鱼头骨酥软，服汤。

功　效：止痛散寒。适用于头痛时时发作或持续不休者。

38. 硼砂鱼胆散

配　方：鲤鱼胆2枚，硼砂3克。

制　法：将鲤鱼胆焙干研末，加硼砂3克，同为散剂，每日2次，每次取少量吹于假膜上。

功　效：清热解毒。适用于白喉有继发感染呈污秽状假膜者。

39. 鲤鱼草汤

配　方：鲤鱼肉250克，鱼腥草、葱白2段，红酒20毫升，精盐适量。

制　法：用鲤鱼肉煮汤，加鱼腥草、葱白、绍酒、精盐，佐餐食用。

功　效：清热利湿解毒。适用于久病体弱的角膜炎患者。

40. 煨鲤鱼

配　方：鲤鱼500克，明矾适量。

制　法：鲤鱼去肠杂，纳入明矾，以纸包裹，用泥封，在火上煨熟。去泥与纸，吃鲤鱼肉。

功　效：利湿行水。适用于肝癌腹水，也适用于伴有黄疸者。

41. 煨鲤蒜

配　方：鲤鱼500克，大蒜瓣适量。

制　法：鲤鱼去肠杂，将大蒜瓣填入鱼腹，以纸包好，用线缚定，外以黄泥封裹，于灰火中煨熟，取去纸泥淡食，一日吃完。

功　效:温肾利水。适合于慢性肾炎浮肿不退者。

42.冬瓜黄芪苡仁鲤鱼汤

配　方:冬瓜 250 克,黄芪 30 克,苡仁 60 克,鲤鱼 200 克,红糖适量。

制　法:将鲤鱼去鳞及内脏,与上药共煮汤,加少许红糖,饮汤食鱼、冬瓜。

功　效:健脾利水。适合于肢体浮肿,按之凹陷不起,反复不愈,身体沉重困倦,面色萎黄,脘闷腹胀,便溏,尿少,舌苔白腻,脉沉缓者。

43.鲤鱼莲子粥

配　方:鲤鱼 200 克,莲子 30 克,粳米 100 克。

制　法:将鲤鱼去鳞及肠杂,入莲子、粳米煮粥食用。

功　效:滋阴潜阳,利水消肿。适合于头晕头痛,耳鸣,目干涩,虚烦失眠,腰酸,遗精,尿少,舌红少苔,脉细或细数者。

44、黑豆鲤鱼汤

配　方:黑豆 30 克,鲤鱼 250 克。

制　法:鲤鱼去鳞及肠杂,黑豆与鲤鱼同煮汤,至鱼烂豆熟,食鱼及豆,喝汤。

功　效:补肾利水。适合于小便不利,不渴,周身浮肿者。

45.鲤鱼利尿汤

配　方:鲤鱼 1000 克。白术 150 克,生姜、芍药、当归各 90 克,茯苓 120 克,上药共为粗末。

制　法:

①鲤鱼去肠杂,煮至熟,澄清取汁。

②用鲤鱼汁煎药,分 5 次服完。

功　效:安胎下气利水。适合妊娠腹胀满,胎间有水气者食用。

46.鲜鳞攻毒汤

配　方:活鲤鱼头、丹雄鸡头(去毛)各 1 个,鲜笋尖头 30 克,生姜 5 片,白酒少许。

制　法:上四味,清水煮熟,取出,饮汁时加白酒少许。食鸡冠并笋,余不用。

功　效:发表渗湿。适合于痘出不快的患儿食用。

47. 蕤仁丸

配　方:蕤仁、地肤子、细辛、人参、地骨皮、石决明(捣)、茯苓、白术各 60 克,熟地黄、楮实子各 30 克,空青(另研)、防风各 45 克,石胆(研)15 克,鲤鱼胆 5 枚,青羊胆 1 枚。

制　法:共为细末,以胆汁同炼蜜和为丸,如梧桐子大,每服二十丸,一日 2 次,米汤送下。

功　效:养肝明目。主治眼见黑花飞蝇,涩痛错暗,渐至青盲。

48. 五胆膏(一)

配　方:熊胆汁、鲭鱼胆汁、鲤鱼胆汁、猪胆汁、羊胆汁、蜂蜜各等份。

制　法:将上药和蜂蜜共入银铫中,微火熬膏出大毒,每日用少许点眼。

功　效:清肝解毒。主治火热赤眼,流泪烂眦,怕热羞明,发痛发痒。

五胆膏(二)

配　方:猪胆汁、黄牛胆汁、羊胆汁、鲤鱼胆汁、胡黄连末、黄连末、青皮末、熊胆汁各 8.5 克,白蜜 60 克。

制　法:将诸药末与蜜并胆汁和匀,入瓷瓶内密封,饭甑中蒸,待饭熟为度,每日用少许点眼。

功　效:清热祛湿。主治目赤肿痛,湿热所致眼疾者。

49. 五胆偃月坠翳丸

配　方:石决明 30 克,麝香少许,青鱼胆、鲤鱼胆、青羊胆各 7 个,牛胆 15 克,熊胆 0.3 克。

制　法:上药烘干,共为细末,煮糊为丸,梧桐子大,每服 1.5 克,每日 2 次,空腹茶水送下。

功　效:清热平肝。主治偃月翳,症见瞳神内上边有白气一湾,隐隐似新月状，覆重向下。

50. 乌金散

配　方:炒当归、红花、赤芍药各30克，玄胡索1克，羚羊角90克，麝香1克，桂心15克，香墨、水蛭、黑豆芽、虻虫、大麦芽各30克，血余90克，猪脂衣、皂角各60克，鲤鱼鳞120克。

制　法:前七味为细末，余药入瓶内，用泥封固，烧令灰尽，去火候冷，取出研细，与前药相合，每服3克，每日3次。用童便或热酒送下。

功　效:行气活血，止血止痛。治产后血晕，下恶血不止，疼痛。

51. 青葙子丸

配　方:青葙子、红蓝实、枳壳(麸炒)、炒大黄、菊花、炙甘草各60克，决明子、黄连、茺蔚子、细辛、麻黄、车前子各45克，鲤鱼胆、鸡胆(阴干)各1枚，羚羊角90克。

制　法:将上药共为细末，炼蜜为丸，梧桐子大，每服20丸，每日3次，食后茶水送下。

功　效:泻心火，清肝热。治心肝热毒，丁翳入黑睛及内外眼病。

52. 鱼脑膏

配　方:生雄鲤鱼脑2.4克，当归18克，石菖蒲18克，细辛18克，附子18克。

制　法:上药研末，与鱼脑合煎，煎三沸，膏香后，去滓，冷后用。本品为栓剂，即将药膏做为枣核大小纳入耳中，以棉花塞之。

功　效:芳香开窍。主治耳聋日久、耳鸣。

53. 鲤血搽剂

配　方:鲜鲤鱼血、白糖各等份。

制　法:将鲤鱼血和白糖搅匀后涂脸部，左歪涂右，右歪涂左。

功　效:通经活络。治口眼歪斜。

54. 鲤齿散

配　方:鲤鱼齿、白酒各适量。

制　法:将鲤鱼齿烧灰为末,白酒吞下,每次1克,每日3次。

功　效:通小便。治小便淋漓不畅。

55. 五香姜醋鱼

配　方:藿香、砂仁、草果仁、橘皮、五味子各等份,鲜鲤鱼500克,姜末5克,五香粉3克,米醋10毫升,盐、味精适量。

制　法:将上药研为细末,过筛备用。鲜鲤鱼去肠杂,洗净后放油锅内煎,炸数分钟,加入碎生姜末及药末,并放入五香粉翻动,加入米醋,放入菜盘中令病人嗅之,使病人流涎液,然后令病人食之。

功　效:开胃进食。主治厌食症。

56. 鲤鱼黄酒方

配　方:鲤鱼500克,红皮蒜9瓣,砂仁9粒(研末),莱菔子9克(研末),皂矾2.7克(研末),小枣3枚(去核),花椒2.7克(研末),黄酒250毫升。

制　法:先将皂矾装入小枣内,置火上炙成炭,研为末,再将鲤鱼去鳞剖腹去内脏,不用水洗涤鱼腹腔,然后将各药装入鱼的腹腔内,用芝麻油炸,再用黄酒炖熟,吃鱼肉喝汤。

功　效:健脾利尿,主治水肿臌胀。

57. 鲤鱼血滴剂

配　方:鲜活鲤鱼血适量。

制　法:将鲤鱼血滴在刺入玻璃的伤口上,玻璃自出。

功　效:主治玻璃刺入肌肉不出,疼痛不舒。

58. 肥油膏

配　方:番木鳖18克,当归、藜芦各15克,黄柏、苦参、杏仁、狼毒、白附子各

9 克，鲤鱼胆 2 个，木材香油 310 克，黄蜡 36 克。

制　法：将鲤鱼胆与中药入香油内熬至黑黄色，去渣，加黄蜡熔化尽，用布滤过罐收，每用少许，用兰布裹手指，蘸油擦疮。

功　效：解毒，治肥疮。症见头生白痂，小者如豆，大者如钱，搔痒难忍，但不疼痛者。

59. 鲤鱼鳞膏

配　方：新鲜鲤鱼鳞 500 克，桔饼 62 克，冰糖 125 克。

制　法：先将鱼鳞取下，用清水搓洗干净，与桔饼同装入大砂罐内，加适量水，用文火慢煎约 2 小时，过滤取汁，渣再加水煎，过滤取汁，先后共 3 次，去渣收汁约 1000～1200 毫升。文火浓缩呈胶水状，加入冰糖溶化，搅拌后倒入瓷罐中，待其冷却，即凝成“凉粉”状药膏，贮藏于阴凉处备用。此膏需在冬季或早春寒冷时配制，否则不能成膏，且易腐败。有冰箱者不受此限。每日早、晚饭前各服 10～20 毫升，口中温化，温开水送服。一料药膏可服 30～40 天。服完再制，续服。一般 3～4 个月见效，小儿酌减。

功　效：益肺生津，适合肺结核患者选用。

60. 黍米寸金丹

配　方：麝香 1.5 克，乳香、没药、雄黄、狗宝、轻粉、乌金石（即石炭）各 3 克，蟾酥 6 克，粉霜、黄蜡各 9 克，硇砂 6 克，鲤鱼胆 3 枚（阴干），干狗胆 1 枚，白丁香 49 个，炙蜈蚣（全者）7 条，乳汁 1 盒。

制　法：黄蜡、乳汁二味熬成膏，余药为末，与膏药和为丸，绿豆大，每服 3 丸，每日 2 次，冷病用姜汤下，热病用白开水下，盖被出汗为度。

功　效：治暴中急症，忽然卒倒，及发背、脑疽、遍身壅肿、附骨疽等初起憎恶壮热，四肢倦怠沉重者。

61. 附子鲤鱼汤

配　方：附子 15 克，鲤鱼 500 克，姜、葱、盐等调料少许。

制　法：鲤鱼去杂洗净，用清水煎煮附子 1～2 小时，取汁去渣，用药汁煮鲤鱼。待鱼熟时，加入调料即成，吃鱼喝汤，每日 1 剂，连用 5 剂。

功　效：温补肾阳。治更年期综合征属肾阳不足者。

62. 黄芪鲤鱼汤

配　方:生黄芪60克,鲤鱼500克。

制　法:将鲤鱼去鳞、肠杂,洗净,与黄芪(布包)同煮至烂,去黄芪,每日1次,食鱼喝汤。

功　效:益气排尿,治前列腺肥大。

63. 白术鲤鱼粥

配　方:白术10克,生姜10克,茯苓15克,青鲤鱼500克,大米适量。

制　法:前三味水煎取汁,鲤鱼洗净,去除内脏及鳞,与大米同煮,待八成熟时加入药汁成粥。

功　效:安胎利尿,治妊娠水肿。

64. 通草鲤鱼汤

配　方:通草10克,鲤鱼500克,黄酒30毫升。

制　法:将鱼去鳞及肠杂,洗净切块。通草加水煎汁去渣,把鱼、药汁、黄酒清炖至熟,吃鱼喝汤。

功　效:通乳。治产后缺乳。

65. 鲤鱼天麻汤

配　方:乌鲤鱼500克,天麻9克,花椒3克,橘皮6克,生姜5片,葱白5根。

制　法:将鲤鱼去鳞剖腹洗净,将花椒、橘皮、姜、葱塞入鱼腹中,入天麻加适量水煮熟,稍加盐、味精,主食其鱼肉,稍饮其汤。

功　效:健脑熄风止痛。治颈项后脑疼痛。

66. 黄芪鲤鱼粥

配　方:黄芪30克,鲤鱼500克,粳米100克,生姜3片。

制　法:先将鲤鱼去鳞,去肠杂,洗净后和切成片的生姜煮汤,再入黄芪,煎煮取汁去渣，用鲤鱼药汤与粳米煮成粥，经常食用。

功　效：益气利尿，治营养不良性水肿。

67. 冬瓜鲤鱼头汤

配　方：鲤鱼头 1 个，冬瓜 100 克，调料适量。

制　法：将鲤鱼头去鳃洗净，冬瓜切成小块，共放入砂锅内加水 1000 毫升，煮至鱼头熟后即可吃鱼头喝汤。

功　效：安胎利尿，治妊娠水肿。

68. 安胎止血粥

配　方：鲤鱼 250 克，阿胶 50 克，糯米 100 克，葱、姜、陈皮、盐各少许。

制　法：将鲤鱼去鳞及肠杂，加水与他药煎熬成粥食用。

功　效：安胎止血，适合胎动不安及伤胎下血不止者用。

第二章 鲫 鱼

鲫鱼又名鲋鱼、脊，北方叫鲫瓜，民间称喜头。收载于《名医别录》的有银鲫、白鲫等品种，它适应性很强，全国各地均有分布，是很好的养殖鱼类。其肉质细嫩，味鲜美。根据其营养成分分析，每百克鱼肉中，含蛋白质13克，脂肪1.1克，碳水化合物0.1克，灰分0.8克，钙54毫克，磷203毫克，铁2.5毫克，硫胺素0.06毫克，核黄素0.07毫克，尼克酸2.4毫克。性味甘、平，有利水消肿、益气健脾、清热解毒、通脉下乳功效。

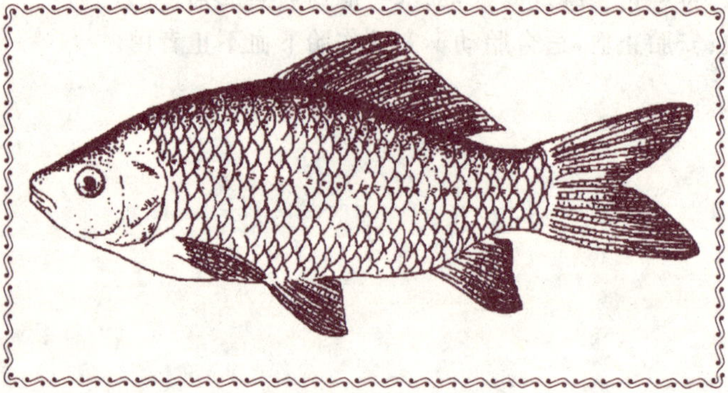

1. 红杞活鱼

配 方：活鲫鱼750克，枸杞子15克，胡荽6克，葱10克，醋75克，芝麻油6克，猪油50克，绍酒6克，胡椒粉2克，生姜末3克，食盐2克，味精2克，奶汤250克，清汤750克。

制 法：

①枸杞子择净杂质，用清水洗净待用。

②将活鱼去鳍、鳃、鳞，剖腹抠去内脏，用开水略烫，再用凉水洗净。在鱼身的一面每隔1.5厘米宽剖成十字花刀，再在另一面每隔1.5厘米宽切直刀。胡荽洗净消毒，切成2厘米长的段。葱6克切成1厘米长的细丝，4克切葱末。

③猪油放在勺里，在旺火上烧热，依次放入胡椒粉、葱末、姜末，随后放入清

汤、奶汤、姜汁、绍酒、味精、食盐，同时将切过花刀的鱼放在开水锅内烫约4分钟（使刀口翻起，并去腥味），取出放入汤里。再把枸杞子下入锅内，烧沸后移微火上炖20分钟，加入葱丝、胡荽段、醋并洒入香油即成。

功　效：益气健脾，利水湿。脾胃虚弱、不欲饮食，或纳少无力、水湿肿满等患者可以常食，无害。《医林纂要》谓："鲫鱼性和缓，能行水而不燥，能补而不濡，所以可贵。"

2. 砂仁鲫鱼

配　方：大鲫鱼1000克，胡椒6克，陈皮6克，小茴香6克，砂仁6克，荜茇6克，葱50克，生姜20克，盐10克，大蒜2头，花生油500克。

制　法：

①将胡椒略碎，同陈皮、砂仁、荜茇、小茴香、葱段、姜片、蒜片用盐合匀待用。

②鲫鱼去鳞、鳃、内脏，洗净，沥干水，将调拌好的药物和调料装入鱼腹内。

③烧热锅放入花生油，七成热时，将鲫鱼下油中煎制，待鱼色黄至熟，即可捞出沥油。

④另起热锅，加热油少许，煸姜、葱，注入清汤，调好味后，将已煎熟的鲫鱼下汤内略煮，待汤沸后即可以食。

功　效：补虚健脾，行气利水。适合脾胃虚弱、食少腹胀，或脾胃虚寒、腹痛泄泻等症，对体虚而水湿停滞、小便不利的病人，亦宜食用。

3. 紫蔻烧鲫鱼

配　方：紫蔻5克，陈皮6克，大鲫鱼两条（500克），胡椒末2克，生姜10克，葱白15克，食盐3克，酱油、绍酒各10克，白糖3克，清汤500克，湿淀粉10克，猪油50克。

制　法：

①将鲫鱼去鳞、鳃及内脏，用水洗净后入沸水锅中略焯，捞出待用。

②将紫蔻、陈皮用温水洗净，切成碎粒，合匀后分成两份，分别放入两条鲫鱼的腹内。生姜、葱洗净切成姜片、葱节待用。

③将炒锅置于火上烧热，放入猪油50克，油温到六成热时，下入姜片、葱节，略煸后冲入清汤，放食盐、绍酒、白糖、胡椒末，烧沸后把鲫鱼放入锅内，用中火煮约15分钟，即可将鱼捞起放入条盘内，再将湿淀粉入锅内，略待片刻，汁稠起锅浇在鱼面上即成。

功　效：健脾消食，补虚强身。用于脾虚食少、腹胀、便溏、食滞嗳腐、痞满、纳差等症。本膳亦可作病后体弱及营养不良、胃肠功能紊乱者食用。

4. 家常鲫鱼

配　方：鲫鱼 500 克，泡青菜 100 克，泡红辣椒末 40 克，姜末 10 克，蒜末 15 克，葱花 25 克，精盐 2.5 克，酱油 15 克，醋 5 克，味精 0.5 克，茶丝 1 克，鲜汤 400 克，水豆粉 15 克，熟菜油 500 克(耗 100 克)。

制　法：

①将鱼去鳞、挖鳃、剖腹、去内脏，洗净，在鱼身两面各剞两刀，刀深 0.3 厘米，抹上精盐。泡青菜切成 2.5 厘米长、0.3 厘米粗的丝。

②炒锅置旺火上，下菜油烧至七成热，放入鲫鱼，炸成黄色捞起，锅内留油 50 克，放入泡红辣椒末，炒香至油呈红色，再放姜、蒜、葱花 15 克，炒出香味，而后放入鲫鱼、泡菜、茶丝、鲜汤、酱油。当汤烧沸时，改用中火烧约 8 分钟，将鱼身翻面，再烧约 5 分钟，把鱼盛入盘，然后锅内用水豆粉勾芡，再加醋、葱花、味精推匀，浇在鱼身上即成。

功　效：健脾益胃除烦。适合食欲不振，脘闷腹胀者食用。

5. 豆腐鲫鱼

配　方：鲫鱼 500 克，石膏豆腐 500 克，姜末、蒜末、葱花 15 克，郫县豆瓣 50 克，酱油 10 克，醪糟汁 25 克，精盐 2.5 克，甜面酱 10 克，味精 0.5 克，水豆粉 15 克，鲜汤 750 克，熟菜油 1000 克(耗 150 克)。

制　法：

①将鱼刮鳞、挖鳃、剖腹、去内脏，洗净，在鱼身两面各剞两刀，刀深 0.3 厘米，拌上精盐 1.5 克，豆腐切成 4.5 厘米长、3.3 厘米宽、1 厘米厚的片，入沸水锅氽一下盛入碗内，加精盐 1 克，汤 500 克浸泡。

②炒锅置旺火上，下菜油烧至七成热，放入鲫鱼炸呈黄色捞起。锅内油 100 克，放入豆瓣炒至油呈红色，又加姜、葱、蒜炒香，再放入鲫鱼、250 克汤、酱油烧沸，而后改用中火烧约 8 分钟，又放入甜面酱、醪糟汁、味精、豆腐(沥干水分)再烧 3 分钟，把鱼铲入盘内，用水豆粉勾芡推匀，将豆腐连汁倒在鱼身上即成。

功　效：清热解毒，益气生津。适合双目红肿，口干口渴，局部红肿热痛以及老年性便秘者服食。

6. 奶汤鲫鱼

配　方:活鲫鱼500克,冬菇10克,冬笋10克,菜心2个,海米适量,精盐6克,猪油50克,奶汤500克,料酒20克,味精2克,姜汁5克,葱、姜各2片。

制　法:

①把鲫鱼鳞、鳃及内脏去掉,洗净,把鱼的两面用刀划过,放入沸水锅内稍烫,沥干水,放在汤盘内待用。

②冬菇切成两半,冬笋切片,菜心一劈两半,海米用沸水泡透。

③炒锅内放入猪油,中火烧至五成热时,加葱、姜炸出香味,把奶汤、鲫鱼、精盐、料酒烧沸后,移至微火上焙5分钟,将鱼捞至汤碗内。炒锅内原汤放入海米、冬菇、冬笋、菜心,烧沸后,撇去浮沫,再加姜汁、味精,浇在鱼上。

功　效:清肺化痰。适合于咳嗽、咳吐黄色稠痰、胸闷患者食用。

7. 凉粉鲫鱼

配　方:鲜活鲫鱼400克,白凉粉500克,芹菜心50克,芽菜、蒜末、葱花、葱段、绍酒、香油各10克,辣椒油50克,酱油25克,味精1克,精盐2.5克,生姜拍破(5克),豆豉15克,熟菜油50克。

制　法:

①将鲫鱼刮鳞、挖鳃、剖腹、去内脏,洗净,揩干水分,与精盐、绍酒、姜、葱段拌匀入味,再入蒸笼约15分钟至熟。豆豉剁茸用菜油炒透晾凉。芽菜(淘净)与芹菜心切细。

②把酱油、豆豉茸、味精、辣椒油、芹菜心、葱花、芽菜末、花椒面、香油调成味汁。

③凉粉切成1.5厘米见方的丁,在沸水内煮沸,捞起沥干水分,与味汁拌匀,笼内取出鲫鱼盛盘(姜、葱不要),将拌好的凉粉倒在鱼身上即成。

功效:清热调经,健脾益气。治眩晕、耳鸣、头痛、月经不调。

8. 萝卜丝氽鲫鱼

配　方:活鲫鱼350克,白萝卜丝100克,绍酒15克,精盐7.5克,味精1克,葱结10克,姜末10克,米醋15克,姜片1克,肉清汤350克,熟猪油100克。

制　法:

①将活鲫鱼去鳞、鳃和肠杂，洗净，放入开水锅内烫一下，立即捞出，再用刀刮去鱼身上的粘液和黑膜。将萝卜洗净去皮，切成 6.6 厘米长、1 厘米粗的丝，放入开水锅里焯一下，捞出，用冷水冲洗，除去萝卜味。

②炒锅置旺火上烧热，用油滑锅后倒出，下熟猪油再烧热后，先放葱结、姜片煸炒出香味，再放入鲫鱼略煎一下，接着翻身另一面，然后加入绍酒、清水 200 毫升烧开，撇去浮沫，再加肉清汤，放入萝卜丝，加盖旺火烧 8 分钟左右，然后加入精盐、味精，用铁勺先将鱼放入汤碗里，拣去葱结、姜片，将汤和萝卜丝倒在鱼身上即成。姜末、米醋放在一个碟里，同鱼上桌。

功　效：健脾益胃，止咳化痰，顺气利尿，清热解毒。适合急、慢性支气管炎、矽肺、水肿患者食用。

9. 鲫鱼蔻仁汤

配　方：活鲫鱼 1 条(250 克)，蔻仁 5 克。

制　法：先将鲫鱼去鳞、剖腹、去内脏，洗净，放蔻仁于腹内，用麻油微炒，放食盐及生姜适量煮汤服用。

功　效：宣肺化痰。治老年人慢性支气管炎之脾肺两虚、寒痰咳嗽症。

10. 鲫鱼皂蒜姜粉

配　方：鲫鱼 1 条(100 克)，大蒜片 15 克，生姜末 6 克，皂矾 6 克。

制　法：鲫鱼去鳞及肠杂，将另三药填入鱼腹内，用纸包裹泥晒半天，用炭火烧黄干，除去纸泥，将鱼研为细末，每次服 3 克，每日 3 次，米汤送下。

功　效：止呕。治呕吐纳差。

11. 金樱子煲鲫鱼

配　方：鲫鱼 250 克，金樱子 30 克，植物油、生姜、料酒、食盐、味精各适量。

制　法：先将鲫鱼去肠杂洗净，把炒锅烧热，放入植物油，待油烧至八成热时放入鲫鱼，煎至两面黄色，加入生姜、料酒、金樱子、清水适量，用武火煮沸后，改用文火慢煲，待肉烂汤稠时，再加食盐、味精调味，饮汤食肉。

功　效：健脾益肾涩精。治肾虚遗精、脾虚多汗等症。

12. 鲫鱼漏芦汤

配　方:活鲫鱼 300 克,漏芦 9 克。

制　法:鲫鱼去肠杂留鳞,加水 1800 毫升,入漏芦同煎,食鱼喝汤,连用 7～10 天。

功　效:益气通乳,治产后缺乳。

13. 鲫鱼苍术绿矾散

配　方:大鲫鱼 1 条(250 克),苍术 12 克,绿矾 6 克。

制　法:将鲫鱼去肠杂留鳞,二药研细填入鱼腹,纸包泥封烧存性,研成细末(或为丸),每服 3 克,每日 2 次,以米汤送下。

功　效:燥湿行气,治水肿腹胀。

14. 鲫鱼膏(一)

配　方:大活鲫鱼 1 条,盐少许。

制　法:取大活鲫鱼肉,加盐少许,捣烂敷于患处,每 3～4 小时更换一次。

功　效:消肿散结。治一切恶疮、翻花疮。

鲫鱼膏(二)

配　方:小活鲫鱼 105 克,麻油 500 克,黄蜡适量。

制　法:先将麻油煮沸,然后投入小鲫鱼,熬至鱼枯后,去渣过滤,加入黄蜡适量,俟其溶化后离火,冷凝即成软膏备用。

功　效:消肿散结。治各种疮疖,痈疽。

鲫鱼膏(三)

配　方:鲫鱼 300 克,乱发 2 团(鸡子大),猪脂 250 克,雄黄 45 克,硫磺 30 克。

制　法:先煎猪脂令沸,即下鱼煎,令烟尽,次下发令消,滤去渣,下雄黄、硫磺末搅匀,盛于瓷器中,每用少许,不时涂之,以愈为度。

功　效:止痒。治诸癣疮,或干或湿痒痛不可忍。

鲫鱼膏(四)

配　方:大鲫鱼 300 克,巴豆 120 克,蓖麻仁 180 克,甘草 15 克,菜油、麻油各 500 克,铅粉适量。

制　法:先将鲫鱼炸枯去渣,再入巴豆、蓖麻、甘草熬枯滤净,熬滚离火,将铅粉徐徐按下,搅匀成膏,每用少许,摊贴患处。

功　效:解毒消肿排脓。治痈毒疮疖。

鲫鱼膏(五)

配　方:大蛤蟆 7 只,鲫鱼 750 克(7 条),蓖麻仁 360 克,麻油 1000 克,轻粉 120 克、铅粉 360 克。

制　法:用麻油将上药文武火熬枯去渣,再熬至滴水成珠,离火入轻粉、铅粉,调成膏收贮。临用时取膏,摊贴患处。

功　效:消肿排脓。治一切无名肿毒及脓窠疮疖。

鲫鱼膏(六)

配　方:活大鲫鱼 1000 克,巴豆肉、蓖麻仁各 180 克,香油 750 克,哈蟆(每个衔人发一团)2 只,铅粉 1250 克,乳香末 15 克。

制　法:先将巴豆肉、蓖麻子入油内浸三日,再将蛤蟆浸一宿,临熬时入活鲫鱼,共熬枯,去渣净,慢火熬油至滴水成珠离火,倾倒干净锅内,再加铅粉、乳香末,不时搅动,冷定为度,用时隔水炖化,薄纸摊贴。

功　效:消肿解毒,排脓止痛。治诸疮肿毒,溃破流脓,并治脚生鸡眼。

15. 鲫鱼汤下牡蛎粉

配　方:煅牡蛎粉适量,大鲫鱼 400 克。

制　法:鲫鱼去鳞、肠杂,炖汤,每次送服煅牡蛎粉 0.6 克,每日 2 次。

功　效:生津,治口渴。

16. 神效散

配　方:白浮石、蛤粉、蝉蜕(去头足)各等份,鲫鱼胆7枚。

制　法:上三位研细末,每次9克,每日2次,用鲫鱼胆取汁调下。

功　效:生津止渴。治消渴,渴饮不止。

17. 升肛散

配　方:鲫鱼数条,菜油适量。

制　法:将鲫鱼烤焦存性,研成细末,装瓶内。脱肛时用温开水洗肛门,后用消毒棉花沾菜油及鲫鱼末搽抹患处。每日1次。

功　效:益气升肛。治脱肛。

18. 臌症神效散

配　方:炒麦芽、槟榔、甘遂各3克,黄酒适量,猪肝一副,鲫鱼200克(1条)。

制　法:上药共为细末,每次1.5克,每日2次,黄酒冲服,忌盐、醋百日,到80天后用猪肝一副,去净白皮,以竹刀切片,放砂锅内焙干为末,开水适量冲服,到百天后吃鲫鱼补养。

功　效:行气利水。治臌症。

19. 煨鲫鱼(一)

配　方:大活鲫鱼500克(1条)。

制　法:将鲫鱼用黄泥包裹,烧熟食用。

功　效:止呕,治妊娠呕吐。

煨鲫鱼(二)

配　方:鲫鱼250克,大蒜末10克,谷糠适量。

制　法:鲫鱼剖腹去内脏洗净,装入大蒜末10克,外包干净白纸,用水湿透,放入谷糠内烧熟。鱼蒜全食,每日1条。

功　效:补肾利水。适用于慢性肾炎及营养不良性水肿。

20. 子痫散

配　方:荆芥、防风、薄荷、艾叶、僵蚕各 9 克,鲫鱼 500 克,黄酒 120 毫升。

制　法:将鱼去肠杂,诸药装鱼腹内,挂阴凉处风干,研细面。每次 9 克,每日 1 次,以黄酒冲服,取微汗。

功　效:息风,疗先兆子痫。

21. 平胃鲫鱼散

配　方:大鲫鱼 500 克,平胃散 30 克,大蒜片适量。

制　法:将鲫鱼去肠留鳞,以大蒜片填满,纸包数层后用黄泥封好,晒半干用炭火煨熟,去泥取鱼与平胃散共研细末,做成梧桐子大的蜜丸,每次 10 粒,每日 3 次,米汤送服。

功　效:降逆行气,治呃逆呕吐。

22. 清炖鲫鱼

配　方:鲫鱼 250 克,橘皮 10 克,砂仁 3 克,调味品适量。

制　法:将鲫鱼去鳞及内脏,洗净,将橘皮、砂仁包在纱布内,加料酒、盐、葱隔水清炖半小时,去药袋,加少许味精即成。

功　效:解毒行气,治胰腺炎。

23. 鲫鱼柴胡细辛汤

配　方:活鲫鱼 500 克,柴胡 6 克,细辛 3 克,薄荷 3 克,川芎 6 克,丹参 9 克,葱白 5 根,生姜 5 片。

制　法:鲫鱼去鳞及内脏,先将柴胡细辛汤加水煮,然后去药渣加入洗净的鲫鱼、姜、葱再煮熟。适温适量食其鱼肉,稍饮其汤。

功　效:健脾疏肝,活血通络。治血管神经性头痛。

24. 夏枯草鲫鱼汤

配　方:夏枯草、鲫鱼各适量。

制　法:将夏枯草、鲫鱼同炖食用。

功　效:散结,治甲状腺瘤。

25. 清炖蒜仁鱼

配　方:大蒜1头,砂仁粉1克,鲫鱼200克。

制　法:鲫鱼去鳞,洗净,去肠杂,大蒜剥成瓣与砂仁粉均匀地放入鱼腹内,隔水清炖至熟,即可服用。

功　效:益肾,治肾病综合征。

26. 鲫鱼干姜汁

配　方:鲫鱼300克,干姜、小茴香、豆豉、橘皮适量。

制　法:鲫鱼加干姜、小茴香和橘皮红烧,洒上胡椒粉,调入煮沸的豆豉食用。

功　效:开胃,治食欲不振。

27. 黄芪鲫鱼汤

配　方:黄芪30克,鲫鱼200克,红糖、食醋、香油适量。

制　法:黄芪加水煎汁去渣,即把鲫鱼去鳞、鳃及内脏,洗净,加入黄芪汤汁中,清炖。待鱼熟时,再加红糖、食醋和香油适量,便可吃鱼喝汤。

功　效:祛脂益肝。治高血脂症伴有心悸、气短、头昏、乏力、体虚多汗者。

28. 鲫鱼蒸黄芪

配　方:鲫鱼200克,黄芪10克。

制　法:将鲫鱼剖腹、去肠杂,洗净,黄芪用纱布包扎,纳入鱼腹内,加调料蒸,吃鱼。

功　效:清热补气。治白细胞减少和粒细胞缺乏症。

29. 鲫鱼芯花粥

配　方:活鲫鱼400克,大米50克,灯芯花8根。

制　法:将鲫鱼去鳞及肠杂,与大米、灯芯花共煮成稀粥食用。

功　效:清热利水。适用于慢性肾炎、肾盂肾炎患者。

30. 白汤鲫鱼

配　方:鲫鱼 400 克,熟笋片 50 克,熟火腿片 25 克,水发香菇 25 克,料酒、精盐、味精、葱段、姜片、熟鸡油、熟猪油各适量。

制　法:

①将鲫鱼剖洗干净,在鱼两侧斜剞十字刀纹。

②炒锅置旺火上烧热,加入熟猪油,烧至四成热时,将鱼放入,两面略煎后,加料酒、葱、姜、适量清水烧沸,撇去浮沫,移至文火上煮到汤色乳白,再移至旺火上,加盐、味精、火腿片、笋片、香菇片,烧沸,拣去葱、姜,盛于大汤碗内。将火腿片、香菇片放在鱼身上,淋上热鸡油即成。

功　效:通脉下乳。治产后乳汁不下或乳汁较少,并可用于体质虚弱、气血不足者。

31、白汤大面

配　方:鲜鲫鱼 1000 克,面条 2500 克,猪腿骨 2000 克,绵白糖 25 克,绍酒、香葱、姜各 50 克,白胡椒粉 6 克,虾子 15 克,熟猪油 300 克,豆油 200 克。

制　法:

①将鲫鱼去鳞,用刀从脊背剖开除内脏,洗净沥干,放入锅内,置大火上炒干水分至碎裂,加入豆油 50 克,用微火继续翻炒,待用手抓不粘,提不成团时,再加豆油 50 克,炒至金黄色时起锅,凉后,分装两只布袋内,扎紧袋口,制成鱼粉袋。

②把猪腿骨放入清水中泡去血污,捞入锅内,加清水烧沸后取出,另换一锅水,放入猪腿骨,用大火浇沸,撇去浮沫,放入鱼粉布袋,再放入熟猪油和豆油各 100 克,烧沸后,加适量绵白糖、白胡椒粉、绍酒。

③将葱、姜拍碎放入钵内,加清水 50 克,搓揉成汁,用清水 120 克稀释后,分 2 次倒入锅内,用大火煮约 40 分钟,待汤呈乳白色时,放入虾子稍煮后起锅,用汤箩过滤,即成白汤。

④将面条分数次放入沸水锅中煮熟。同时取碗若干只,加入少量盐水,然后舀入白汤。捞出面条沥去水,倒入汤碗内即成。随量食用。

功　效:健脾利湿。适用于脾胃虚弱、食少乏力、水肿、小便不畅、痢疾、便血等症。

32. 白术鲫鱼粥

配　方:白术 10 克,鲫鱼 50 克,粳米 30 克。

制　法:白术洗净,先煎取汁 100 毫升。鲫鱼去鳞、鳃及内脏,与粳米加水同煮为粥,入药汁和匀调味。每日 1 次,连服 3～5 天。

功　效:益气健脾、和胃降逆。适用于脾胃虚弱、妊娠恶阻、呕吐不食、倦怠乏力等症。

33. 桑白皮赤小豆鲫鱼汤

配　方:鲫鱼 500 克,桑白皮 100 克,赤小豆 150 克,生姜皮、陈皮各 6 克。

制　法:

①鲫鱼去鳞、鳃和内脏;桑白皮、赤小豆、生姜皮、陈皮洗净。

②全部用料一齐放入滚水锅内,武火煮滚,改文火煲二小时,调味供用。

功　效:清热利水,疏风消肿。多用于急性肾炎、特发性水肿、血管神经性水肿、柯兴氏综合症、营养缺乏性水肿等属于风水证者。

34. 豆蔻陈皮鲫鱼羹

配　方:鲫鱼 300 克,草豆蔻 9 克,陈皮 6 克,生姜 4 片,胡椒粉 6 克。

制　法:

①鲫鱼去鳞、鳃、内脏,洗净;草豆蔻研末,放入鲫鱼肚内。

②陈皮浸轻刮白,生姜洗净,放入锅内,加清水适量,武火煮滚,放入鲫鱼,改文火煲 2 小时,汤成下胡椒粉,加少许盐调味供用。

功　效:补脾开胃,温中行气。适用于脾胃虚寒、食欲不振、饮食不化、胃脘胀痛、嗳气腹胀、口淡流涎、大便溏薄等。

35. 白果黄豆鲫鱼汤

配　方:白果 15 克,黄豆 100 克,鲫鱼 250 克,生姜 4 片。

制　法:

①白果(去壳),生姜洗净;黄豆洗净,用清水浸一小时;鲫鱼活剖,去鳞、鳃、肠杂,洗净。

②把全部用料放入锅内，加清水适量，武火煮滚后，改文火煲二小时，调味供用。

功　效：祛湿止带。适合病后体弱，湿浊下注，带下色白、量多无臭，小便白浊，体倦乏力，舌苔白腻，脉濡；亦可用于乳糜尿、白浊属湿浊下注者。

36. 苏叶砂仁鲫鱼汤

配　方：鲫鱼 400 克，苏叶 15 克，砂仁 6 克，生姜 4 片。

制　法：

①苏叶、砂仁、生姜洗净，鲫鱼洗净，去鳞、鳃、肠杂，洗净，下油锅用姜爆至微黄。

②将鲫鱼、姜放入锅内，加清水适量，武火煮滚后，改文火煲半小时，下苏叶、砂仁再煲二十分钟，调味，饮汤食用。

功　效：健脾行气，和胃止呕。用于妊娠早期，脾虚气滞，恶心欲吐，食欲减退，脘腹胀闷，怠倦乏力；亦可用于急性胃炎、水土不服之呕吐。

37. 豆花鲫鱼汤

配　方：赤小豆 120 克，花生米 200 克，鲫鱼 250 克，料酒少许。

制　法：鲫鱼去鳞及肠杂洗净，与赤小豆、花生米同炖烂，加酒食之。

功　效：利尿退肿。适用于营养性浮肿，腹水者。

38. 竹笋鲫鱼汤

配　方：竹笋 100 克，鲫鱼 200 克。

制　法：鲫鱼去肠杂及鳞，与竹笋同煮汤食。

功　效：清热透发。适用于小儿麻疹、风疹、水痘初起。

39. 鲜蘑菇鲫鱼汤

配　方：鲜蘑菇 50 克，活鲫鱼 200 克。

制　法：将鲫鱼去鳞及肠杂，和蘑菇同炖至熟。

功　效：补气透发。适用于小儿麻疹透发不快。

40. 首乌鲫鱼汤

配　方:首乌10克,鲫鱼200克,生姜3片,胡椒粉少许,料酒、精盐等调料适量。

制　法:首乌洗净后加水300毫升,用文火煎煮至150毫升时,用纱布滤过留汁待用。鲫鱼去鳞及内脏,洗净。锅中加水、少许油盐和生姜煮开。放入鲫鱼,用文火煮2小时,加首乌汁和调味品,煮片刻即可,吃时可加少许胡椒粉。

功　效:补肝肾,益精血,健脾。适用于肝肾虚、精血不足,脾气虚弱者。

41. 鲫鱼山药泥

配　方:新鲜鲫鱼200克,生山药50克。

制　法:两味加食盐少许,捣烂如泥敷患处,贴数次即能好转。

功　效:解毒生肌。治臁疮。

42. 鲫鱼葛根煲

配　方:鲜鲫鱼150克,葛根30克。

制　法:先将鲫鱼去鳞及内脏,洗净。加水适量与葛根用煲煮1~2小时,调味后进食。

功　效:益气补血。适用于贫血、头晕目暗、气血两虚者。

43. 菜梗鱼汤

配　方:枸杞菜连梗500克,鲫鱼250克,陈皮5克,生姜1片。

制　法:鲫鱼去肠杂、鳞,与另三味共煮汤饮。

功　效:解毒。治带状疱疹。用于带状疱疹疮面残留刺痛、经久不去者,或脾虚纳呆者。

44. 蒸橘蒜鲫鱼

配　方:活鲫鱼400克(1条),大蒜1头,鲜橘皮1张。

制　法:鲫鱼去鳞剖腹洗净,蒜头剥去外衣,撕成小瓣,用鲜橘皮1张包裹,塞入鱼腹内，隔水蒸熟，拣去橘皮和蒜头食鱼。

功　效：补肾利尿。适用于肾病综合征初期全身浮肿者。

45. 鲫鱼煨葱叶

配　方：鲫鱼 250 克(1 条)，葱叶适量。

制　法：鲫鱼去肠杂，纳入葱叶，煨熟，食鱼。

功　效：利尿。适用于肝癌腹水。

46. 鲫鱼炖香菇

配　方：鲫鱼 200 克，香菇适量，熟苡仁 50 克。

制　法：鲫鱼去肠杂、鳞，腹内放入香菇(切碎)，与熟苡仁清炖，取食。

功　效：补血健脾。适用于恶性淋巴瘤乏力、贫血者。

47. 丝瓜花鲫鱼

配　方：鲜丝瓜花 10 克，鲫鱼 500 克，樱桃 10 克，香菜叶 3 克，精盐 5 克，味精 4 克，绍酒 50 克，胡椒面 2 克，葱白 3 克，鲜姜 2 克，鸡汤 400 毫升。

制　法：

①将鲫鱼刮净鱼鳞，剖腹挖去内脏、鱼鳃，洗净，在鱼身二侧剞成花刀，放入盘内加上精盐、绍酒、胡椒面、味精腌制一会儿。炒勺内放猪油，烧八成热时，把鱼下油冲炸一下，见鱼外皮略硬即可捞出。

②把炸好的鱼放入砂锅内，加上葱白、姜块、绍酒、鸡汤、精盐，然后把砂锅放炉上，烧开，盖上锅盖，转入慢火煨熟，揭去锅盖，拣去葱、姜块、再加上味精、丝瓜花、樱桃、香菜叶，开锅后撒上胡椒面，即可上桌食用。

功　效：清热健脾，利尿消肿。适用于脾胃虚弱，水湿内停，食少纳呆，水肿，小便不利，脘腹痞闷，心烦口渴等病症。

48. 羊胫骨炖鲫鱼

配　方：羊胫骨 2 根，鲫鱼 500 克，葱白 3 克，姜 3 克，胡椒粉 2 克，香醋 5 克，精盐 3 克，白糖 3 克，绍酒 10 克，味精 3 克，香菜 2 克，胡萝卜 10 克，香油 2 克。

制　法:

①把羊胫骨敲碎,放锅内加水煮汤,烧开锅后将汤上浮沫撇去,转入慢火煮成汤。

②将鱼刮去鳞,去鳃及肠杂,洗净,在鱼身二侧剞成让指花刀,然后放入盘内,少许精盐、味精、绍酒腌制一下,锅内放宽油烧八成热时,把鱼下油冲炸,见鱼表皮略硬捞出。

③胡萝卜洗净、去皮、切片;香菜切段备用。

④用一砂锅,放入煮好的羊骨汤、炸好的鱼、绍酒、精盐、白糖、葱、姜,烧开锅撇去汤上浮沫,盖上锅盖,转入慢火炖熟,拿去锅盖,加入胡椒粉、胡萝卜片、味精、香醋、香菜、香油即可上桌食用。

功　效:补肝益肾,强筋健骨,补血。适用于脾胃虚弱,纳呆食少,腹胀口渴,小便不利,腹泻便溏,水肿以及肾虚腰脊无力,足脚酸软,白浊等病症者食用。

49. 干烧鲫鱼

配　方:鲜鲫鱼 750 克(1 条),肉丁 50 克,榨菜 15 克,冬笋 15 克,白糖 100 克,绍酒 25 克,醋 40 克,干红椒 10 克,精盐 3 克,味精 10 克,香油 10 克,葱 3 克,姜 3 克,蒜末 3 克。

制　法:

①将鱼去鳞、鳃、内脏,然后洗干净,在鱼身两侧剞兰草刀,用绍酒,精盐拌放片刻。

②榨菜、冬笋切豆粒大小的丁。

③炒锅内放油适量,烧至七成熟时,把鱼下油中冲炸,见鱼皮略硬,倒入漏勺。

④勺内留油少许,把红椒丝入勺温出红油,再下肉丁翻炒熟,放葱、姜、蒜、冬笋、榨菜、绍酒、精盐、醋、白糖、鲫鱼,添汤和鱼一并烧开移小火慢炖,待汤汁稠浓时,移旺火收汁,滴香油出勺装盘。

功　效:健脾利湿,和胃消肿。适合于患有脾胃虚弱,纳少无力,腹泻便溏,小便不利,水肿等病症者食用。对痢疾、痈肿、便血的人也有疗效。

50. 鲫鱼云苓汤

配　方:鲫鱼 250 克,云茯苓 25 克,调料适量。

制　法:先将茯苓加水煎汤取汁 100 毫升,再将鱼洗净处理后放入锅中,加入药汁、适量清水及葱、姜、味精及少量盐，煮熟服用。

功　效：健脾利水。适用于脾虚水肿。

51. 鲫鱼炭

配　方：鲫鱼 400 克(1 条)，血竭、乳香各 10 克。

制　法：鲫鱼去肠杂，不去鳞，将血竭、乳香装入鱼腹，烧存性，研末，每次服 10 克，每日 1 次，清晨黄酒调下。

功　效：调经化瘀。治阴道出血量少，淋漓不断，小腹疼痛拘急，痛有定处，舌暗红或有瘀斑，脉弦滑者。

52. 蛤蜊氽鲫鱼

配　方：活鲫鱼一尾(500 克以上)，青蛤 500 克，鲜牛奶 100 克，香菜 50 克，精盐 15 克，料酒 25 克，白糖、米醋、味精适量，葱、姜各 25 克，水淀粉 15 克，鸡清汤 750 克，熟鸡油 10 克，植物油 200 克。

制　法：

①鲫鱼去鳞、鳃及内脏，洗净，用刀在鱼脊背上剞两斜刀，然后两面抹水淀粉。取锅上旺火烧热，倒入植物油。待油烧至七成热时下入鲫鱼，两面稍煎一下，不能上色，即刻倒入鸡清汤，加入料酒、精盐、葱、姜(拍破)，然后用旺火煮开，煮约 15 分钟后，撇净浮沫，捞出葱、姜，转微火继续氽煮。

②将青蛤用小刷子刷洗干净后，下入开水锅中氽烫一下，捞出掰开去壳，肉用凉水冲洗干净，下入鲫鱼锅内一同氽煮。

③待鲫鱼、青蛤肉煮熟时，下入味精、白糖、鲜牛奶。开锅后，起锅淋熟鸡油，盛入鱼盘中，外带姜、米醋一平碟。香菜择洗干净，切末，放入另一平碟，即可上桌。

功　效：软坚散肿，和营利尿。适合于颈下瘿瘤、咳嗽上气、胃溃疡、肺结核、小儿软骨病、孕妇缺钙的辅助治疗。

53. 椒盐鲫鱼汤

配　方：鲫鱼一尾(300 克)，白胡椒 10 克，黄酒、葱、姜片、精盐、味精各适量。

制　法：鲫鱼去鳞，剖腹除肠杂，用酒、姜片、盐腌渍片刻，加适量水用文火熬成浓汤，起锅前加入胡椒粉、葱花、味精。

功　效：温中下气祛痰。适于食欲不振，咳嗽痰多，胃脘部胀痛，得温则减的患者。

54. 坛酥鱼

配　方：鲫鱼500克，海带500克，葱500克，藕500～1000克，香油500克，陈醋250克，酱油100克，糖750克，蒜、姜少许，猪皮1块（按坛肚大小剪圆）。

制　法：

①将鱼去鳞、鳃、内脏，洗净，海带切成2厘米左右的条，卷成食指粗的卷。藕切成片，葱切成段。

②先在坛底铺一层海带卷，上铺一层鱼，鱼上撒葱段，再摆一层藕片，然后放香油、陈醋、酱油、糖、姜、蒜，盖上猪皮，加汤至没过猪皮，然后封住坛口，用文火慢慢闷煮3～4小时，直至香气四溢，汤汁将尽即可启封食用。

功　效：润肺健脾，软坚化痰。适于咳嗽、鼻塞、胸闷痰多、纳差、头晕眼花的病者食用。

55. 鲫鱼通乳汤

配　方：鲫鱼500克，通草9克，猪前蹄1只。

制　法：鲫鱼去鳞、鳃、肠杂，与通草、猪蹄同煮汤，熟后去通草，食肉饮汤。

功　效：通乳。治产后乳汁不足。

56. 鲫鱼茶叶汤

配　方：鲫鱼250克（1条），茶叶30克。

制　法：鲫鱼不去鳞，去肠杂、鳃，将茶叶纳入鱼腹，然后用白线缝合，放入锅内，不加盐及调料，文火煮至鱼烂，去茶叶吃鱼喝汤。一天一条，连吃四天。

功效：健脾利尿。治头面四肢浮肿，糖尿病。

57. 鲫鱼百合汤

配　方：鲫鱼250克（1条），百合末50克。

制　法：鲫鱼不去鳞，去肠杂、鳃，将百合末纳入鱼腹，然后用白线缝合，放入锅内，不加盐及调料，文火煮至鱼烂，吃鱼喝汤去百合。一天一条，连吃四天。

功　效：润肺止咳。主治慢性支气管炎。

58. 鲫鱼煮茴香

配　方：鲫鱼250克(1条)，茴香适量。

制　法：鲫鱼不去鳞，去肠杂、鳃，将茴香纳入鱼腹，然后用白线缝合，放入锅内，不加盐及调料，文火煮至鱼烂，去茴香吃鱼喝汤。一天一条，连吃四天。

功　效：健胃消疝。治小肠疝气。

59. 清蒸鲫鱼

配　方：鲜鲫鱼250克(1条)，砂仁面6克，甘草末3克。

制　法：将鲫鱼去鳞、鳃及内脏，洗净，将甘草与砂仁面纳入鱼腹中，用线缝好，清蒸熟烂，分3次吃鱼(忌盐、酱20天)。

功　效：健脾化湿。治脾虚食少，腹胀肠鸣腹泻。

60. 苡仁白蔻鲫鱼汤

配　方：苡仁60克，白蔻仁10克，鲫鱼250克(1条)。

制　法：将鲫鱼去鳞、鳃及内脏，共煮熟饮汤食鱼。

功　效：健脾行水。治肢体浮肿，按之凹陷不起，反复不愈，身体沉重困倦，脘闷腹胀便溏。

61. 鲫鱼商陆汤

配　方：鲫鱼250克(1条)，商陆20克。

制　法：将鲫鱼去鳞、鳃及内脏，入商陆炖熟饮汤食用。

功　效：健脾逐水。治面部及全身高度浮肿，腰以下较甚，按之如泥，尿少，面色㿠白。

62. 鲫鱼商陆赤豆汤

配　方：大活鲫鱼500克(1条)，商陆12克，赤小豆12克。

制　法:将鲫鱼去鳞、鳃及肠杂,把商陆、赤小豆填入鱼腹内,用线缚定,放锅内(不用盐,可加少许糖)加水,煮至熟烂,不吃鱼,只喝汤。

功　效:健脾逐水除湿。治脾虚水肿。

63. 鲫鱼五倍明矾散

配　方:大活鲫鱼250克以上(1条),五倍子、明矾各6克。

制　法:鲫鱼去鳃及肠杂,留鳞,将五倍子、明矾填入鱼腹,以黄泥封固,烧存性,研为细末(或为丸),以苦酒送下,每服3克,一日3次。

功　效:止血。治肠风下血、噤口痢、走马牙疳、齿龈出血、衄血。

64. 清炖鲜活鲫鱼汤

配　方:鲜活鲫鱼1条。

制　法:将鲫鱼去鳞及肠杂,加盐少许,入锅炖烂,喝汤吃鱼。

功　效:透疹通乳。治小儿麻疹初期或麻疹透发不畅,产妇乳少。

65. 鲫鱼鳞胶

配　方:鲫鱼鳞甲适量。

制　法:将鳞甲取下,入锅内文火熬成鱼鳞胶,每次服50克,以温酒兑水化服。

功　效:止血止带。治妇女崩中带下。

66. 鲫归竭香散

配　方:活鲫鱼250克以上(1条),当归9克,血竭、乳香各3克。

制　法:鲫鱼去肠杂,腹内纳入当归、血竭、乳香,泥封烧存性,研成细末,用温黄酒送服,每服3克,一日二次。

功　效:活血止血。治妇女血崩。

67. 鲫鱼冬瓜盅

配　方:活鲫鱼1条,冬瓜适量,赤小豆50克。

制　法:鲫鱼去肠、鳃,不去鳞,冬瓜切开一头,去内瓤及子,将鲫鱼放入,略加姜、葱、黄酒,再加入赤小豆,用切开之盖盖好,以竹签钉牢,放砂锅内,加水,炖3～5小时,喝汤,吃鱼及瓜,不加盐,或吃时略加糖醋,每日一次,连吃或间日吃一次,七次为一疗程。

功　效:利尿消肿。治慢性肾炎、水肿、肝硬化腹水。

68. 鲫鱼羹

配　方:大鲫鱼500克,大蒜1头,胡椒3克,小椒3克,陈皮3克,缩砂仁3克,葱、酱、盐少许。

制　法:鲫鱼去鳞及肠杂、鳃,将上药碾碎为末入腹内缝合,放砂锅内加水煎,鱼煮熟后去药,食鱼喝汤。

功　效:补益脾胃,和中止痢。治因脾胃虚寒而致的久泄痢、下泻不愈者。

69. 五皮饮加味汤

配　方:大鲫鱼一条,炙大腹皮、炙桑白皮、茯苓皮、生姜皮、陈皮、猪苓、泽泻各等份为末。

制　法:鲫鱼不去鳞,去肠杂、鳃,将上药末入腹内缝合,放砂锅内加水煎,鱼煮熟后去药,食鱼喝汤。

功　效:健脾理气,利水消肿。治头面四肢浮肿,按之没指,不恶风,口渴。

70. 鲫鱼粥

配　方:大鲫鱼1条,高粱米50克,桔皮末、胡椒末、酱、葱适量。

制　法:鲫鱼去鳞、骨、肠杂,用肉和桔皮同煮粥,后下胡椒、酱、葱,可做为半流食正餐食之。

功　效:和肠胃,消水肿。凡因肠胃失和而引起的脘腹时痛、不欲饮食、大便粘滞、形瘦而手足浮肿者均可食用。

71. 豆腐粑煮鲫鱼

配　方:豆腐粑30克,鲫鱼120～140克。

制　法:锅放旺火上,将豆腐粑炒成黄色加水二碗后,将鲫鱼不去鳞,去内脏,放在锅中煮至鲫鱼熟透,即可服用,一般服5~7次有效。赤带加红糖适量冲服,白带则用白糖适量冲服,赤白带则用白糖、红糖各适量冲服。

功　效:健脾利湿止带。治赤带下、白带下、赤白带下病。

72. 鲫鱼猪脂饮

配　方:鲫鱼1条,猪脂30克,漏芦12克,钟乳石24克。

制　法:鱼去鳞,不洗,去肠杂,猪脂切成方块,上药同放入锅中,加清酒30毫升合煮,鱼熟药成,绞去渣滓,趁温分两次服。

功　效:补气血,通乳汁。治产后乳汁减少。

73. 香蕈鲫鱼汤

配　方:香蕈6克,鲜鲫鱼1条。

制　法:将鲫鱼去鳞、鳃及肠杂,与香蕈清炖,放少许盐,炖煮熟烂,喝汤。

功　效:透疹。治小儿麻疹透发不畅 。

74. 猪血鲫鱼汤

配　方:生猪血一碗,白胡椒少许,鲫鱼100克,白米100克。

制　法:将猪血、胡椒、白米与鲫鱼共煮成粥食用。

功　效:补气养血。治贫血。

75. 莼菜鲫鱼汤

配　方:鲜鲫鱼1条,鲜莼菜适量。

制　法:鲜鲫鱼去肠杂,与鲜莼菜同煮食。

功　效:止呕。适合慢性胃炎、胃溃疡、胃癌患者服用。

76. 黄芪枳壳升胃汤

配　方:鲫鱼150~200克(1条),黄芪15~20克,炒枳壳9克。

制　法:鲫鱼去内脏及鳞鳃,先煎黄芪、枳壳,30分钟后下鲫鱼同煎至鱼熟取汤饮用。

功　效：益气升阳。治脱肛、子宫脱垂、肾下垂、胃下垂。

77.鲫鱼童便饮

配　方：鲫鱼 200 克左右(1 条)，童便适量。

制　法：将鲫鱼用小儿自己小便泡一天，除净肠杂，不去鳞，煨熟，一天内食完。

功　效：平喘。治小儿哮喘。

78.鲫鱼小茴汤

配　方：鲫鱼 1 条，小茴香 15 克。

制　法：鲫鱼除去内脏及鳞，同小茴香煮至鱼熟后食用，一日三次。

功　效：治小肠疝气。

79.鲫鱼砂仁甘草汤

配　方：鲜鲫鱼 250 克(1 条)，砂仁 6 克，甘草适量。

制　法：将鲫鱼去鳞、鳃及内脏，砂仁、甘草碾为细末，放入鱼腹之中用线缝好，清蒸熟烂后分三次食用(忌盐、酱 20 天)。

功　效：利尿消肿。治全身水肿。

80.鲫鱼胆汁

配　方：鲫鱼胆汁。

制　法：鲫鱼剖腹取胆冲服或点眼。

功　效：泻火明目。治暴发火眼，眼睑红肿，眼干痛，不敢睁眼。

按　注：本品苦寒，不宜多服。

81.鲫鱼头粉

配　方：鲫鱼头数个。

制　法：将鲫鱼头焙成焦黄研粉，温开水冲服，每次 3～6 克，每日 3 次。

功　效：止咳。治咳嗽。

82. 化痞膏

配　方:鲫鱼250克,当归尾、红花、金银花、三棱,莪术、白芥子、胡芦巴、昆布、生地黄、桃仁、血余、大黄、熟地黄、鳖甲、穿山甲各30克,海藻、两头尖、阿魏、蓖麻子、川乌、巴豆仁、黄连、天南星、漏芦、浙贝母、半夏、萆薢、大戟、胡黄连、甘遂、风仙子、芫花、海浮石、阿胶、威灵仙、槟榔、僵蚕、全蝎、血竭、乳香(去油)、粉甘草、蚤休、没药(去油)各9克,土木鳖、独头蒜各30个,蜈蚣30条,水红花子120克,鲜商陆240克,麻油1500克,炒黄丹750克,麝香3克。

制　法:上方没药、乳香、血竭、麝香、阿魏另研收贮,临时掺膏药上,余药用油熬膏,摊贴患处。

功　效:消症散结。治症瘕痞块。

83. 香芝鲫鱼膏

配　方:活鲫鱼肉,鲜山药各等份,麝香少许。

制　法:将鱼肉与山药共捣如泥,而后加麝香,涂核口,觉痒,亦不揭,7日换药1次。

功　效:消肿。治乳岩初起,结核隐痛。

第三章 青 鱼

青鱼又名黑鲩，螺蛳青。《日华子本草》称为鲭，苏须说："形如鲩而背正青色。"青鱼个体大，生长迅速，脂肪多，肉肥美，分布于我国各大小水系，主产于长江以南平原地区水域，是我国主要淡水养殖鱼类之一。根据其营养成分分析，每百克鱼肉中，含蛋白质19.5克，脂肪5.2克，灰分1克，水分75克，钙25毫克，磷171毫克，铁0.8毫克，硫胺素0.13毫克，核黄素0.12毫克，尼克酸1.7毫克。性味甘平。有益气化湿功效。制成药膳或配伍其它药物，可防治多种疾病。

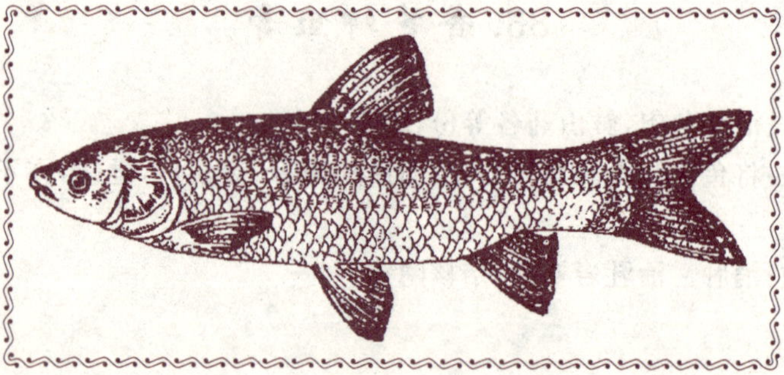

1. 黄精烤青鱼饭

配　方:黄精5克，大米250克，青鱼肉120克，海带50克，芹菜25克，甜酒15毫升，盐、酱油各适量。

制　法:

①将黄精切碎，海带切段，鱼用火烤至焦去骨刺，芹菜切长条。

②米下锅，加水、盐、酱油、甜酒搅匀，再放黄精、海带、鱼肉、芹菜，再稍煮，米熟即成。当饭吃，可经常食用。

功　效:美容颜，抗衰老。适合早衰者食用。

2. 炒青鱼片

配　方:青鱼肉500克，冬笋100克，豆苗50克，冬菇25克，鸡蛋清2枚，干菱粉30克，盐6克，味精5克，料酒15克，葱段10克，猪油750克(耗100克)，汤50克，糖5克。

制　法：

①将青鱼剔去皮，批成5厘米长、0.7厘米厚、3.3厘米宽的片，放在碗内，加入蛋清，盐3克，菱粉20克，拌和上浆待用。冬菇、冬笋切成片，豆苗洗净，拣嫩头待用。

②取小碗1只，放入盐、水、菱粉、味精、料酒，调成芡汁待用。

③将炒锅烧热，先用冷油滑一下锅倒出，后放入猪油，待油温烧至五成热时，把鱼片一片片放入锅中，即倒入漏勺内沥去油。锅中留余油少许，投入葱段开锅，放入豆苗，再放入鱼片、笋片、冬菇片，即倾入芡汁，颠翻几下出锅装盘即成。

功　效：益气生津化湿。适合糖尿病，风湿性关节炎，坐骨神经痛者选食。

3. 枸杞鱼片

配　方：青鱼肉200克，枸杞子20克，料调适量。

制　法：

①将枸杞子拣好洗净蒸熟。

②将鱼肉切片，用蛋黄和少许淀粉调成糊，取鱼片蘸取蛋糊炸透，将油控干。

③锅内留少许油，加入葱、姜及酱油少许炒出味，将炸好的鱼片加入，再放入味精、精盐、白糖翻炒片刻，淋入淀粉糊，加入枸杞子拌炒几下即成。

功　效：补气养血，健脑明目，强身。适用于气血两虚引起的眩晕、心悸、之力、自汗、健忘及面色苍白等症，也可作为老年人及久病体虚、产后血虚、贫血、神经衰弱和慢性肾炎患者的营养膳食。

4. 党参青鱼汤

配　方：青鱼500克，党参30克，苹果、陈皮、桂皮各5克，精盐、葱段、姜片、熟猪油各适量。

制　法：

①将党参、苹果、陈皮、桂皮分别去杂质后洗净，装入纱布袋扎口。

②将青鱼去鳞、鳃、内脏，洗净。放入锅中，再注入适量清水，加入药袋、熟猪油、姜片、葱段、盐，煮至鱼肉熟烂，拣去姜、葱、药袋，用胡椒粉调味即成。

功　效：补中益气，养血生津。此汤菜可治疗脾肺气虚或脾胃不健、倦怠乏力、食少便溏等症。

5. 青鱼粥

配　方:青鱼肉 100 克,粳米 100 克,韭菜白 100 克,胡椒粉、精盐、葱姜末、麻油各少许。

制　法:先将青鱼切成薄片,韭菜摘洗干净,切小段,把粳米洗净放进开水锅里煮粥,待粥快好时,加入精盐、味精、胡椒粉、葱姜末、麻油、韭菜、青鱼片,稍煮后便可食用。

功　效:健脾行气,温中散寒。治疗因脾胃虚寒导致的胃脘痛、纳差、乏力等症。

禁　忌:不可与胡荽、生葵及面酱同食。

6. 番茄豆腐鱼丸汤

配　方:青鱼肉、番茄各 250 克,豆腐 2 件,发菜 50 克,葱 1 根。

制　法:

①番茄洗净,切块,豆腐一件切四块;发菜洗净,沥干水,切短;葱洗净,切葱花。

②鱼肉洗净,抹干水,剁烂,调味,加入发菜及适量水,搅至起胶,放入葱花搅匀,做成鱼丸。

③豆腐放入滚水锅内,武火煮滚,放入番茄再煮滚后,放入鱼丸煮熟,调味供用。

功　效:清润生津。用于平素阴亏、胃津不足、热病伤津见咽干、口渴多饮、不欲饮食、或暑热烦渴等。

禁　忌:平素胃寒、胃酸过多者不宜用本汤。

7. 豆腐咸鱼头汤

配　方:咸青鱼头 1～2 个,猪腰肉 250 克,豆腐 3 件,白菜干 200 克。

制　法:

①白菜干浸软洗净,切段;咸鱼头洗净,开边;猪腰肉洗净;豆腐每件切两半。

②把全部用料放入清水锅内,武火煮滚后,改文火煲 2 小时,调味供用。

功　效:养阴滋液,退热生津。用于胃阴不足、胃火上攻,发热,头痛,牙痛,咽喉痛,口疮;或肺热咳嗽无痰;或咽喉炎、牙龈炎、口腔炎等。

8. 大芥菜咸鱼头汤

配　方：咸青鱼头1～2个，大芥菜1000克，蜜枣2枚。

制　法：

①大芥菜洗净，切段；咸鱼头开边，洗净。

②把咸鱼头、蜜枣放入清水锅内，武火煮滚后，放入大芥菜，加生油少许煮滚，改文火煲1小时，调味供用。

功　效：滋肾降火，健胃生津。用于虚火上炎牙痛，腮肿，咽喉干痛；或热病后胃口不佳、口渴、心烦、失眠等。

9. 天麻鱼片

配　方：天麻15克，青鱼300克，水发黑木耳100克。

制　法：天麻里加少许清水，隔水蒸半小时后，切薄片，备用。把洗净的鱼切掉头尾，从背部剖开，一分为二，去掉骨头和皮，取300克鱼肉用斜刀切成薄片。在鱼片里加10克黄酒，少许盐和味精，拌匀；再放入1枚鸡蛋的蛋清，拌匀，最后放少许干淀粉，调匀。鱼片放到三成热的油里炒，待鱼片变色，即出锅备用。然后一起与木耳、青鱼块煮熟。

功　效：平肝熄风止痛。适合神经性偏头痛，高血压引起的四肢麻木，神经衰弱引起的头昏、头痛、失眠。

10. 山药炒鱼片

配　方：青鱼肉250克，鲜山药150克，料酒、葱、姜、精盐、味精等调料适量。

制　法：鱼肉洗净，切片，加生粉少许拌匀。鲜山药洗净后切片。起油锅，入葱姜末煸香后，倒入鱼片及山药片翻炒，加入料酒及其它调料再炒至熟即可。

功　效：健脾益气。适用于脾虚食少、便溏泄泻等。

11. 黄芪炒三鲜

配　方：黄芪15克，油氽爆青鱼50克，肉皮（油发水浸）50克，肉丸（每50克肉做3只）4只，青鱼肉丸4只，熟猪肚30克，熟鸡块30克，水发海参50克，酱油20克，食盐1.5克，黄酒6克，白糖1克，味精2克，猪油30克，水淀粉20毫升。

制　法：

①黄芪 15 克，煎汤，取汁 50 毫升。

②炒锅放旺火上，放入黄芪汤 50 克、白汤 100 毫升，随汤将上述的熟料全部推入锅里，加入黄酒、酱油、食盐、白糖、味精，至沸后，用小火烧，入味。再用旺火烧，加水淀粉勾芡，用铁勺推匀，加熟油 30 克左右，端锅颠翻几下，出锅装盘，即成。

功　效：大补气血，填精补元。适用于病后、产后，年老体衰等各种虚弱症。

12. 汆糟青鱼

配　方：青鱼肉 400 克，白菜 150 克，冬笋 50 克，香糟 100 克，汤 750 克，盐 7.5 克，味精 5 克，猪油 25 克，料酒 25 克，清水 100 克。

制　法：

①将青鱼肉洗净，切成 1.6 厘米见方的长方块，放入钵内，用盐 2.5 克拌匀腌一个小时，香糟内加入清水 100 克、料酒 25 克调和后，拌在青鱼上，糟约 4 小时左右取出，用清水洗净，即成糟青鱼。

②白菜切成 1 厘米宽、5 厘米长的条；冬笋切成 5 厘米长、0.7 厘米厚的片待用。

③炒锅内放入汤、笋片、白菜、鱼块，加入盐、味精，用旺火烧开后，撇去浮沫，改用小火汆 5 分钟，待汤汁呈白色时，淋入猪油，出锅装入汤碗内即成。

功　效：益气利尿。治营养不良性水肿。

13. 青鱼煮韭菜

配　方：青鱼 500 克，韭黄 250 克。

制　法：青鱼去鳞、鳃及内脏，与韭黄共煮食。

功　效：益气除烦。治心力不足、虚烦、脚弱。

14. 青鱼胆粉

配　方：青鱼胆、黄柏粉末各适量。

制　法：用青鱼胆汁拌和黄柏末，晒干研细，用纱布包裹敷患处。

功　效：清热燥湿。治痹症属湿热者。

15. 鱼胆青黛粉

配　方：青鱼胆干粉、青黛各等份。

制　法：将鱼胆同青黛共研细末，作吹喉剂，1日2～3次。

功　效：清热解毒。治急性咽喉炎、扁桃体炎。

16. 鱼胆青黛麻油膏

配　方：青鱼胆干粉、青黛各等份，麻油适量。

制　法：鱼胆干粉、青黛等份为末，用麻油适量调涂。

功　效：清热解毒。治腮腺炎、丹毒。

17. 鱼鳞胶

配　方：青鱼鳞、麻油、酱油适量，黄酒、生姜、食盐、味精少许。

制　法：取青鱼刮下的鱼鳞适量，淘洗后投入适量沸水中，煮2～4小时，过滤去渣，略加黄酒、生姜、食盐、味精，放置一夜后，冻如明胶样，切成小块，每次200克，每日3次，口服。

功　效：止血。治血小板减少性紫癜，齿缝出血，鼻衄。

18. 胆矾连冰粉

配　方：青鱼胆（烘干）、枯矾各6克，黄连粉3克，冰片1.8克。

制　法：上药共研极细末，玻璃瓶密贮。用前先将耳内脓液用药棉卷净，并用食盐水冲洗、拭干，然后将药粉均匀吹入，每日1次，注意要将药吹入中耳，但切勿过多至药粉堵塞耳道，影响疗效。

功　效：解毒消炎。治慢性中耳炎。

19. 鱼胆鳖黄散

配　方：青鱼胆、木鳖子、生大黄各适量。

制　法：上药各适量，共研细末，调匀涂。

功　效：解毒生肌。治恶疮白秃。

20. 鱼胆麻黄素液

配　方:青鱼胆适量,麻黄素溶液1支。

制　法:将腊月收集之青鱼胆阴干后磨成细粉备用,先用麻黄素溶液滴鼻(即可见到水蛭),再用棉签蘸青鱼粉末少许,涂于水蛭身上,稍待片刻,水蛭失去吸盘之附着力,即可用镊子夹出,或令患者自行擤出,无任何痛苦。

功　效:清除鼻腔内水蛭。

21. 本药

配　方:青鱼胆1.5克(于冬至前7日,杀鱼取胆,勿用水洗,埋向阳土中,深三尺,翌年立春取出,风干),川乌、草乌、何首乌、乌头、煅龙骨、象牙、青黛、硼砂、儿茶各3克,血竭、珍珠、制乳香、制没药、冰片各1.5克,金银花3克(半生,半炙),麝香0.15克。

制　法:将上药晒干,共为细末,每日1次,每次用少许,吹患处。

功　效:活血消肿。治咽喉诸症,需用刀针刺割者。

22. 青黛散

配　方:青鱼胆干粉、青黛各等份。

制　法:共为细末,用麻油调敷患处。

功　效:解毒。适用于小儿丹毒。

23. 炖青鱼鳔

配　方:青鱼鳔200克,青盐少许。

制　法:将青鱼鳔洗净,用文火炖化,加青盐少许,每次10毫升,每日2次,连服4天。

功　效:止血。适用于头晕、腰酸膝软的鼻出血者。

24. 青鱼胆酒

配　方:青鱼胆汁10滴,黄酒50毫升。

制　法:将青鱼胆汁10滴,滴入黄酒50毫升中,每次饮酒10毫升,每日2次。

功　效:清热活血。适用于急性结膜炎并发角膜炎者。

25. 青鱼木耳汤

配　方:青鱼250克,黑木耳15克。

制　法:将青鱼250克,油煎后,加水煮汤,并入黑木耳15克,食鱼喝汤。

功　效:益肾。适用于牙周炎伴小便清长、耳鸣头晕者。

26. 青鱼蚬肉汤

配　方:青鱼肉250克,蚬肉菜(瓜子菜)100克,调料适量。

制　法:将鱼肉与蚬肉菜同煮汤,食肉饮汤。

功　效:清热散结。适用于痰火炽盛引起的淋巴结肿大、口苦、大便秘结者。

27. 青鱼片粥

配　方:粳米150克,青鱼片50克,调料适量。

制　法:将粳米煮粥至熟,加入青鱼片,沸至熟食用。

功　效:补虚。适用于食管癌体力虚弱者。

第四章 鲩 鱼

鲩鱼又名草鱼、草包鱼、厚鱼。《本草纲目》称为鲩鱼。分布很广，北至东北平原，南至珠江平原，均产此鱼。鲩鱼生长迅速，体长身重肉厚，是我国主要淡水养殖鱼类之一。根据其营养成分分析，每百克肉中，含水分 77 克，蛋白质 17.9 克，脂肪 4.3 克，灰分 1 克，钙 36 毫克，磷 173 毫克，铁 0.7 毫克，硫胺素 0.03 毫克，核黄素 0.17 毫克，尼克酸 2.2 毫克，性味甘温。有暖胃和中，平肝祛风功效。

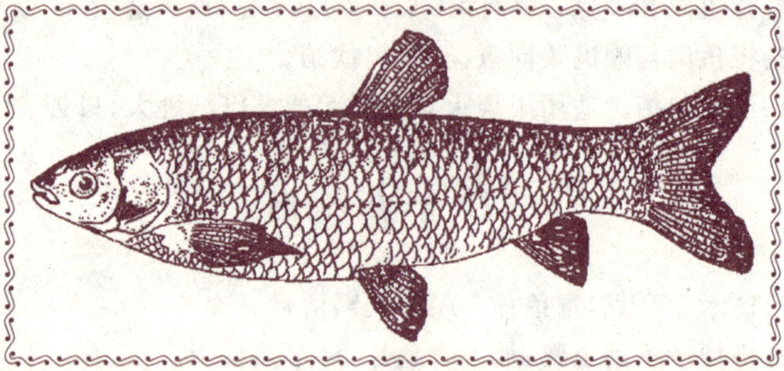

1. 五柳鲩鱼

配　方：鲩鱼 750 克(1 尾)，嫩黄瓜 3 条，酱油 65 克，精盐 1.5 克、白糖 75 克，绍酒 25 克，大蒜头三瓣，姜、葱各 12 克，香醋 60 克，胡椒粉 1 克，清汤 250 克，菱粉 25 克，麻油 10 克，猪油 75 克。

制　法：将鲩鱼刮净鱼鳞，剖腹挖去内脏、鳃，洗净。黄瓜洗净切去两头，顺长一剖二，挖去瓜瓤，锲成兰花刀，泡在盐开水内待用。将鲩鱼下沸水锅，加入葱、姜、绍酒，盖上锅盖，先用旺火烧沸后，转文火，待鱼熟后捞起，盛在长盘内，撒上胡椒粉。烧热锅放入猪油，将大蒜瓣拍碎后先下锅成牙黄色，然后烹入绍酒，加入清汤、酱油、白糖，待汤烧沸后，加入香醋，即用湿菱粉勾成玻璃黄芡，淋入麻油、猪油推匀，即起锅浇在鱼上，然后将黄瓜捞出，围在鱼的四周即成。

功　效：和中祛风。适合于风湿性关节炎、血管性头痛患者选择食用。

2. 豆腐鲩鱼

配　方:净鲩鱼500克,嫩豆腐500克,新咸菜100克,料酒50克,葱、姜各5克,酱油50克,糖10克,猪油175克,味精5克,辣糊酱10克,汤750克,青蒜丝1.5克。

制　法:将鲩鱼洗净后,切成3.3厘米长、1.6厘米厚的长方块。豆腐切成骨牌小块。新咸菜洗净挤干水分,切成末待用。将砂锅烧热,用冷油滑一下锅倒出,放入猪油50克,投入葱、姜和鱼块,即烹入料酒,加盖略闷后揭盖,加入酱油、糖烧上色后,再加入汤250克,烧沸后滚约1分钟,继续加入汤500克,烧沸后滚约4分钟;再入咸菜末和豆腐块,另加入猪油50克,辣糊酱,用旺火烧2分钟,再淋入猪油50克,汤汁浓时出锅装碗,上面撒上青蒜丝即成。

功　效:温中行气。适合于胃脘部,腹部冷痛患者食用。

3. 醋熘鲩鱼丁

配　方:鲩鱼肉250克,鸡蛋清2个,干细豆粉30克,慈菇50克,泡红辣椒末25克,姜末10克,蒜末15克,葱花20克,酱油10克,醋15克,白糖5克,精盐2.5克,味精0.5克,小豆粉5克,鲜汤50克,化猪油500克(耗100克)。

制　法:先将新鲜鲩鱼切成1.5厘米见方的丁。把鸡蛋清、干细豆粉、精盐1.5克调成蛋清豆粉。慈菇切成1.2厘米大的丁。再把酱油、醋、白糖、味精、葱花、小豆粉、精盐1克、鲜汤调成芡汁。炒锅置旺火上,下化猪油烧至五成热,将鱼丁与蛋清豆粉拌匀,逐一放入油锅内,炸熟,在鱼肉呈浅黄色时捞起。锅内留油50克,放入泡红辣椒末炒香至油呈红色,再放入慈菇、姜、葱炒出香味,而后烹入芡汁、油,再放入鱼丁簸匀,起锅盛盘。

功　效:行血通淋。适合于石淋(泌尿系统结石)患者选择服用。

4. 龙舟鲩鱼

配　方:鲩鱼1000克(1条),虾仁、瘦火腿、面粉各100克,水发冬菇150克,精盐5克,白糖、味精各2.5克,绍酒25克,葱段5克,姜片10克,清汤50克。

制　法:将鲩鱼刮去鳞,剖腹挖去内脏,除去鱼鳃,洗净血污,斩去头尾(鱼尾斩成有40°的斜势),卸下两侧鱼肉,剥去鱼皮,将肉切成6.6厘米长、2.3厘米宽、0.66厘米厚的片(共30片);火腿切成比鱼肉略小的薄片(共27片);冬菇去蒂,洗净泥沙待用。虾仁洗净后选出12只待用,其余的全部剁成茸,盛在碗内,加入绍酒、精盐、味精、白糖、拌和成馅心。面粉用50克清水和成面团,揉润,搓成长条,分成12个小团,擀成5厘米直径的薄圆形皮子,放入虾茸馅心,包成大青菜形的饺子待用。取长盆一只,将碎鱼片先放入盆中垫底,随后按一片鱼肉、一片火腿、一只冬菇的次序依次夹叠,分三行排列在碎鱼片面上,再将鱼头、鱼尾分别按在长盆两端,撒上精盐,白糖、味精,浇上绍酒、清汤,放上葱段、姜片,鱼片两旁各放4只白菜饺,剩下的4只放在鱼片中央上面,然后上笼用旺火蒸20分钟左右,熟后取出上席便成。

功　效:温肾壮阳生精。适合阳痿、精液数量不足、无精液等男性不育患者选食。

5. 龙灯鱼卷

配　方:活鲩鱼1250克(1尾),番茄1只,鲜虾肉100克,干淀粉25克,肥猪肉200克,精盐6克,鸭蛋清50克,味精2克,绍酒50克,清汤500克,韭菜15条,芝麻油1.5克,姜丝5克。

制　法:将活鲩鱼宰杀去鳞及鳃,开膛掏去内脏后洗净。剁下鱼头、尾,剥下鱼皮(不要剥破)待用。鱼身从脊背片开,剔净骨刺,先切下6.6厘米长、5厘米宽15薄片放在盘内,用绍酒15克、精盐1克和成的汁拌匀稍腌。再将剩余的鱼肉取下,连同猪肥肉、虾肉均剁成泥,和鸭蛋清、干淀粉、精盐1克、味精0.5克、芝麻油一并搅拌成馅料。韭菜洗净,用开水泡软待用。腌好的鱼片排开,馅料分成等量的15份,分别在鱼片宽度的一端铺成条状,卷起鱼片,包上馅料成圆筒形,每卷用韭菜一条拦腰捆好,横叠于长碗中,两端按上鱼的头、尾,鱼皮打开将鱼卷盖皮,碗内加入绍酒35克,姜丝5克,鱼鳍打开,取5厘米长的小竹签直顶入内部,嘴角塞入去蒂洗净的番茄一只,装好上笼屉用旺火半小时取出,挑去姜丝。炒锅放在旺火上,倒入清汤煮沸,加入精盐4克、味精1.5克调匀,起锅淋于鱼皮上即成。

功　效:补肾阳、生精血。治阳痿、早泄、无精子、少精子等男性不育症。

6. 猪蹄炖鲩鱼

配　方:猪蹄一对,鲩鱼肉50～100克。

制　法:鲩鱼去鳞,取中段与猪蹄清炖食用。

功　效:补益气血。治产后乳汁不足,适合缺乳的产妇选用。

7. 荽豉豆腐鱼头汤

配　方:鲩鱼头 500 克(2 个),芫荽 15 克,淡豆豉、葱白各 50 克,豆腐 100 克。

制　法:

①芫荽、葱白洗净,切碎;淡豆豉、鲩鱼头洗净。

②鲩鱼头、豆腐分别下油锅煎香,取出与淡豆豉一齐放入滚水锅内,武火煮滚,改文火煲半小时,再放入芫荽、葱白煲滚片刻,调味,乘热食之。

功　效:解表散寒。用于夏秋季节感冒,微恶风寒,周身不适,头痛无汗,鼻塞流涕,喉痒咳嗽,喷嚏,纳呆,舌苔薄白,脉浮者。

8. 猪红鱼片粥

配　方:熟猪红 1000 克,鲩鱼肉 180 克,江瑶柱 15 克,粳米 120 克,生抽、姜丝、葱花、胡椒粉等调味品适量。

制　法:先把熟猪血用清水漂洗,切成小方块。鲩鱼肉切片,用生抽、姜丝拌匀。再把粳米洗净,用少许盐、油拌腌。江瑶柱洗净,用清水浸软,撕碎。最后把米放入开水锅武火煮沸后,文火煲成粥,然后放入猪血、姜丝煲沸,放入鲩鱼片再煲沸,食用时加葱花、胡椒粉即可。

功　效:养血健胃,润燥养颜。适用于食欲不振,皮肤干燥,贫血,便秘或消渴等患者食用。

9. 蒸鲩鱼肠汤

配　方:鲩鱼 2 条,百草霜 6 克。

制　法:将鲩鱼洗净,破腹取出鱼肠,将肠内污物洗净,与百草霜同蒸,熟后即可食用。

功　效:明目,治夜盲。

10. 鲩鱼炖米酒

配　方:鲩鱼肉 150 克,生姜片 25 克,米酒 100 克。

制　法:用半碗水煮沸后,放入鱼肉片、姜片及米酒共炖约30分钟,加盐调味趁热食用,卧床盖被取微汗,日2次,连食数日。

功　效:祛风解表。适用于体虚、感冒、头痛、鼻塞、风寒湿痹等。

11. 鱼尾冬瓜煲

配　方:鲩鱼尾250克,冬瓜500克。

制　法:鱼尾先用油煎至金黄色,与冬瓜一起,加水适量,煲3～4小时,加食盐少许,时时服食。

功　效:平肝祛风。适用于高血压,肝阳上亢之头痛眼花等。

12. 鲩鱼内脏汤

配　方:大鲩鱼1条。

制　法:大鲩鱼剖开,取内脏1副,去除鱼胆,把鱼肠剖开,洗去污物,用盐揉搓,再用清水洗净,切成小段,鱼肝等切成小块。锅内放少许食油,放入葱姜煸出香味,再放入鱼内脏迅速煸炒数下,加水适量煨成浓汤,佐餐服食。

功　效:健骨强筋。适用于佝偻病行动迟缓、形体消瘦者。

13. 鲩鱼胆汤

配　方:鲩鱼胆汁适量。

制　法:用鲩鱼胆汁1枚和温开水搅服。

功　效:开音,治咽喉闭塞。

禁　忌:鱼胆有小毒,不宜多服。

第五章　鲢　鱼

鲢鱼又名鲢子、白鲢。《医学纂要》称其为白脚鲢。性活泼、善跳跃、适应强、生长快、个体大，分布于全国各大水系，肉质一般，小刺较多。是我国最主要的淡水养殖鱼类。根据其营养成分分析，每百克含水分 76.2 克，蛋白质 18.6 克，脂肪 4.8 克，灰分1.2 克，钙 28 毫克，磷 167 毫克，铁1.2 毫克，硫胺素0.04 毫克，核黄素 0.21 毫克，尼克酸 2.1 毫克。性味甘温。有暖胃、补气、泽肤功效。不宜与甘草同煮。

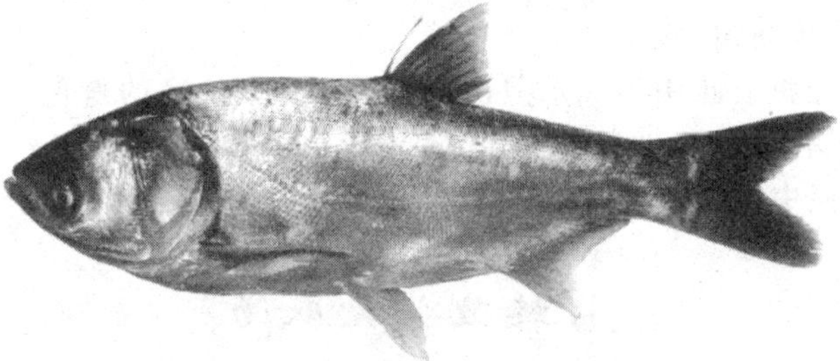

1. 鲢鱼肉丸汤

配　方：鲢鱼肉 300 克，火腿末 5 克，火腿片 10 克，水发香菇 1 枚，料酒、精盐、味精、葱、姜、鸡油、熟猪油各适量。

制　法：

①将鱼肉洗净斩成肉泥，加水、盐少量，放入钵中，顺同方向搅拌至无粘性时，再加水少许拌匀，放置 5 分钟，加入葱末、姜末、火腿末、味精、料酒、熟猪油拌匀成茸，用手挤成核桃大小的鱼丸 20 颗，入锅中汤里烧开。

②将盐、味精、鸡油放入大汤碗中，加入做鱼丸的原汤，再用漏勺轻轻地将鱼丸盛入汤碗。

③将火腿片放在鱼丸上面成三角形，香菇用做鱼丸的原汤焯熟，放在用火腿片摆成的三角形中间，撒上葱段即成。

功　效：温中益气、暖胃、润泽皮肤。对于年老体弱、久病或病后气血虚衰、脾胃虚寒、营养不良而引起的皮肤粗糙或干瘪、枯槁无华等病症最为适宜，可以起到滋润补虚的作用。

2. 黄芪白芷汤

配　方:鲢鱼头 100 克,大枣 15 克(去核),黄芪 30 克,白术 15 克,苍耳子 10 克,白芷 10 克,生姜 3 片。

制　法:

①取鲢鱼头 100 克,用热油煎后待用。

②将六味药与鲢鱼头共放砂锅内一起煎汤饮食。

功　效:祛风散寒。治萎缩性鼻炎、感冒频繁者。

3. 鲢鱼大行气汤

配　方:鲢鱼 500 克,木香、代代花、佛手片、川朴花、橘皮各 6 克,生姜片 5 片,葱白 5 根,黄酒 30 毫升。

制　法:先将五味中药加水煎,去渣留汁,加入洗净的鲢鱼、葱、姜、酒等煮熟,稍加味精调味,适量食之。

功　效:温中行气。治腹部内伤。

4. 鲢鱼头天麻汤

配　方:天麻 20 克,鲢鱼头 200 克(1 个)。

制　法:将天麻切片,鲢鱼头洗净、去鳃,置炒锅内,加水及葱、姜等佐料,上笼蒸熟后食用。

功　效:补脑益智,适用于神经衰弱、梅尼埃病、小儿发育不良、老年眩晕耳鸣等。

5. 番茄鲢鱼片

配　方:净鲢鱼肉 150 克,黄瓜 50 克,花生油 500 克(耗 65 克),湿团粉、蛋清各 25 克,味精 3 克,番茄酱 50 克,料酒 10 克,盐、糖、毛汤 50 克。

制　法:

①先将鱼肉片成 3.5 厘米长、2.5 厘米宽、0.4 厘米厚的鱼片,用少许盐、味精、蛋清、水团粉抓匀,黄瓜切片。

②勺内加花生油 500 克,上旺火烧六七成热,将鱼片分散地下入,炸成金黄色时,倒入漏勺里。

③勺内加入底油 40 克,先下番茄酱,炒出红油,再下味精、盐、糖、毛汤、调好

色味,用水团粉勾芡,倒入鱼片及黄瓜片,淋入少许明油,即可出勺。

功 效:温胃补气生津。治脾胃虚寒所致的胃脘部胀痛,喜温喜按者。

6. 锅贴鲢鱼片

配 方:净鲢鱼肉 250 克,猪肥膘肉 500 克,火腿 50 克,慈菇 100 克,番茄酱 100 克,卷心白菜 150 克,蛋清糊 100 克,精盐 2 克,味精 1 克,香油 5 克,椒盐味碟 2 碟,猪油 25 克。

制 法:

①猪肥膘肉入汤锅内煮熟,捞出晾凉,切成 5 厘米长、4 厘米宽、0.3 厘米厚的片,鱼肉切成 4.6 厘米长、3.3 厘米宽、0.3 厘米厚的片,各 24 片,慈菇剥去皮,切成颗粒,火腿切粒。

②用力将每片肥膘肉的四角与中心粘一下,搌干油分,逐一摆入瓷盘内,涂抹一层蛋清糊,撒上火腿、慈菇粒,鱼片与剩余的蛋清糊拌匀理伸,放在火腿、慈菇粒上粘牢。

③炒锅置小火上,用猪油炙锅,逐一把 24 个粘好的鱼片放入摆好,慢慢地煎,至肥膘肉出油、变黄,鱼片至熟时,淋上香油即起锅,盛入盘的一端。再将卷心白菜撕成 6.6 厘米大小的片,拌上番茄酱,与椒盐味碟同时上桌。

功 效:补气健脾益胃。适合病后体虚或亚健康状态者食用。

7. 炭烤鱼肉串

配 方:净鲢鱼肉 1000 克,葱头 150 克,酸奶油 200 克,柠檬 1 个,生菜叶 150 克,盐 15 克,味精、胡椒粉少许。

制 法:

①将鱼肉斜切成每份 3 片,葱头切末,胡椒粒捣碎,与盐、味精、酸奶油、挤柠檬汁一起放在容器内腌 2 小时。

②用金属扦子把 3 块鱼并排穿之,然后在鱼的两面撒盐少许,上炭火两面翻转烤之,边烤边转动扦子,直至烤熟。

③食用时将烤鱼串放入盘内,抽出扦子,配生菜叶即可。

功 效:健脾温中。治虚寒性胃痛。

8. 鲢鱼锅蒸

配 方:鲢鱼 1 条,干姜 6 克,盐少许。

制 法:鲢鱼去鳞、鳃及内脏,干姜切片,加盐少许蒸食。

功　效:温胃散寒。治脾胃虚寒、食少腹痛、呕吐清水。

9. 鲢鱼丝瓜汤

配　方:鲢鱼 1 条,丝瓜仁 30 克。

制　法:鲢鱼去鳞及肠杂,与丝瓜仁同煮汤食用。

功　效:补血通乳。治产后气血不足所致的缺乳。

10. 冬瓜鲢鱼汤

配　方:冬瓜皮适量,鲢鱼 1 条,调味品适量。

制　法:鲢鱼去肠杂及鳃、鳞,冬瓜皮与鲢鱼同煮,加调味品适量。煮至熟烂,吃鱼喝汤。

功　效:通乳。治产后乳汁减少。

11. 红烧鲢鱼头

配　方:鲢鱼头 1 个,线粉、花菜适量,调料适量。

制　法:鲢鱼头去鳃,与线粉、花菜共红烧,加调料适量,时常食用,并食用鱼脑。

功　效:安神。适用脑肿瘤治疗后头晕失眠、身体虚弱者。

12. 鲢鱼煮赤豆

配　方:鲢鱼 500 克,赤小豆 30 克。

制　法:鲢鱼去鳞、鳃、肠杂,与赤小豆同煮食。

功　效:消肿。治水肿。

13. 鲢鱼灰

配　方:鲢鱼 1 条。

制　法:将鲢鱼烧灰,用醋调和外敷。

功　效:消肿。治痈肿。

第六章　鳙　鱼

鳙又名花鲢、胖头鱼。《食物本草会纂》称其为黑色包头鱼;《医林纂要》称其为鳙头鲢。性较和缓,不善跳跃,生长快,肉质一般,刺较少,易捕获。分布于我国各大水系,为我国主要淡水养殖鱼类之一,是普通常的见食用鱼。根据其营养成分分析,每百克肉中,含水分 83.3 克,蛋白质 15.3 克,脂肪 0.9 克,灰分 2.3 克,磷 430 毫克,铁 1.4 毫克,硫胺素 0.05 毫克,核黄素 0.35 毫克,尼克酸 6.2 毫克。性味甘温。有温胃补髓功效。

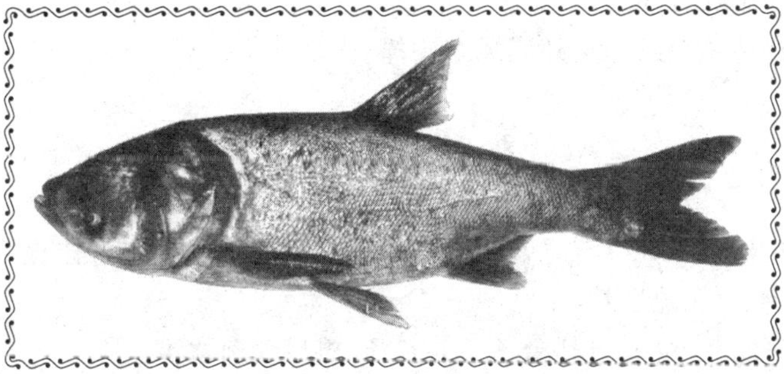

1. 大蒜豆腐鱼头汤

配　方:鲜鳙鱼头 250 克,鲜大蒜 150 克,豆腐 250 克。

制　法:

①大蒜洗净,切段;鱼头开边,去鳃洗净。

②豆腐、鱼头分别下油锅煎香,铲起,与大蒜武火煮滚,放入滚水锅内,改文火煲半小时,调味供用。

功　效:下气辟秽,健胃消食。用于肠胃湿滞、脘腹痞闷或胀满,食欲不振,恶心欲呕,倦怠乏力,大便溏稀,每日 2～3 次者。

2. 花生鱼头汤

配　方:鳙鱼头 1 个,花生肉 150 克,枝竹 1 条,红枣 10 枚,生姜 2 片。

制　法:

①花生肉洗净，清水浸半小时，枝竹洗净、浸软，切小段；生姜、红枣（去核）洗净，鱼头洗净，斩开两边，下油锅两面略煎。

②把花生、红枣、姜片放入清水锅内，武火煮滚后改文火煲 1 小时，放入鱼头、枝竹煲 1 小时，加盐调味供用。

功　效：益气养血，清补脾胃。用于脾胃虚弱，气血不足，头晕，头痛，或产后气血亏损之乳汁不足；或病后体虚，胃纳欠佳等。

3. 芎芷鱼头

配　方：鳙鱼头 1 个，川芎 9 克，白芷 9 克。

制　法：将川芎、白芷用纱布包好，与鱼头共煮汤，缓火炖至鱼头熟透，饮汤。每日 1 次，连服数日。

功　效：祛风散寒。治外感风寒头痛。

4. 鳙鱼党参健胃汤

配　方：鳙鱼 1000 克，党参 15 克，草果 1.5 克，陈皮 3 克，桂皮 3 克，毛姜 6 克，胡椒 10 粒，葱、盐适量。

制　法：鳙鱼洗净，与其余各品共煮汤，熟后食肉饮汤。

功　效：温胃散寒。治脾胃虚寒所致脘腹隐痛。

5. 黄芪鱼头汤

配　方：鳙鱼头 100 克，大枣 15 枚，黄芪 30 克，白芷 10 克，生姜 3 克。

制　法：鱼头洗净后用油稍煎，大枣去核，与黄芪、白芷、生姜共煮至鱼头烂熟。佐餐，饮汤食鱼头。

功　效：开窍。治鼻炎。

6. 鳙鱼烧粉皮

配　方：鳙鱼片 250 克，粉皮适量，调料适量。

制　法：将鳙鱼片任意烧煮，与粉皮同烧，加调料适量。

功　效：化痰解毒。适用于肺癌患者选择食用。

7. 鳙鱼豆豉汤

配　方:鳙鱼 500 克,豆豉 6 克,生姜 3 克,陈皮 3 克,胡椒 1.5 克。

制　法:鳙鱼去鳞及内脏,先煮豆豉,水沸后下鱼,调入生姜、陈皮、胡椒,煮熟食用。

功　效:暖胃补虚。适用于脾胃气虚或阳虚所致的纳差、消化不良等症。

8. 砂锅鱼头

配　方:鳙鱼头 1 个(500 克),石膏豆腐 250 克,熟火腿 50 克,金钩 10 克,冬笋 50 克,熟猪肉 100 克,大白菜 250 克,姜(拍破)10 克,葱段 15 克,精盐 10 克,绍酒 15 克,味精 1 克,胡椒面 1 克,鲜汤 1000 克,化猪油 750 克(耗 100 克)。

制　法:

①选带有部分鱼肉的花鲢鱼头洗净,揾干水分,斩成两片,用精盐 2.5 克、绍酒码味。熟火腿、猪肉、冬笋均切成薄片。豆腐切成条形,用沸水烫漂两次。大白菜洗净撕成片。金钩掏净,放入鲜汤内。

②炒锅置旺火上,下化猪油烧至六成熟,放入鱼头炸一下捞出,锅内留油 50 克,放入姜、葱炒出香味,又放入鱼头、鲜汤、熟火腿、熟猪肉、冬笋及精盐 7.5 克,烧沸出味,拣去姜、葱不要,加入豆腐(沥干)、大白菜、胡椒面、味精烧沸至大白菜刚熟,以鱼头盖面,其他原料垫底,盛入汤盆内即成。

功　效:补脑益胃。适合神经衰弱、失眠、多梦者选膳。

9. 天麻砂锅鱼头

配　方:胖头鱼头 500 克(1 条,带一段鱼肉),天麻 6 克,肥肉 50 克,净冬笋 30 克,熟火腿 30 克,水发口蘑 30 克,油菜心 3 棵,奶汤 1500 克,香菜段 10 克,葱丝 15 克,葱姜油 30 克,精盐 3 克,料酒 10 克,味精 3 克,米醋 10 克,胡椒面少许,姜块 10 克。

制　法:

①天麻用水刷净,切成薄片,用白酒浸泡,得天麻酒液 20 克,浸泡后的天麻片留用。

②将鱼头去鳃洗净,放入七成热油中稍炸,立即倒入漏勺内滤去油,肥肉、冬笋、火腿都切成片。

③锅中放入葱姜油，烧热，投入姜（拍松）稍炸，放入肥肉片炒，烹入料酒、米醋，再加入奶汤、精盐、味精和胡椒面，调好口味，烧开倒入砂锅内。把鱼头（嘴朝上）、冬笋片、火腿片和口蘑片都放入汤内，汤开撇去浮沫，加入天麻酒液，盖上盖，用小火炖 20 分钟。加入油菜心、天麻片，拣出姜片，再炖 5 分钟，端下锅撒上葱丝菜段即成。

功　效：补气通络。适合于血管性头痛、神经性头痛以及全血减少、贫血者食。

10. 参芪砂锅鱼头

配　方：活鳙鱼头（附一段鱼肉）750 克，党参 10 克，黄芪 10 克，陈皮 6 克，冬笋 25 克，水发香菇 25 克，熟火腿肉 25 克，海米少许，料酒 10 克，精盐、味精、胡椒面各适量，青蒜段 10 克，葱 20 克，姜 10 克，熟猪油 10 克。

制　法：

①将党参、黄芪切片。两药各并用水提取法，提取党参、黄芪混合浓缩汁 20 毫升，可将党参、黄芪盛在纱布袋中，与鱼头一起炖，食用前先取出纱布袋。

②鱼头去鳃，劈开洗净。冬笋、火腿切成片。葱切段，姜切片、香菇洗净。

③锅内放猪油，烧热，放入鱼头，煎成两面金黄色，再下入葱、姜稍煎，然后烹入料酒，放入奶汤，下入盐、味精，调好口味。开锅后，盛入砂锅内，再放冬笋片、火腿、香菇、胡椒面、海米及党参、黄芪浓缩汁。旺火见开后，移至微火炖 30 分钟左右，鱼头烂、汤汁浓时，再下青蒜段，以少许明油淋在青蒜段上即成。

功　效：益气补血。适合白细胞减少，全血减少，贫血患者选食。

第七章　鳜　鱼

鳜鱼又名桂鱼、季花鱼等。一般生活在静水或缓流的水中，我国各江河、湖泊中均有分布。根据其营养成分分析，每百克鱼肉中，含蛋白质18.5克，脂肪3.5克，灰分1.1克，钙79毫克，磷143毫克，铁0.7毫克，硫胺素0.01毫克，核黄素0.1毫克，尼克酸1.9毫克。性味甘平，肉质细嫩，味道鲜美，营养丰富，是我国较为名贵的食用鱼之一。有补气血、益脾胃功效。

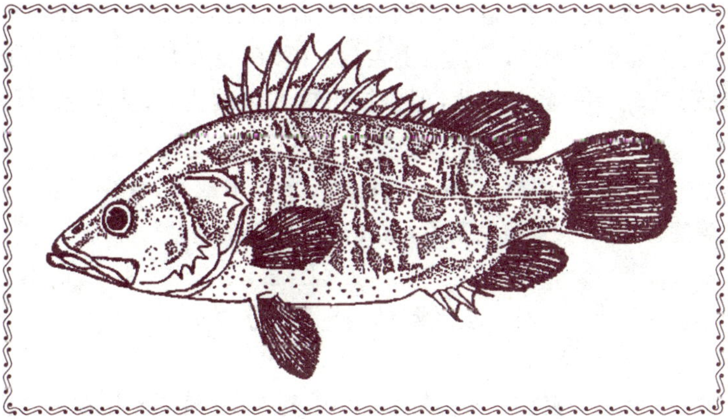

1. 炸松子仁片

配　方：鳜鱼600克，松子仁200克，鸡蛋3枚，葱15克，姜5克，盐10克，味精10克，胡椒粉10克，料酒10克，面粉50克，花生油100克，水淀粉50克。

制　法：

①将鳜鱼剖腹去肠杂，洗净去掉皮，片成4厘米宽、5厘米长、0.3厘米厚的片。姜、葱拍松放在鱼片上。松子仁去壳斩碎。

②把鱼片用料酒、盐、胡椒粉、味精腌上。鸡蛋、水淀粉、面粉和在一起，放进鱼片拌匀。

③取一瓷盘，先把一半松子仁撒匀摊平，把鱼片放在上面，再把剩下来的松子仁撒在鱼片上，用手按平抹紧，使松子仁粘在鱼片上。

④把鱼投入热油锅内炸呈金黄色，捞起装盘。

功　效:滋阴润肺滑肠。适合于干咳无痰、头晕眼花,目干涩,便秘者食用。

2. 炖鳜鱼

配　方:鳜鱼500克,肥肉膘150克,水发口蘑15克,冬笋15克,水烫油菜15克,料酒、精盐、味精、醋、花椒水、葱、姜、熟猪油、鸡汤各适量。

制　法:

①将鱼鳞刮净,去鳃、内脏,洗净,先放在八成开水中烫一下捞出,后放在凉水内用刀轻轻刮去里皮洗净,割交叉的斜花刀,再放入热水中烫一下捞出,用热油两面煎上色待用。葱、姜切成块。冬笋切成长方片。口蘑切成片,肥肉膘割成交叉花刀。

②锅内放入猪油,用姜、葱块炸锅,徐徐添入热汤,放入肥肉膘和鱼,加上精盐、醋、料酒、花椒水、冬笋、口蘑,盖上盖,烧开移在微火上炖20分钟,放入油菜,取出肥肉膘、葱、姜块,撇去浮沫,把鱼捞出放在大碗内,放入味精,调好口味而成。

功　效:补气健脾,益血行瘀。常用于久病气虚成痨、食少羸瘦、气短乏力、咳嗽潮热等症。亦可作为补益菜肴,常食之可滋补健身。

3. 鳜鱼补养汤

配　方:鳜鱼500克(1条),黄芪25克,党参25克,淮山药30克,当归12克,料酒、葱段、姜片、精盐、花生油各适量。

制　法:

①将鳜鱼去鳞、鳃、内脏,洗净,放入热油锅中稍煎。黄芪、党参、淮山药、当归洗净,浸润切片,装入纱布袋扎口。

②锅内放鱼、药包、料酒、葱、姜、盐,注入清水,煮到鱼熟,拣去葱、姜、药袋,调好口味即成。

功　效:补中益气,益肺固肾。对气血不足、病后、年老、体弱、血虚经闭、月经不调、血痹、内伤劳倦、浮肿气短、心悸等气衰血虚之症都有较好的疗效。

4. 圆真僧粥

配　方:鳜鱼大者4条,粳米100克,姜、葱、椒、盐、酒各少许。

制　法:将鱼剖洗干净,去首、尾及皮、然后以线系鱼骨,分别将四条鱼垂于砂锅中，并入姜、葱等调料。等鱼煮烂，将四线聚一，用筷夹其鱼，以手掣其线，则鱼骨尽脱，鱼肉皆溃于粥中，调匀再煮至粥熟。空腹随意食之。

功　效：补气血，益脾肾。适用于气血双亏、虚弱羸瘦、纳少便溏或肠风下血者。

5. 鳜鱼粥

配　方：净鳜鱼肉 100 克，糯米 100 克，猪五花肉 50 克，大蒜、精盐、味精、料酒、熟猪油、胡椒粉，生姜各少许。

制　法：将糯米浸泡过夜，洗净待用。再把鱼肉、猪肉、生姜、大蒜分别切成丝。接着把锅烧热下猪油，把猪肉丝煸炒，加入料酒、清水、糯米、鱼肉，烧开煮成粥，加入生姜、大蒜、精盐稍煮入味，吃时放入味精、胡椒粉即可。

功　效：补气血，益脾胃。适合虚劳羸瘦、肠风泻血、肺结核者食用。

6. 凤尾桂鱼

配　方：小桂鱼 1500 克(12 尾)，鸡蛋清、葱白、料酒、淀粉、姜、糖、味精、鸡汤、食盐适量。

制　法：将鱼刮鳞割腹，取出内脏，挖去鱼鳃，洗净后斩下鱼头，将两边鱼肉均带尾卸下，剔去肚腹的软骨，鱼肉一面用刀顺长划两刀，略洗一下捞出，沥干水分，盛在钵内，加入葱、姜汁、料酒、盐拌匀。在蛋清内加入淀粉调成蛋糊，倒入鱼肉钵勾上浆。小碗内加入鸡汤、盐、味精，调匀成卤汁待用。将锅烧热捞出，即成凤尾鱼条。再将锅烧热后放入少许油，投入葱白略煸一下，烹入料酒，倒入小碗内的卤汁搅匀，烧开后用湿淀粉勾芡，再淋入少许油推匀，起锅浇在鱼上即可。

功　效：补气血。治虚劳体弱。

7. 柏子鱼末

配　方：鳜鱼 750 克，柏子仁 30 克，松子 30 克，料酒、精盐、味精等调料适量。

制　法：

①把鳜鱼去鳞、去内脏，洗净，将鱼肉切成小粒。

②柏子仁、松子洗净。

③起油锅，把上述三味原料同入锅煸炒，加料酒、精盐、味精等调料，稍炒后

即成。

功　效:补气血,养心安神;益脾胃,润肠通便。适用于气血不足、体质虚弱、心血不足之心烦失眠、肠燥便秘等。

8. 鳜鱼骨肉汤

配　方:鳜鱼 750 克(1 条),葱、姜、料酒、精盐、水淀粉适量。

制　法:鳜鱼剖腹去肠杂,洗净,取肉去刺取片,加适量水淀粉和盐上浆备用,将余下鱼骨用少量猪油爆炒,佐以葱、姜、酒,注入清水煮成乳白色汤汁,去渣,将鱼片汆入汤中煮沸调味,按量佐餐。

功　效:健脾胃,行气活血。适用于脊柱骨折者食用。

9. 溜鱼卷

配　方:桂鱼 200 克,豌豆 25 克,玉兰片、香菇各 15 克,大虾 50 克,肥膘肉 25 克,大油 500 克(耗 75 克),味精 5 克,料酒 10 克,盐适量,鸡蛋 2 枚(蛋清),湿团粉、姜末、葱末、玉米粉各少许,毛汤适量。

制　法:

①将鱼肉片成 4.5 厘米长、3 厘米宽、0.4 厘米厚的长方形片。大虾剥去外皮,去掉黑线,和肥膘肉一起砸成泥子,加入味精、料酒、盐、葱、姜末,搅拌均匀。

②把片好的鱼片平铺在案板上,将拌好的虾泥子,用尺板抹在鱼片一头,横抹一道,卷成鱼卷,用此方法全部卷完。香菇、玉兰片均切薄片,与豌豆一起用水汆一下。

③用湿团粉、蛋清调匀,成为鸡蛋糊。

④用味精、料酒、盐、水团粉、汤、豌豆、玉兰片、香菇兑成适量的豌芡。

⑤勺中放入大油,烧至五六成热,把鱼卷先粘一层玉米粉,再在鸡蛋糊内拖一下,下入勺中,炸成乳白色,外面一凝固即成。

⑥炒勺放底油烧热,随下兑好的豌芡,汁一变浓,即下鱼卷,淋少许明油,即可出勺。

功　效:补肾壮阳益胃。适合于阳痿、尿多、口渴、纳差者食用。

10. 醋溜桂鱼

配　方:桂鱼 1000 克(1 条),韭黄根 100 克,料酒 15 克,酱油 30 克,醋 40

克，白糖15克，姜末5克，葱末10克，蒜瓣末8克，湿淀粉60克，香油15克，花生油150克。

制　法：

①将桂鱼去鳞、鳃、鳍，剖腹去内脏洗净，在鱼身两面剞成菱形花纹(刀距2厘米，深至骨)，用刀面将鱼身拍松，用线扎紧鱼嘴后，再用刀背将鱼头拍松。

②将鱼放入湿淀粉中蘸满一层后，一手抓鱼头，一手提鱼尾，慢慢地放入热油锅内，炸至淡黄色时捞出，解去线。略凉后再放入旺油锅内炸至焦黄色，待鱼身浮上油面，捞出装盘。

③另用炒锅置旺火上烧热，加底油，放入葱末、姜末、蒜末炸香，加入酱油、料酒、绵白糖、清水500毫升。烧沸后，用湿淀粉调稀勾芡，再加入香油、醋、韭黄段、热花生油搅匀成卤。

④在制卤的同时，再放一只炒锅置旺火上，烧至锅底微红时，舀入热花生油100克，随即将卤汁倒入，乘热浇在鱼身上(发出“吱啦啦”响声)，再用竹筷将鱼肉拆松，使卤汁渗透鱼肉。

功　效：温中益气，行气散瘀。适用于食积腹胀、跌打损伤、腹痛者服用。

11. 白酸烤桂鱼

配　方：净桂鱼肉150克，精盐、白胡椒粉各0.5克，黄油、葱头、胡萝卜、白酸葡萄酒各50克，芹菜25克，香叶1片，香桃1片，煮土豆球4个，鲜茴香1克，圆生菜2叶，西红柿25克，清鸡汤100克。

制　法：

①胡萝卜和葱头都切片，芹菜切段，西红柿切橘子瓣块。

②将桂鱼洗净，斜刀切成两块，放盆内，撒上精盐和胡椒粉稍腌，加胡萝卜片、葱头片、芹菜段、香叶、香桃叶、白酸葡萄酒拌匀，腌20分钟。

③在煎盘内涂黄油，把鱼片放煎盘内，各种蔬菜料码在鱼片周围，入炉温在400℃的烤箱烤20分钟，取出再加鸡汤，二次入炉内略烤即成。

④取热长盘，在盘右上方码煮土豆球，烤桂鱼放盘中间，浇上烤鱼的汁，取少量蔬菜放鱼上面，鲜茴香末撒在土豆球上面，盘边码上少许西红柿块，镶上生菜叶即可上桌。

功　效：补气养血。适合全血减少，神经衰弱等虚弱者选膳。

12. 明炉竹节鱼

配　方：桂鱼肉900克，嫩青竹12节，沙茶酱250克，椰油200克，鸡蛋3枚取清,葱头 100 克,料酒 50 克,味精、精盐各 5 克,湿淀粉 25 克。

制　法:

①将桂鱼肉切成 6.6 厘米长、3 厘米宽的厚片,放在碗内,加入蛋清、葱头末、沙茶酱、椰油、料酒、味精、精盐、湿淀粉拌和待用。

②将嫩青竹洗净,用刀刮下外面的竹青,放在碗内,加入蛋清拌匀,将青竹一头留竹节,一头开洞,将鱼片塞入青竹洞内,制毕后,将拌和的蛋清竹青把口封牢,放在铁丝垫上,投入烤炉内烤 40 分钟即熟取出,用抹布把竹节外面擦干净,装在盒内,每人备一把小餐刀剖竹取食即可。

功　效:清热补脾益胃。适合胃脘痛、呕吐、呃逆者选膳。

13. 大使式煮出骨桂鱼

配　方:出骨桂鱼肉 1000 克,熟蛤蜊肉 100 克,熟明虾肉 5 只,粉红色沙司 200 克,柠檬汁 25 克,白塔油 100 克。

制　法:

①桂鱼肉切成 100 克左右的块(共 10 块),放入烧沸的鱼汤料内煮熟捞起,沥净水分,分别装在盘内,明虾顺刀一剖 2 片,除去沙肠,放在鱼块上面,加上蛤蜊肉。

②随后将粉红色沙司烧开,加入柠檬汁和白塔油,再沸后浇在鱼块上即成。

功　效:补气血、润五脏、止消渴,软坚散肿。适合于淋巴结肿大、甲状腺肿大、肺结核者选用。

14. 鳜鱼胆散

配　方:鳜鱼胆若干个,黄酒适量。

制　法:将腊月收鳜鱼胆悬檐下风干,每用如小豆 1 粒,黄酒煎服。

功　效:软骨。治咽喉骨鲠或竹木刺入喉。

15. 鳜鱼补血汤

配　方:鳜鱼 500 克,黄芪、党参各 15 克,淮山药 30 克,当归头 12 克。

制　法:鳜鱼去鳞及内脏放好,诸药先煎取汁,后入鱼与药汁共煮至熟食用。

功　效:补气养血。治气血减少,病后体虚,老年体弱。

16. 鳜鱼尾方

配　方:鳜鱼尾数条。

制　法:每日 2 次,每次用 1 条鳜鱼尾贴患处。

功　效:解毒排脓。治小儿软疖(疖之化脓者)。

第八章 鳢 鱼

鳢鱼又名黑鱼、柴鱼、乌鳢鱼。《医林集要》称为黑火柴头鱼;《滇南本草》称为乌鱼。口大,头侧扁,眼突出,其周围有硬棘,体呈黑灰色,腹下色灰白,体侧有不均匀的小黑点。我国大部地区的河流、湖沼中均有分布。鳢鱼生存力强,剽悍凶猛,以小鱼为食。具有营养价值高、出水不易死亡等优点。根据其营养成分分析,每百克鱼肉含水分77.9克,蛋白质19.8克,脂肪1.4克,灰分1.2克,钙57毫克,磷163毫克,铁0.5毫克,硫胺素0.03毫克,核黄素0.25毫克,尼克酸2.8毫克,尚含有多种氨基酸。性味甘寒。有补脾利水功效。

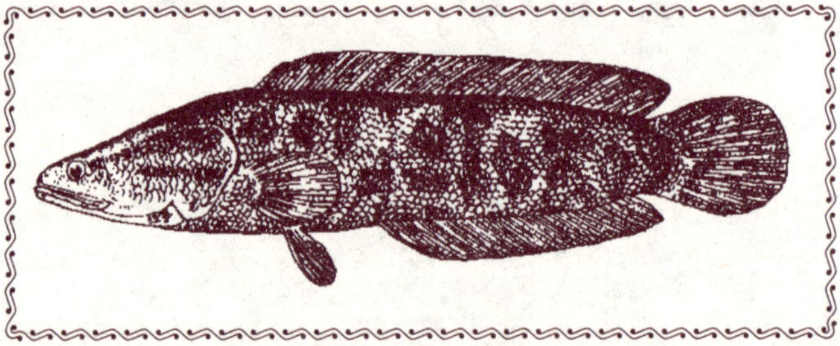

1. 乌鱼粥

配　方:鳢鱼肉150克,粳米100克,大蒜末、料酒、精盐、香醋、味精、麻油、胡椒粉各少许。

制　法:先将粳米洗净,鳢鱼肉切丁,再把粳米、鱼肉下到水锅里用大火烧开,去掉浮沫,加入料酒、精盐煮粥。等粥快好时,再调入香醋、味精、葱姜末、大蒜末、胡椒粉、麻油稍煮后便可食用。

功　效:健脾利水。适合水肿、湿痹、脚气、痔疮、疥癣、妇女崩漏、带下、干血劳、妊娠浮肿者食。

2. 柴鱼花生猪骨粥

配　方:鳢鱼1000克(2条),猪骨500克,花生仁60克,粳米150克,芫荽适量，葱2根。

制　法：鳢鱼锤松，去头、骨，撕去皮，将鳢鱼肉洗净切成小块，次将花生仁、粳米洗净，芫荽洗净切碎，葱洗净切成葱花。最后把猪骨（脊骨或排骨）洗净，斩小块，与花生仁一齐放入锅内，加清水适量，武火煮沸半小时后，放入鳢鱼和粳米，文火煲成粥，放入芫荽、葱煮沸，调味供用。

功　效：健脾养血，滋养肌肤。适合脾虚胃弱之食少、消瘦乏力、面色萎黄、肌肤不泽，或津液不足之肺燥咳嗽、肠燥便结、胃燥消渴，或脾虚不能统血之皮下出血、贫血者食。

3. 红萝卜生鱼汤

配　方：乌鱼500克（2条），猪腿肉150克，红萝卜500克，红枣10枚，陈皮1片。

制　法：

①红萝卜去皮洗净，切厚片；红枣（去核）、陈皮（浸软去皮）洗净；猪腿肉洗净切块，乌鱼去鳞、鳃、肠脏，洗净，抹干水，下油锅稍煎。

②陈皮与清水适量放入锅内，煮滚，放入全部用料，武火煮滚后，改文火煲2小时，加盐调味供用。

功　效：清补益气，健脾化滞。用于脾胃不足，或病后、术后体弱、气虚、消化力弱、饮食欠佳，或脾失健运、水湿停聚等症。

4. 西洋菜蜜枣生鱼汤

配　方：乌鱼450克（1条），猪腿肉150克，西洋菜500克，蜜枣5枚。

制　法：

①乌鱼去皮及肠杂，洗净，沥干水，下油锅两面稍煎；猪腿肉洗净，西洋菜洗净，摘短段。

②把全部用料放入清水锅内，武火煮滚后，改文火煲3小时，调味供用。

功　效：清热生津，滋润肺胃。用于燥伤肺胃、咽干口燥，或肺燥干咳、肠燥便秘。

5. 白果南杏生鱼汤

配　方：乌鱼500克（1条），白果、南杏仁各100克，腐竹150克，马蹄8个，生姜1片。

制　法：

①白果去壳，用滚水稍浸后去衣；南杏仁用滚水烫去衣；腐竹浸软，切段；马蹄去皮，洗净，切两半；乌鱼去皮、鳃及内脏，洗净。

②把全部用料放入清水锅内，武火滚后，改文火煲2～3小时，加盐调味供用。

功　效：润肺化痰，敛肺止咳。用于咳喘日久、耗伤气阴，口干渴、胃纳差，或肺结核喘咳、咯血、盗汗、潮热，或平素阴虚气弱者。

6. 葛菜生鱼汤

配　方：乌鱼750克，新鲜塘葛菜500克。

制　法：

①乌鱼剖除内脏去鳞洗净；葛菜洗净。

②武火煮滚水适量，放入用料煲滚后，改文火煲2小时，捞起乌鱼，加酱油佐餐，去葛菜，调味供用。

功　效：养阴清热，健脾利水。用于骨痛、腰背痛，或咽喉不适及疼痛；或劳累过度、湿热关节疼；或痰火咳嗽；或急性腰扭伤、慢性咽炎等。

7. 鳢鱼汤

配　方：鳢鱼1000克，茯苓、泽泻、泽漆、桑白皮、紫苏各30克，杏仁15克。

制　法：鱼去肠杂，洗净，加水适量煮之，鱼熟后取煎液煮药，取汁去渣，食前温服鱼汤100毫升，鱼亦分次食之。

功　效：利尿消肿。治全身面部水肿。

8. 黑鱼冬瓜汤

配　方：黑鱼500克(1条)，冬瓜250克，葱白适量。

制　法：黑鱼洗净切块，冬瓜切片，放葱白共煮，喝汤吃鱼食冬瓜，可常服，也可将冬瓜煎水代茶饮用。

功　效：利尿消肿。治慢性肾炎水肿。

9. 抢笼柴鱼片

配　方：活柴鱼750克(1条)，水发黑木耳50克，生米粉、肉汤各100克，芝麻油、熟猪油各25克，细盐2.5克，味精1克，胡椒粉1.5克，料酒15克，湿淀粉、葱花、姜末各10克。

制　法：

①活柴鱼开膛去内脏，从尾部下刀，顺着鱼脊骨片切至鱼鳃部，再在靠近鳃部直切一刀，取出半片鱼肉，片去鱼腹刺和鱼皮，成净鱼肉。再将鱼翻个身，照同样办法取下另一片鱼肉。

②将取下的两片净鱼肉用批刀切成4厘米长、2.6厘米宽的薄片，用一拌钵盛装，加水发黑木耳、生米粉、细盐1.5克，料酒15克，姜末10克，葱花10克，味精1克，熟猪油25克(溶化)，一并拌匀上味。

③在蒸锅里的水正沸、火力正旺时，随即将鱼片装进小圆垛笼速蒸，蒸约十分钟见上大汽时，马上出笼，将鱼片翻扣盘中，另起炒锅，倒入肉清汤100克，加入细盐1克，胡椒粉1.5克，沸后，下少许湿淀粉勾稀流芡，淋以芝麻油25克，浇在鱼片上即成。

功　效：健脾和胃利湿。适合脾虚泄泻，周身浮肿的病人选食。

10. 锅巴柴鱼片

配　方：大米锅巴200克，柴鱼肉150克，水发香菇15克，水发玉兰片、鲜菜心各25克，马耳朵葱、酱油各10克，泡红辣椒、姜片、蒜片、精盐各5克，醋、白糖各25克，味精0.5克，水豆粉40克，鲜汤500克，化猪油50克，熟菜油1000克(耗100克)。

制　法：

①将鱼肉切成0.7厘米厚的片，与精盐1.5克、水豆粉15克拌匀，水发玉兰片、水发香菇均片成薄片。把鲜汤、精盐、白糖、醋、酱油、味精、水豆粉调成芡汁，选干透、厚而不糊的锅巴瓣成6.6厘米见方的块。

②炒锅置旺火上，下猪油烧至六成热，放入鱼片炒散，再加入姜、蒜、葱、玉兰片、香菇、泡红辣椒、菜心炒几下，然后烹入芡汁，收汁成芡汁，盛于碗内。

③炒锅置旺火上，下菜油烧至七成热，倒入锅巴，炸至表面呈金黄色捞出，堆入窝盘内，随即舀入沸油25克，接着将鱼片汁碗与锅巴一道上桌，趁热迅速将鱼片连汤淋于锅巴上，当听到“唰”的一阵响声，喷出至烈的糖、醋香味即成。

功　效:健脾利尿。适合于营养不良性水肿、慢性肾炎水肿者食用。

11. 煨乌鱼

配　方:乌鱼500克,赤小豆、大蒜瓣适量。

制　法:乌鱼去肠留鳞,于鱼腹中放入大蒜瓣及赤小豆,以填满鱼腹为度,以厚粗纸包裹数层,缚定,先于清水中浸至内外湿透,然后放在灰火中煨熟,取出淡食或蘸糖醋食、一日分数次吃完,连吃数天。

功　效:通阳补肾利水。适合慢性肾炎或肾病综合征浮肿不退者。

12. 黑鱼蒜汤

配　方:活黑鱼500克(1条),蒜20克。

制　法:黑鱼去鳞及内脏,清水洗净,锅中清水先煮沸,再投入黑鱼及蒜,用文火煮2小时,再加入盐及味精调料,佐餐用。

功　效:清补健身。适合于潮热盗汗、消瘦乏力者。

13. 黑鱼茴香汤

配　方:黑鱼500克,葱白5根,茴香3克,调料适量。

制　法:活黑鱼去鳞及肠杂,加水煮,入葱白、茴香、调料。

功　效:利尿。适用于尿少点滴而下,腰酸肢冷者。

14. 黑鱼枸杞汤

配　方:活黑鱼500克,枸杞子30克,生姜、盐、味精适量。

制　法:黑鱼去鳞及肠杂,加枸杞、生姜共煮汤。熟后加盐、味精,作菜肴佐餐。

功　效:健肾。适用于肾虚腰酸、乏力头晕、尿血较淡者。

15. 鱼草豆芽汤

配　方:黄豆芽30克,黑鱼500克(1条),通草3克,调味品适量。

制　法:先将通草煎取汤汁,然后加入去肠杂洗净的黑鱼,再放入黄豆芽、味精等调味品共煮至熟，连汁带鱼、豆芽一起食用。

功　效：补脾肾。适用于脾肾虚弱、水肿尿少、腰酸乏力者。

16. 黑鱼炖山圆

配　方：淮山药30克，桂圆20克，黑鱼500克（1条）。

制　法：先将黑鱼在开水中烫，去肠杂洗净，然后将黑鱼同淮山药、桂圆肉放炖盅内，加水适量，隔水炖熟服用。

功　效：健脾行水。适用于脾肾虚弱、食少腹胀、面目浮肿者食用。

17. 乌鱼头粉

配　方：乌鱼头、陈酒各适量。

制　法：将糟乌鱼头晒干，炼炭存性，研成细末，用陈酒适量送服，每次15克，每日3次，每月连服5～6天。

功　效：通经。适用于痰湿阻滞型闭经。

18. 苓皮苡仁豆鱼汤

配　方：黑鱼500克（1条），赤小豆15克，苡仁9克，茯苓皮9克。

制　法：黑鱼去肠杂洗净，加入上3味中药，再加清水适量煮1小时，吃鱼喝汤。

功　效：健脾利尿。治水肿。

19. 笋葱姜煮黑鱼

配　方：黑鱼500克（1条），竹笋100克，葱白5根，生姜5片，黄酒50毫升。

制　法：将黑鱼去肠杂，洗净入锅，加入竹笋、生姜及适量水煮熟，再加葱、酒稍煮即可。吃鱼喝汤。

功　效：活血通络。适用于肩关节局部瘀肿疼痛者。

20. 黑鱼木耳汤

配　方：活黑鱼500克，黑木耳适量，调料适量。

制　法:黑鱼去内脏洗净,入黑木耳同煮,加调料。食鱼肉喝汤。

功　效:健脾养血。适用于头昏目花、口干咽燥、手足心热者。

21.乌鱼芫荽汤

配　方:乌鱼500克(1条),芫荽60克,调味品适量。

制　法:乌鱼去肠杂,起肉切成鱼片。先用芫荽60克煮汤20分钟,加入鱼片,烫熟蘸调味品食用。

功　效:除口臭。适用于各种内热引起的口臭。

第九章　团头鲂

团头鲂又名武昌鱼、团头鲂,《日用本草》称为鳊鱼。原产于湖北梁子湖,现已在全国各地养殖。团头鲂生活在水下层,草食性,生长较快,抗病力强,肉味腴美,脂肪丰富,是上等食鱼之佳品。性味甘温。有健脾消食功效。

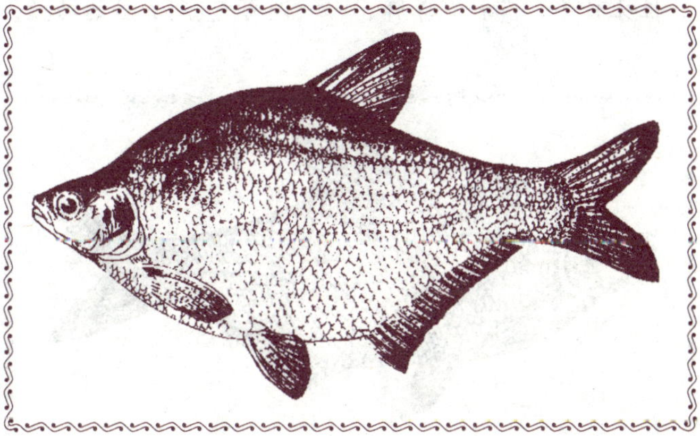

1. 清蒸武昌鱼

配　方:鲜团头鲂 1000 克(1 条),熟火腿 25 克,水发香菇 50 克,净冬笋 50 克,鸡汤 150 克,鸡油 10 克,猪油 25 克,细盐 2.5 克,味精 1.5 克,胡椒粉 1 克,葱结 12.5 克,姜块 12.5 克,料酒 10 克。

制　法:

①将鱼去鳞、挖鳃、剖腹去内脏,洗净后放在墩子上,用刀在鱼身两面剞上刀花,然后撒上少许细盐盛入长盘中,香菇和熟火腿洗净后分别切成 5 厘米长的薄片,互相间隔着摆在鱼身上面。冬笋切成柏叶形薄片,镶在鱼两边;加葱结、姜块(拍松)各 12.5 克,料酒 10 克在鱼上面待蒸。

②铁锅置旺火上,下清水烧沸,将整鱼连盘上蒸笼蒸约 15 分钟,至鱼眼凸出,鱼肉已松软时滗出汤汁。下鸡汤烧沸,加入味精 1.5 克、鸡油 10 克起锅,浇在鱼上面,撒上胡椒粉 1 克,即成。

功　效:健脾益胃消食。适合于脾胃气虚而致食谷不化、纳差者食用。

第十章　鲂鱼

鲂鱼又名鳊鱼、平胸鳊、法罗鱼、三角鲂。分布于黑龙江、长江、珠江、钱塘江、闽江等河流中及洞庭湖、鄱阳湖、梁子湖等湖泊中，栖息中下层，食草。为我国重要淡水养殖经济鱼类之一。其肉质鲜美，每百克肉中，含水分 73.7 克，蛋白质 18.5 克，脂肪 6.6 克，碳水化合物 0.2 克，灰分 1 克，钙 76 毫克，磷 211 毫克，铁 2.2 毫克。性味甘平。有补胃养脾、祛风、调胃气、利五脏的功效。

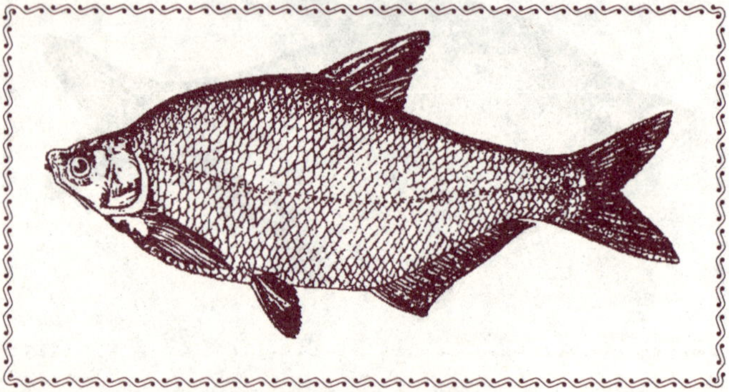

1. 鲂鱼健脾汤

配　方：鲂鱼 500 克，党参 15 克，山药 12 克。
制　法：鲂鱼去鳞及内脏，与党参、山药共煎，熟后去药食肉饮汤。
功　效：健脾开胃。适合脾胃气虚所致的食少、消化不良者食用。

2. 清汤鲂鱼

配　方：鲂鱼 500 克，生姜 3 片，陈皮 3 克，胡椒 0.2 克，花椒 3 克。
制　法：鲂鱼去鳞及内脏，切块共水煮，至鱼熟后，食鱼饮汤。
功　效：补脾养胃，益气强身。适合脾胃虚弱者食用。

3. 清蒸鳊鱼

配　方:鳊鱼 250 克(1 条),调料适量。

制　法:将鳊鱼去鳞及肠杂,加调料,放蒸笼中蒸熟,吃肉。

功　效:健脾。适用于口腔扁平苔藓久疡、体虚者。

第十一章 白 鱼

白鱼又名翘嘴红鲅，白扁鱼、翘嘴白鱼。《滇南本草》称为鲅鱼；《本草纲目》称为鲚鱼。我国各地江河湖泊皆产，其肉质细嫩，味道鲜美。每百克肉中含水分76.7克，蛋白质18.6克，脂肪4.6克，灰分1克，钙37毫克，磷166毫克，铁1.2毫克，核黄素0.07毫克，尼克酸1.3毫克。性味甘平。有健脾开胃、消食行水功效。是上等经济鱼类。

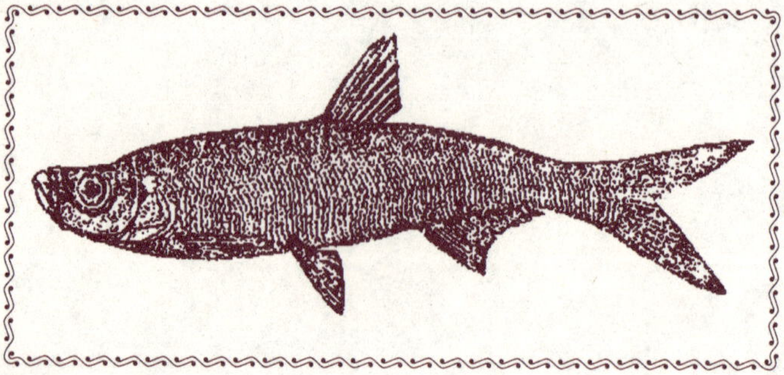

1. 白鱼首乌汤

配　方：白鱼200克(1条)，当归9克，制首乌9克。

制　法：白鱼去鳞及内脏，用后二味煎取汁煮鱼，调味后食用。

功　效：补肝健脾。适合肝阴不足之头晕眼花、夜盲者食用。

2. 白鱼枸杞汤

配　方：白鱼200克(1条)，枸杞子30克，料酒、精盐、葱、姜、生油各适量。

制　法：将白鱼去鳞、鳃、内脏，洗净，放入热油锅中稍煎。将洗净的枸杞子与料酒、盐、葱、姜放入锅中，加入适量清水，煮至鱼熟烂，拣去葱、姜，调好味即成。

功　效：补中滋阴，益精明目。用于肝肾不足、肝血亏虚而致的目昏、眩晕、耳鸣、腰膝酸软者。

3. 白鱼粥

配　方: 腌白鱼100克(1条),粳米150克。

制　法: 将腌白鱼与粳米加水适量同煮粥食。

功　效: 健脾益气。适合慢性腹泻者用。

4. 清蒸白鱼

配　方: 白鱼1000克(1条),火腿25克,水发香菇、冬菇各50克,鸡油10克,猪油75克,鸡汤150克,味精1.5克,精盐2.5克,胡椒粉1克,葱、姜块各7.5克。

制　法:

①将鱼去鳞、鳃、内脏,洗净。火腿、香菇、冬菇、葱、姜分别切细丝或末。

②将鱼用开水烫一下,捞出控水,摆在盘中,在鱼身上撒上各种配料和葱、姜及少许盐,加上胡椒粉、味精和汤,上屉蒸约15分钟取出。

③把油放勺中,加盐、味精做汤,汤沸,调好口味,淋入明油,浇在鱼身上,撒上火腿丝及葱花即成。

功　效: 健脾消食利水。适合于水肿、食滞、纳差者选食。

第十二章　鲇　鱼

鲇鱼又名鲶鱼、粘鱼、年鱼、胡子鲢。《名医别录》称为鳀鱼。是江河、湖泊、沟渠水中常见鱼类。性不活泼,一般多栖息在水草丛生的底层。我国各地淡水都产。鲇鱼肉多刺少,无鳞,皮肤富粘液腺。是优良而贵重的食用鱼之一。每百克肉中,含水分 81 克,蛋白质 14.4 克,脂肪 2.6 克,灰分 0.9 克。性味甘温。有滋阴开胃、催乳利尿功效。

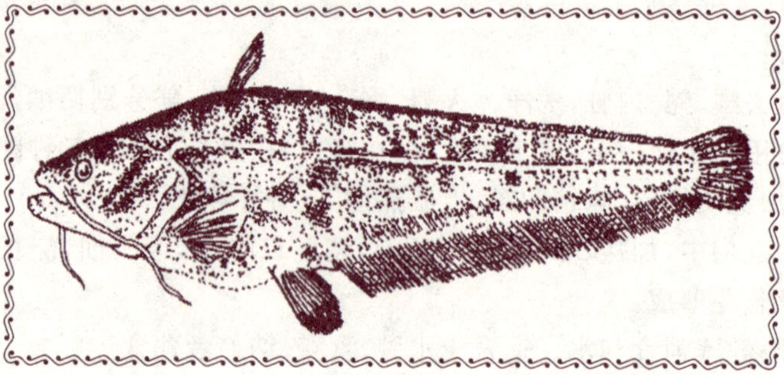

1. 鲇鱼粥

配　方:鲇鱼 250 克,粳米 100 克,香菜末、麻油、精盐、味精、胡椒粉各少许。

制　法:先将鲇鱼从鳃部撕开,去掉内脏,洗净。粳米淘净,沥干水待用。再把杀好的鱼放进开水锅里煮熟,捞起鱼,剔去鱼骨、刺,接着用鱼汤和洗净的米煮成粥,加入精盐、味精、鲇鱼肉、麻油、香菜末、胡椒粉稍煮便可食用。

功　效:滋阴开胃,催乳利尿。适合虚损不足,风湿冷痹,赤白下痢,痔疮,肛门下血,水气浮肿,小便不利者用。

2. 黄芪鲶鱼汤

配　方:鲶鱼 500 克,黄芪 18 克,黑豆 8 克。

制　法:将鱼去颈头和肠杂,同黑豆、黄芪小火炖熟后食用。

功　效:补血。治贫血。

3. 鲶鱼涎饮

配　方:鲶鱼涎 500 毫升,乌梅 3 个。

制　法:鲶鱼涎、乌梅同煮服用。

功　效:生津止渴。适合消渴者选用。

4. 黄连滑涎丸

配　方:黄连、鲶鱼滑涎、乌梅各适量。

制　法:将黄芪研细末,和鲶鱼滑涎为丸,梧子大,晒干,每服 7 粒,每日 3 次。每日用乌梅 12 克煎汤送下。

功　效:清热生津。治糖尿病。

5. 萝卜丝鱼

配　方:鲇鱼 400 克,白萝卜 250 克,胡椒面、味精各 1 克,精盐 7.5 克,鸡汤 750 克,化猪油 500 克(耗 100 克),鸡油、绍酒、葱段、姜末各 15 克,醋 25 克,姜、香油各 10 克。

制　法:

①将鱼剖腹去内脏,洗净,搌干水分,在鱼身上抹匀盐 1.5 克和绍酒,码味 30 分钟。萝卜削皮切成 6.6 厘米长、0.3 厘米粗的丝。把姜末、醋、精盐 1 克、味精 0.25 克、香油调成姜汁味碟。

②炒锅置旺火上,下猪油烧至五成热,放入鱼稍炸一下捞出。锅内留油 50 克,放入姜、葱、萝卜丝炒一下,再加入鲇鱼、精盐 5 克、胡椒面、味精 0.75 克,鸡汤浇沸出味至萝卜丝熟软,拣去姜、葱不要,然后淋鸡油盛入汤碗内,与姜汁味碟同时上桌。

功　效:滋阴解毒,清热化痰利尿。适合急慢性支气管炎、糖尿病者选食。

6. 菜鱼汤

配　方:鲇鱼 400 克,蘑菇 50 克,菜头 100 克,熟火腿、熟鸡肉、葱段、郫县豆瓣各 25 克,蒜片 10 克,酱油、绍酒、豆粉各 15 克,石膏豆腐 100 克,姜片、精盐各 5 克,味精 1 克,水鲜汤 750 克,化猪油 500 克(耗 100 克)。

制　法:

①将鱼剖腹去内脏,洗净,斩成6.6厘米长的块,与精盐2.5克、绍酒拌匀,码味30分钟。菜头切成长5.5厘米、粗1.2厘米的条。蘑菇、火腿、鸡肉都切成片。豆腐切厚片,用沸水烫两次。

②炒锅置旺火上,下猪油烧至五成热,放入鱼块稍炸一下捞出。锅内留油50克,放入豆瓣、姜、蒜片、葱段炒出香味,再加入鱼块、菜头、火腿、鸡肉、蘑菇、豆腐、酱油、精盐2.5克,味精、鲜汤、烧沸出味至鱼熟,然后用水豆粉勾成薄芡,盛入汤碗即成。

功　效:清热解毒,顺气化痰。适合肺脓疡、支气管炎、肺结核者选择食用。

7. 鲇鱼香菜汤

配　方:鲇鱼600克,香菜150克,香油适量。

制　法:将鱼剖腹去肠杂,把香菜纳入鱼腹中,香油加水炖食(不加盐),连服7天为一疗程。

功　效:利尿。适合水肿者食。

第十三章　鳡鱼

鳡鱼又名黄钻、竿鱼、猴鱼、黄鲭。《本草纲目》称为黄颊鱼。体细长，性凶猛，肉质嫩，捕食各种鱼类，天然产量高，为淡水养殖业的害鱼。分布于我国各大小水系中，是上等食用鱼类。每百克肉中，含水分 73.5 克，蛋白质 20.8 克，脂肪 5.4 克，灰分 1.1 克，钙 24 毫克，磷 203 毫克，铁 0.7 毫克，硫胺素 0.04 毫克，核黄素 0.15 毫克，尼克酸 1.7 毫克。性味甘平。有暖中和胃、止呕功效。

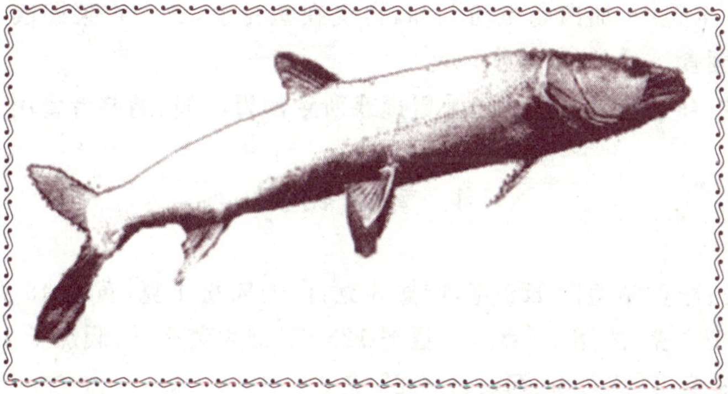

1. 鳡鱼姜葱汤

配　方：鳡鱼 400 克（1 条），生姜 6 克，葱白 10 根。
制　法：鳡鱼去肠杂，加生姜、葱白同煮，食肉饮汤。
功　效：温胃散寒。治胃寒冷痛。

2. 鳡鱼柿蒂汤

配　方：鳡鱼 400 克（1 条），柿蒂 2 个。
制　法：鳡鱼去肠杂，加柿蒂同煮，食肉喝汤。
功　效：益中止呕。治胃虚呕吐。

3. 清蒸鳜鱼

配　方: 鳜鱼750克(1条),熟火腿片30克,猪网油100克,春笋60克,水发香菇片40克,香菜2棵,虾子1.5克,绍酒2.5克,精盐1.5克,绵白糖1克,葱2根,姜10克,白胡椒粉0.25克,蛋清汤100克,熟猪油40克。

制　法:

①将鱼挖鳃去鳞、剖腹去内脏,洗净,用洁布吸去水。将猪网油洗净,晒干。

②用手将鱼尾提起,放入沸水中烫去腥味后,鱼皮朝上放入盘中,将火腿片、香菇片、笋片相间铺放在鱼身上,再加熟猪油、绵白糖、精盐、虾子、绍酒、鸡清汤,盖上网油,上放葱、姜,上笼用旺火蒸约20分钟至熟取出,拣出葱、姜、网油,将汤汁滗入另一个碗中,加白胡椒粉调和,再浇在鱼身上,放上香菜即成。上桌时带姜末、醋碟蘸食。

功　效: 补中益胃。适合于脾胃虚寒所致的胃脘痛、纳差者食用。

4. 熏黄钻鱼

配　方: 净黄钻鱼肉150克,精盐3克,白胡椒粉1克,黄油15克,香桃1/2个,生菜油100克(约用75克),土豆泥125克,圆生菜2叶,圆茄子100克,味精0.5克,辣根少司、精面粉、西红柿各25克。

制　法:

①将茄子切成1厘米厚的大片,西红柿切桔瓣块。

②把黄钻鱼肉直刀切两块,放盘内,撒上精盐1.5克、白胡椒粉0.5克和味精,挤上香桃汁,拌匀,加生菜油50克调匀,腌30分钟。

③在炉温约400℃的烤箱内,放入木炭,点燃后,撒上锯末,冒出浓烟时,在煎盘内抹上黄酒15克,放入腌鱼,入烤箱约烤30分钟,烤到鱼肉呈金黄色并熟透即好。

④茄子片放盆内,撒上精盐1.5克,白胡椒粉0.5克稍腌,粘上面粉备用。

⑤另用煎盘倒生菜油50克烧热,放茄子片,用微火煎炸,煎至两面呈金黄色,滗出油即可。

⑥取热长盘,在盘的右上方放土豆泥子,用餐刀按几道花棱,鱼块放盘中间,浇上原汁,盘边码上煎茄子片、西红柿瓣,镶上生菜叶。辣根少司装小盘内随菜一同上桌。

功　效: 调中健脾益气。适合于胃脘部疼痛、腹胀便溏、纳差者用。

第十四章 鲮 鱼

鲮鱼又名雪鲮、岭鱼、土鲮鱼。《本草求原》称为土岭鱼。分布于海南岛及珠江流域，其肉质细嫩，味道鲜美，是我国南方各地主要养殖鱼类之一。性味甘平。有益气血、健筋骨、活血行气、逐水利湿功效。

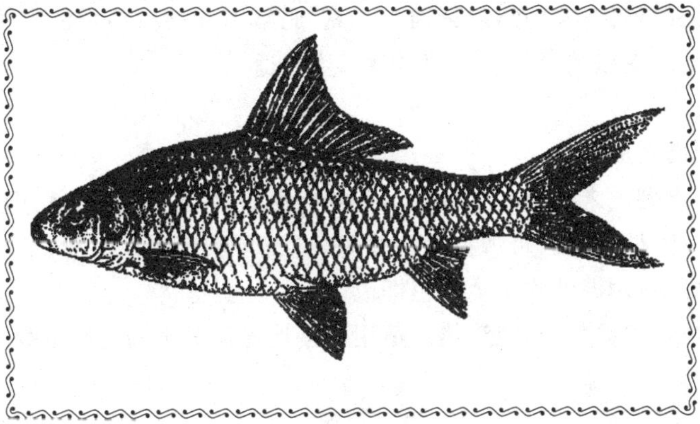

1. 粉葛鲮鱼汤(一)

配 方：鲮鱼 400 克，粉葛 750 克。

制 法：

①粉葛撕去皮，洗净；鲮鱼剖净，装入煲汤袋中。

②把用料放入滚水锅内，武火煮滚，改文火煲 3 小时，捞起鲮鱼袋，粉葛切片佐膳，加盐调味供用。

功 效：解肌退热，润筋止痛。用于周身骨痛；或颈项强痛，腰背引痛；或劳累肌肉酸痛，冠心病心绞痛，落枕等。

粉葛鲮鱼汤(二)

配 方：鲜鲮鱼、鲜粉葛各 500 克，生姜、竹叶各 15 克。

制 法：

①粉葛撕去皮，洗净切厚片，生姜洗净切片，竹叶洗净，鲮鱼去内脏、鳃、鳞，下油锅稍煎香。

②把粉葛、生姜、鲮鱼先放入滚水锅内，武火煮滚，改文火煲 1 小时，然后放入竹叶煲半小时，调味供用。

功　效：清热解暑，生津止渴。用于暑温初起，身热汗多，心烦口渴、背恶寒；形似伤寒，舌红苔薄白，脉数；夏季微热、小儿夏季热、流感等属于暑温见症者。

2. 炸鲮鱼球

配　方：鲮鱼肉 400 克，瘦猪肉 150 克，肥猪肉 50 克，鸡蛋清 1 枚，面粉 150 克，黄酒、麻油、胡椒粉，精盐、白糖、味精、生粉适量。

制　法：

①鲮鱼肉剁成泥。

②瘦猪肉剁成末后，加上肥肉丁，共剁成泥，与鱼泥混合，加入蛋清、黄酒、麻油、胡椒粉、盐、糖、味精，再加上少许生粉，搅打至粘结成团。分成 20 份搓制成小球，滚上面粉，用温油炸至金黄色即成。

功　效：健脾益气，利湿清热。适用于慢性肾盂肾炎的辅助治疗。

3. 鸡茸鲮鱼汤

配　方：鲮鱼 500 克，母鸡肉 100 克，鸡蛋清 1 枚，黄酒、葱、姜、胡椒粉、精盐、水生粉、味精适量。

制　法：

①将鲮鱼刮去鳞片，去肠杂后，拌上盐、胡椒粉，加少许酒渍 10 分钟；鸡肉剁成茸，加蛋清、酒、盐、水生粉搅至有粘性，塞入鱼肚中。

②清水煮沸，投入姜片，下鲮鱼，烹上黄酒，用文火烩 1 小时，调味撒上葱花。

功　效：补气养血，益五脏。适合于病后五脏虚损者食用。

4. 发菜鲮鱼丸

配　方：净鲮鱼肉 400 克，腊肉丁、浸湿虾末、浸发洗净的发菜、花生油各 50 克，精盐 7.5 克，味精 10 克，淀粉 40 克，蚝油、深色酱油、葱各 10 克，汤 150 克，姜片 2.5 克，蒜茸 1.5 克，绍酒 25 克，胡椒粉、麻油少许。

制　法：

①先将鲮鱼剁烂成泥，加入味精、精盐各 5 克，拌搅至起大胶后再将淀粉用清水 100 克稀释，加入鱼泥里拌至起胶，再加入发菜、腊肉丁、虾米丁、生油 15 克，拌匀，挤成丸子（每个 12.5 克）。

②用旺火将鱼丸蒸熟取出，倒出原汁。

③把炒锅烧热，下油 10 克，加入蒜茸、姜片爆香，烹酒，再下汤，兑入精盐、味精、蚝油、深色酱油调成味汁，下鱼丸子，煮沸再下麻油、胡椒粉，以湿淀粉勾芡，加葱段、熟油推匀，装碟即成。

功　效：补气生血，壮阳生精。适合气血素亏所致的阳痿、早泄、精血不足而引起的不孕症者食。

5. 鲮鱼汤

配　方：鲮鱼 500 克，姜、葱、胡椒、盐适量。

制　法：鲮鱼去鳞及内脏，加上调料煮食。

功　效：益气血，健筋骨。治体虚、软弱无力。

6. 鲮鱼逐水汤

配　方：鲮鱼 500 克，党参 18 克，茯苓、苡仁、山药各 15 克。

制　法：鲮鱼去鳞及内脏，与上药共煮汤，熟后去药食肉饮汤。

功　效：健脾利尿。治腹水。

7. 生菜鲮鱼球粥

配　方：鲮鱼胶 500 克，生菜 1000 克，粳米 120 克，冲菜粒、芫荽、葱花、胡椒粉各适量。

制　法：先把生菜洗净，切细丝，用少许生油、盐拌，去菜水。鲮鱼胶做成小鱼球。然后把粳米洗净，用少许盐拌匀。再把粳米末放入开水锅内，武火煮沸后，文火煲至粥成时，放入鲮鱼球、生菜、熟油、冲菜粒、芫荽、葱花煲沸即成。食用时下胡椒粉。

功　效：清润补中、调畅经脉。适合咽喉干痛、烦热口渴、口气热臭，或燥热积滞之大便不畅，或燥热郁结、肝气不舒之情绪不安者。

8. 鲮鱼粥

配　方:白米 200 克,鲮鱼肉 1000 克,香菇 100 克,海蜇 100 克,芫荽、葱、姜各适量。

制　法:先将白米洗净,以盐稍腌,水滚后放入米煮粥;鲮鱼肉切成薄片,香菇切粒;海蜇浸洗干净,去除盐味,切细丝,生姜切丝,见粥呈米开花状时,将各物下锅,煮至鱼肉糜烂即成。吃时,可在粥上加姜丝、芫荽等。

功　效:清热利湿。适合水肿,小便不利,尿频、尿急、尿痛者食用。

第十五章　泥　鳅

泥鳅又名鳅、鳛。《本草拾遗》称为鳅鱼。除西部高原外，全国南北各地均有分布，是常见的淡水小型食用鱼类。其肉质细嫩，营养价值较高，根据其营养成分分析，每百克肉中，含蛋白质22.6克，脂肪2.9克，钙51毫克，磷154毫克，铁3毫克，硫胺素0.08毫克，核黄素0.16毫克，尼克酸5.0毫克，维生素A7u。其性味甘平。有补中气、祛湿邪等功效。

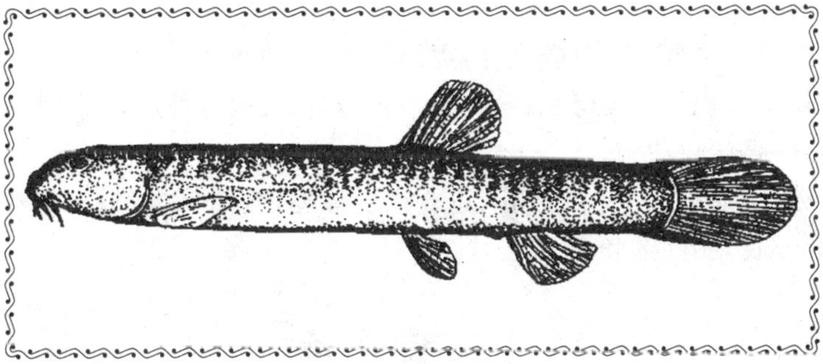

1.芝麻黑豆泥鳅粥

配　方：泥鳅200克，黑豆、黑芝麻各60克，料酒、葱、姜、味精、精盐各适量。

制　法：先把泥鳅洗净，放入碗内，入料酒、葱、姜、味精、精盐上笼蒸至烂透，去骨、去刺待用。再把黑豆、黑芝麻洗净入锅熬粥、待粥熟，兑入泥鳅，再煮片刻即可。每日早晚，温热服食。

功　效：补血健脾，养血生发。治脾肾两虚、精血亏损之脱发、须发早白、面色萎黄、阳痿、消渴、便秘或湿盛疮癣瘙痒等症。

禁　忌：大便溏泄者不宜多服此粥。

2.参芪鳅鱼汤

配　方：泥鳅400克，黄芪、党参、淮山药各50克，红枣5枚，生姜5片。

制　法：

①泥鳅用清水养1～2天以去泥味，剖去鳃、内脏，用少许盐稍腌，去粘潺，再用滚水拖过，起油镬，爆香姜片，放入泥鳅稍煎。

②黄芪、党参、红枣（去核）、淮山药洗净，与泥鳅放入清水锅内，武火煮滚后，改文火煲2小时，调味供用。

功　效：补益气血，健脾除湿。用于脾胃虚弱，气血不足，食欲不振，体倦乏力，肢体微肿，气短懒言；或脾虚有湿之小便不利，黄疸；亦可用于营养不良，或肝病黄疸迁延不愈。

3. 芫荽泥鳅汤

配　方：鲜芫荽50克，泥鳅250克，生姜4片。

制　法：

①鲜芫荽去根，洗净，生姜洗净，泥鳅去肠杂，滤干水。

②泥鳅下油锅用生姜爆到微黄，加清水适量，武火煮滚后，改文火煲半小时，下芫荽略煲，调味供用。

功　效：芳香健胃，补虚催乳，适合产后体弱，食欲不振，口渴津少，乳汁稀少；或消化不良，胸闷欲吐者。

4. 泥鳅枣汤

配　方：泥鳅400克，大枣（去核）6枚，生姜2片。

制　法：将泥鳅开膛洗净，与姜、枣加水同煮，以500毫升水煎煮成250毫升即成。日服2次。

功　效：补阳。治阳痿。

5. 泥鳅橘核汤

配　方：泥鳅250克，橘核、荔枝核、桂圆核各30克，丹参15克，小茴香6克，生姜5片，葱白5根，黄酒30毫升。

制　法：先将泥鳅活杀去头尾，剖腹去内脏，洗净入锅，加入姜、葱、茴香、酒和适量水煮煎至熟，稍加盐、味精，适温食之，稍饮其汤。

功　效：消肿活血。治睾丸挤伤剧痛、阴囊血肿。

6. 泥鳅黑豆车前子汤

配　方：泥鳅100克，车前仁30克，黑豆60克。

制　法：泥鳅洗净去肠杂，车前仁纱布包好，加入黑豆一同用文火炖烂，和盐调味，喝汤吃泥鳅。

功　效：利尿补气。治肝癌所导致的口干、纳呆、腹胀、腹水。

7. 清蒸泥鳅

配　方：活泥鳅鱼500克，鸡汤300毫升，葱丝、精盐、香油各3克，姜丝、胡椒粉各2克，香菜1克，绍酒10毫升。

制　法：将泥鳅鱼开腹取出内脏，洗净，放开水锅内烫一下，捞出，摆在盘内，加入鸡汤、绍酒、胡椒粉、精盐、味精、葱丝、姜丝、香油，上屉蒸熟取出，撒上香菜即可食用。

功　效：补中气，祛湿邪。适合患有消渴、阳痿、痔疮、疥癣者食用；亦可用于急、慢性肝炎，丹毒，腮腺炎，痈肿疮毒等疾病。

8. 泥鳅豆腐

配　方：活泥鳅250克，豆腐1000克，料酒、精盐、葱末、姜末、熟猪油各适量。

制　法：

①将泥鳅放在清水盆养几天吐净泥沙，洗净。

②将豆腐、料酒、盐、葱、姜、猪油、泥鳅放入锅中。因加热泥鳅在豆腐中乱钻，注入适量清水，盖上锅盖，煮至泥鳅肉熟即成。

功　效：补中益气、解毒利湿消肿。常用于脾胃虚弱、气血不足、食少乏力、体弱等症；亦可用于消渴或水肿等病症。

9. 泥鳅鸡蛋

配　方：活泥鳅250克，鸡蛋3枚，料酒、精盐、葱末、姜末、熟猪油各适量。

制　法：

①将泥鳅水盆中喂养多日，多次换水至泥鳅吐净泥水，肠中拉空，将其洗净，

将鸡蛋打入碗中，调以盐、葱、姜慢慢放给泥鳅吃，因多日未进食的鳅鱼猛吃满肚。

②在锅中注入适量水，加入料酒、盐、姜、葱、猪油、泥鳅，盖上锅盖加热，烧至泥鳅熟烂即成。

功　效：滋阴养血，补中益气。适用于病后、体虚或营养不良的患者食用。

10. 糯稻根泥鳅方

配　方：糯稻根 30 克，泥鳅鱼 90 克。调料适量。

制　法：将泥鳅宰杀洗净，用油煎至金黄；清水 1000 毫升煮糯稻根，煮至 500 毫升时放进泥鳅。吃时调味，连汤带鱼肉同吃。

功　效：益气养阴，止汗。治盗汗。

11. 泥鳅虾肉汤

配　方：泥鳅 200 克，虾肉 50 克，生姜 8 片。

制　法：泥鳅放清水中，待排尽肠内污物后洗净，将油烧热，放入生姜，将泥鳅煎至金黄，加水 1200 毫升，放虾肉，共煮汤食。

功　效：温肾涩精。治遗精、早泄。

12. 泥鳅散

配　方：活泥鳅若干条。

制　法：将泥鳅放清水中，滴几滴植物油，每日换清水，使泥鳅排尽肠内污物。然后取出烘干研末，每服 10 克，每日 3 次，饭后温开水送服。

功　效：养肝利湿。治急、慢性肝炎。

13. 泥鳅荷叶汤

配　方：泥鳅 200 克，鲜荷叶 80 克。

制　法：泥鳅喂养 3 天，鲜荷叶切碎，加水适量，共煮汤食。

功　效：益气养阴止渴。适合消渴饮水无度者。

14. 泥鳅楂菜汤

配　方:泥鳅 100 克,生山楂 9 克,金针菜 30 克,生姜 3 片,调料少许。

制　法:泥鳅洗净,沸水烫泡,入生山楂、金针菜共煮汤,10 分钟后,入生姜解腥,再煮 30~40 分钟,入调料少许,分顿饮汤食肉。

功　效:利湿清热,疏肝活血。适合急性黄疸型肝炎热重于湿、阳黄者选择食用。

15. 泥团清肝凉血散

配　方:泥鳅 200 克,团鱼 200 克,鲜荷叶、鲜薄荷叶、鲜车前草各 40 克,鲜鱼腥草 80 克。

制　法:将泥鳅、团鱼宰杀后洗净,烘干研末,其它药共研细末,拌匀装瓶,每次 5 克,每日 3 次,温开水送下。

功　效:清热解毒,凉血利湿。适合肝病患者选用。

16. 泥鳅大蒜汤

配　方:泥鳅、大蒜、清水各适量。

制　法:共炖汤,不加盐,常食。

功　效:祛湿利尿。适用于水肿者。

17. 鳅滑液

配　方:活泥鳅 10~20 条,白糖适量。

制作:将活泥鳅先养于清水中,待吐出污泥后去水,加入适量白糖,搅拌 10 分钟左右,取其滑液糖浆,涂于患处,干即更换。

功　效:清热解毒。治丹毒、面疔、指头疔、腮腺炎。

18. 泥鳅炖黄豆

配　方:泥鳅 250 克,黄豆 100 克,盐少许,水适量。

制　法:将泥鳅去头及内脏,洗净,和黄豆同入锅中,加盐少许,水适量,清炖至烂,入调料,分顿服食。

功　效:利胆清热。适用于慢性胆囊炎、胆石症者。

19. 鳅鱼饭

配　方:泥鳅、食盐、冷饭粒各适量。

制　法:泥鳅、食盐、冷饭粒捣烂,敷患处。

功　效:消肿止痛。治上下肢肌肉隆起处肿痛。

20. 鳅耳枝须汤

配　方:泥鳅、鱼鳅串、侧耳根、老君须、一枝箭各适量。

制　法:将泥鳅与它药加水适量共煮,吃鱼喝汤。

功　效:止痒疗疥。治疥疮发痒。

21. 锅蒸鳅鱼鸡蛋

配　方:鳅鱼 100 克,鸡蛋、调料适量。

制　法:将鸡蛋打碎,盛于碗内,加水,放入泥鳅(去肠杂),置锅内蒸熟,吃鱼喝汤,每日 1 次,15 天为 1 疗程。

功　效:开窍。治耳鸣耳聋。

22. 糖醋泥鳅段

配　方:泥鳅 250 克,玉兰片、黑木耳、胡萝卜、油菜、醋、粉只、糖、汤各 50 克,油 75 克,面粉、酱油各 25 克,盐、葱、姜、蒜、椒油各适量。

制　法:

①将泥鳅去内脏、去头,洗净,剁成长段,玉兰片、胡萝卜切成长 1.9 厘米、宽 0.66 厘米或 0.33 厘米的片,木耳大的切开,葱、姜、蒜切末。

②将鱼段放入碗内,加酱油、盐、面粉和粉只抓拌均匀。用勺加油,油七八成热时,把鱼块一一投入油中,用手勺和笊篱不断翻动敲打,炸到焦黄色时捞出装盘。再用勺加油起锅,油热时用葱、姜、蒜烹锅,倒入配料,加调料翻炒,调好口味,用粉只勾汁,将炸好的鱼块倒入,颠翻几下,淋入椒油即成。

功　效:清热解毒通淋。适合急、慢性肾盂肾炎者选食。

23. 复方泥鳅粉

配　方:泥鳅 2000 克,大青叶、板兰根、二花各 100 克,连翘 50 克。

制　法:将泥鳅放清水中喂养 3 天后放入 100℃烘箱中烘干,或在阳光下晒干研末,它药共碾细末,与泥鳅末调合拌匀,每次 10 克,每日 3 次,温开水送服。

功　效:清热解毒。治乙型肝炎。

24. 醋鳅散

配　方:泥鳅、米醋各适量。

制　法:将泥鳅醋炙研末,擦患处。

功　效:解毒生肌。治疮口久不愈合。

25. 鳅鱼羹

配　方:泥鳅、米粉、调料各适量。

制　法:泥鳅与米粉同煮羹食。

功　效:调中收痔。治痔疮。

第十六章　鳝　鱼

鳝鱼又名黄鳝。《名医别录》将其列为上品。栖息于河道、湖泊、沟渠及稻田中，白昼喜藏于泥质水底的洞穴中，或堤岸石隙中，夜晚出来觅昆虫、蛙类、小鱼等动物为食，产卵期6～8月，我国除西部高原外，各地均产，是最普通的淡水食用鱼类之一。鳝鱼的营养价值很高，每百克肉中，含蛋白质18.8克，脂肪0.9克，钙27毫克，磷53毫克，铁4.6毫克，维生素A 180单位。此外，还含有维生素B_1、维生素B_2、尼克酸及人体所需的多种氨基酸。这些成分，构成了鳝鱼浓郁的鲜嫩味道，成为可口的美味佳肴，同时具有补虚损、强筋骨、除风湿的功效。

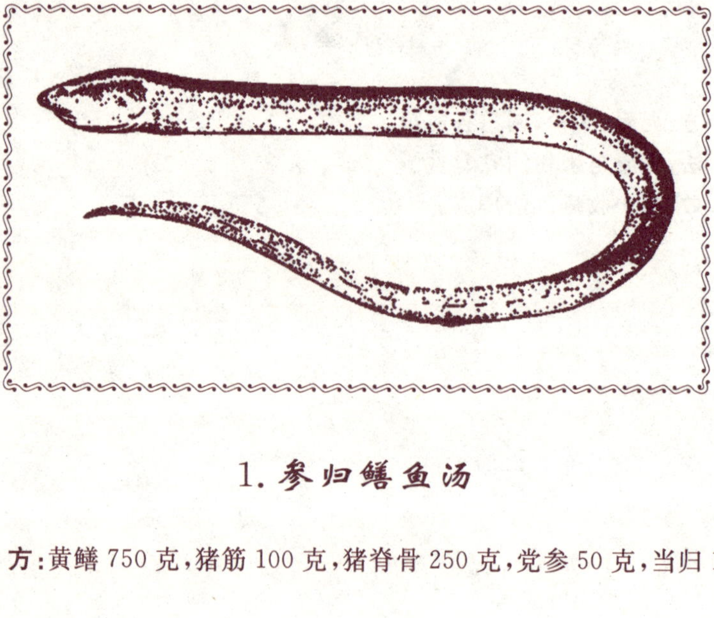

1. 参归鳝鱼汤

配　方：黄鳝750克，猪筋100克，猪脊骨250克，党参50克，当归15克，红枣5枚。

制　法：

①黄鳝剖开，去骨和内脏，用滚水拖去血水、粘潺，切片；猪筋浸发；猪脊骨洗净；党参、当归、红枣(去核)洗净。

②把全部用料放入清水锅内，武火煮滚后，改文火煲3小时，加少许酒、盐调服。

功　效：补益气血，强筋健骨。适用于病后体弱，气血两虚，肢体乏力，筋骨萎软，步履失健；或中风后下肢萎软；或先天不足之发育迟缓，下肢乏力。

2. 黄芪鳝鱼汤

配　方：鳝鱼 500 克，黄芪 50 克，生姜 1 片，红枣 5 枚。

制　法：

①黄芪、生姜、红枣（去核）洗净；鳝鱼清除肠杂，洗净，斩段，油盐起锅，放入鳝鱼、生姜，炒到鳝鱼半熟。

②把水煮滚，放入全部用料，武火煮滚后，改文火煲 1～2 小时，调味供用。

功　效：补气养血，健美容颜。适用于气血不足，面色萎黄，消瘦疲乏；或妇女产后气虚血弱之恶露淋沥，面黄气短；或下肢溃疡，久不收口者；或病后贫血，风寒湿痹等。

禁忌：感冒发热者不宜用本汤。

3. 当归党参鳝鱼羹

配　方：当归、党参各 10 克，鳝鱼 500 克，食盐、葱、生姜、醋、料酒适量。

制　法：

①将当归、党参切成薄片，鳝鱼剖开，去头、骨、内脏，用沸水洗净，切细丝。

②将鳝鱼丝和当归等同放入铝锅内，加水适量，武火上烧沸，再转文火煎熬 1 小时，捞出药物，加入食盐、葱、姜、料酒、醋拌匀，烧沸即成。

功　效：补气养血。适用于久病体虚，疲倦乏力，贫血，偏头痛，消瘦等。

4. 鳝鱼强筋健骨汤

配　方：鳝鱼 250 克，党参 25 克，当归 10 克，牛蹄筋 15 克，料酒、精盐、葱段、姜片、生油、肉汤各适量。

制　法：

①将牛筋放温水发涨，然后撕去筋膜，切成 6 厘米长段。党参、当归洗净切片，装纱布袋扎口。

②鳝鱼宰杀，去内脏，洗去血水，去骨和头，鳝鱼肉切成条，入油锅中炸至金黄色捞出。锅中注入适量肉汤，加入蹄筋、鳝鱼肉、盐、药包、料酒、葱、姜，煮至肉和蹄筋熟烂，拣去药包、葱、姜即成。

功　效：补气益血，强筋健骨，通络止痛。治气血虚弱、筋骨软弱无力或疼痛，以及外伤性骨折等症。

5. 鳝鱼辣汤

配　方：鳝鱼丝 20 克，鸡丝 5 克，鸡蛋 1 只，面筋 5 克，水淀粉、胡椒粉、味精、酱油、醋、葱、姜、麻油、精盐、鸡汤、鳝鱼汤各适量。

制　法：锅中放入鸡汤、鳝鱼汤各 1 碗，烧开，放入鳝鱼丝、鸡丝、面筋条，加入酱油、醋、葱、姜、盐。烧好倒入鸡蛋成花，加入水淀粉勾芡，开锅后盛入碗中。加上胡椒粉、味精、麻油即成。

功　效：补中益血、散寒利湿。适用于脏腑气血虚弱、心悸乏力、头昏以及关节、肌肉疼痛，风湿性关节炎等。

6. 姜汁黄鱼饭

配　方：黄鳝 150 克，姜汁 10～20 毫升，大米 300 克，花生油、盐各适量。

制　法：

①将黄鳝宰杀后洗净，盛碟，以姜汁、花生油拌匀。

②待饭煮至水分将干时，放黄鳝于饭面，小火焖 15～20 分钟即可；或米锅水已热时，将洗净的活黄鳝剪掉尾尖，放入锅内盖好至饭焖熟，加姜汁、油、盐调味食用。当饭吃，可经常用。

功　效：补血健胃。适用于病后虚损、贫血、消瘦、疲倦者。

7. 鳝鱼补气汤

配　方：鳝鱼 250 克，瘦猪肉 100 克，黄芪 15 克，调料适量。

制　法：上三味共煮熟，去药调味食用。

功　效：补气养血。治气血亏虚所致头昏眼花。

8. 内金鳝鱼

配　方：黄鳝 200 克，鸡内金 6 克，佐料适量。

制　法：先将黄鳝去肠杂，洗净切段，加水少许，放入鸡内金同蒸，至熟放入酱油及调味佐料食用。

功　效：消疳。治疳积。

9. 鳝鱼地龙汤

配　方:鳝鱼 250 克(活杀去头尾、内脏、切段),地龙 9 克,桃仁 9 克,肉桂 6 克,制麻黄 3 克,赤芍 12 克,炙甘草 6 克,生姜 5 片,葱白 5 根,黄酒 30 毫升。

制　法:先将上药加水煎,去渣留汁,加入鳝鱼、姜、葱、酒煮熟,主食鳝鱼,稍饮其汤。

功　效:祛风除湿,活血通络。治腰部陈伤。

10. 生爆鳝卷

配　方:活鳝鱼 500 克,水发香菇、净冬笋各 50 克,食油 500 克(耗 100 克),味精 1.5 克,胡椒粉 2 克,酱油 5 克,醋 2.5 克,麻油、料酒各 10 克,淀粉 20 克,葱末、姜末适量。

制　法:鳝鱼洗净切麦穗形花刀,再切成 4 厘米长的小段,加精盐 1 克、淀粉 10 克搅拌上浆。冬笋、香菇切片,料酒、味精、酱油、醋、淀粉调成卤汁。油烧至七成热,放入鳝片,成卷形后取出。原锅留油 50 克,放入冬笋、香菇略炒,倒入卤汁,放鳝鱼卷,颠翻几下,淋上麻油,撒上胡椒粉即成。

功　效:强筋壮骨。治筋骨酸软、疼痛。

11. 鳝鱼炖香薷

配　方:鳝鱼 300 克,香薷 10 克。

制　法:鳝鱼去内脏切碎,与香薷炖服,吃鳝鱼肉喝汤,连食数剂。

功　效:消疳积。适用于小儿疳积。

12. 鳝鱼红糖散

配　方:鳝鱼 150 克,红糖 9 克(炒)。

制　法:将鳝鱼去肠杂,以新瓦焙枯,和糖研末,温开水吞服。

功　效:补虚止痢。治久痢虚症、便脓血等。

13. 鳝鱼泥

配　方:鳝鱼 200 克。

制　法:鳝鱼去骨将肉剁成肉泥,敷于患处,每 2～3 小时更换一次。

功能:补筋骨,除腐肉。适用于褥疮久治不愈。

14. 香菇炖鳝鱼

配　方:鳝鱼 500 克,瘦猪肉 200 克,干香菇 50 克,葱、姜、料酒、精盐、味精等调料适量。

制　法:

①鳝鱼去头尾,切段洗净,入油锅炸数分钟捞起。

②瘦猪肉洗净切丝,香菇发开洗净切丝。

③起油锅,放入葱、姜煸炒至香,再放入鳝鱼、肉丝、香菇丝、精盐、料酒略炒,稍加水煮 10 分钟,倒入砂锅内,加味精适量,用文火炖烂即成。

功　效:补虚损、除风湿、强筋骨。适用于虚劳、风湿痹痛、筋骨软弱等。

15. 黄精鳝片

配　方:鳝鱼片 250 克,黄精 30 克,枸杞子 15 克,葱、姜、料酒、精盐、味精等调料适量。

制　法:

①鳝鱼去肠去骨,切成小段,洗净。

②将黄精煎成浓汁,枸杞子洗净。

③起油锅,加葱、姜煸香,加鳝鱼片煸炒,再加适量料酒、枸杞子,把黄精浓汁倒入,加盐、味精,煸炒熟即成。

功　效:益气养血,润肺养阴。适用于各种贫血、营养不良、神经衰弱、久痢虚证、内痔出血及阴血不足者。

16. 猪肉鳝鱼羹

配　方:黄鳝 250 克,瘦猪肉 100 克,葱、姜、料酒、精盐、味精等调料适量。

制　法:

①将黄鳝去骨去肠洗净,用开水略烫,洗净后切断。

②瘦猪肉洗净,剁成肉末。

③起油锅,把黄鳝与肉末倒入,加料酒、葱段、姜片、精盐煸炒后稍加清水,用文火煮至鳝鱼酥烂,加入胡椒粉即成。

功　效:补虚损、除风湿、强筋骨。适用于身体虚弱、腰酸、肢软无力或风寒湿邪所致腰痛等。

17. 鳝丝山药羹

配　方:鳝丝 100 克,淮山药粉 100 克,料酒、精盐适量。

制　法:将鳝丝 100 克加盐、料酒浸,沸水出汤去腥,入淮山药粉 100 克,加水入砂锅共煮稠粘,食肉吐渣。

功　效:健脾止血。适用于上消化道出血虚寒型或愈后调养。

18. 鳝鱼粥

配　方:活鳝鱼 500 克,粳米 100 克,醋、葱、姜、蒜末、料酒、精盐、胡椒粉、味精、麻油各少许。

制　法:先将鳝鱼杀后洗净,去骨取肉,切成丝待用。然后将洗净的粳米放入开水锅内熬粥,待米粒将要烂时加入葱、姜、料酒、精盐、鱼肉丝煮成粥,吃时加味精、胡椒粉、麻油、蒜末拌匀即可。

功　效:补虚损,除风湿,强筋骨。适用于体虚,或足痿无力,内痔下血等。

19. 鳝鱼血

配　方:大活鳝鱼 2 条。

制　法:用针刺取鳝鱼头部血,涂面部。

功　效:通经活络。适用于面瘫及中风后遗口眼歪斜者,左斜者涂右,右斜者涂左。

20. 鳝鱼血粉

配　方:大活鳝鱼 1000 克。

制　法:用针刺鳝鱼头部,取其鲜血焙干研粉,吹入鼻中或敷伤口。

功　效:收敛止血。治鼻出血及多种外伤出血。

21. 杜仲黄鳝汤

配　方:杜仲 60 克,黄鳝 500 克,油、盐、黄酒少许调味。

制　法:黄鳝去内脏洗净,加清水适量,放杜仲煲汤,加调料调味。

功　效:壮腰益筋。治腰酸、头晕者。

22. 黄鳝桑根汤

配　方:黄鳝 400 克,芦根 30 克,桑寄生 60 克。

制　法:将黄鳝去肠杂,与芦根、桑寄生一同加清水适量煲汤,佐油、盐少许调味,饮汤食肉。

功　效:生津益损。适用于多形红斑、关节疼痛者。

23. 黄鳝小米粥

配　方:黄鳝 200 克,小米 100 克,精盐少许。

制　法:将黄鳝去内脏,洗净,切成小块,加盐、清水适量,与小米共煮为粥,空腹食用。

功　效:益气补中。适用于气虚引起的子宫脱垂。

24. 蒸黄鳝金皮

配　方:黄鳝 300 克,鸡内金 10 克,陈皮、青皮各 3 克,调料适量。

制　法:黄鳝去头,剖去肠杂,切成小段,置于碗中,另加鸡内金等药与调料,隔水蒸熟,每日 1 次,连服数天。

功　效:补气养血消疳。适用于疳证形体消瘦明显者。

25. 黄鳝杜仲猪肉汤

配　方:猪肉 100 克,黄鳝 250 克,杜仲 30 克,调料适量。

制　法:黄鳝去内脏切成段,猪肉剁碎,与杜仲一起煨汤吃。

功　效:补肾强筋。适用于腰腿病、畏寒乏力者。

26. 黄鳝烧香菇

配　方:黄鳝 1000 克,油菜叶 100 克,水发香菇 100 克,豆油、猪油、酱油、胡椒粉、黄酒、葱、姜等各适量。

制　法:先将黄鳝洗净,去头拆骨,切成鳝丝状,再将菜叶洗净切丝,香菇切丝。将油菜叶放入油锅炸成油菜松取出,沥干油;待鳝丝香菇按常法烧好后再加入,与调料一起烧熟即可。

功　效:祛湿强筋。适用于游走性关节疼痛、局部不红不热者。

27. 茴香鳝鱼

配　方:鳝鱼 250 克,小茴香 15 克,胡椒粉 2 克,麻油、调料各适量。

制　法:鳝鱼洗净去内脏,与小茴香、精盐等原料一起小火烧酥,然后加入胡椒粉和麻油,佐餐食用。

功　效:壮骨散寒。适用于股骨头缺血性坏死早期患者选膳。

28. 绍酒鳝鱼汤

配　方:活黄鳝 250 克,葱白 3 段,绍酒 15 克。

制　法:黄鳝与葱白、绍酒煮成汤。每日饮服。

功　效:益气明目。适用于久病或年老体虚引起的目花。

29. 绍酒鳝鱼粳米粥

配　方:黄鳝 250 克,葱白 3 段,绍酒 15 克,粳米 50 克。

制　法:黄鳝去头尾,切段,加葱白、绍酒入油锅煸炒后,加入粳米 50 克,煮成鳝鱼粥,每日食 2 小碗。

功　效:补气养血。适用于气血两亏引起的口疮。

30. 黄鳝烧猪肉

配　方:黄鳝 250 克,猪肉 150 克,大蒜 5 枚,调料适量。

制　法:黄鳝与肉共红烧,放入大蒜 5 枚、调料适量,食。

功　效:益气养血。适用于卵巢癌体力虚弱者。

31. 芝麻鳝丝

配　方:粗活鳝鱼 500 克,芝麻 150 克,淀粉、黄酒各 25 克,酱油、番茄酱各

10 克，鸡蛋 1.5 枚，葱、姜、麻油各 5 克，味精 1 克，花椒盐 2.5 克，花生油 1000 克（耗 75 克）。

制　法：

①宰杀鳝鱼，剖腹去内脏、骨、皮，两面剞刀，然后切成 10 厘米长的段，用葱、姜、酱油、味精、黄酒腌制 2 小时。鸡蛋、淀粉调成糊，将鳝鱼段均匀地挂上蛋糊，再粘上一层芝麻。

②炒锅上火，放入花生油，烧至六成热时放入鳝鱼，炸至浮起，色呈金黄时捞出沥油，改成斜刀块，装入盘中，撒上花椒盐即可上桌。

功　效：润肠和血，补肝益肾。适合习惯性便秘，早生白发，发枯，发落者食。

32. 青椒鳝鱼

配　方：鳝鱼片 250 克，嫩青椒 100 克，精盐 15 克，绍酒 15 克，酱油 25 克，白糖、味精各 1 克，香油 5 克，水豆粉 10 克，鲜汤 50 克，熟菜油 100 克。

制　法：

①在鳝鱼片中加精盐 10 克，反复搓揉后，再用清水洗净涎液，搌干水分，然后与青椒分别切成粗丝，把酱油、味精、白糖、水豆粉、鲜汤调成芡汁。

②炒锅置旺火上，下熟菜油 50 克，烧至五成热，放入鳝丝炒散，再加入精盐 5 克、绍酒炒熟盛盘。洗净炒锅，又下熟菜油 50 克烧至三成热，放入青椒丝炒至断生，加入鳝丝炒匀，最后烹入芡汁，收汁亮油，淋香油，颠转起锅盛盘。

功　效：温胃祛风，壮骨利湿。适合于风湿性关节炎，腰肌劳损，坐骨神经痛，胃寒痛病人选食。

33. 姜丝鳝鱼

配　方：粗活鳝鱼 500 克，芽姜 150 克，鸡蛋清 1 枚，精盐 2.5 克，味精 1 克，酱油 15 克，黄酒 5 克，麻油 10 克，淀粉 5 克。

制　法：

①鳝鱼宰杀，剖腹去内脏、骨、皮，入清水盆漂白洗净，切成细丝。将鳝鱼丝放入碗内，用精盐、味精、黄酒、淀粉、鸡蛋清上浆待用。

②芽姜洗净，去掉外皮，切成细丝。将鳝鱼丝放入碗内，捞出沥干水分。将姜丝倒入漏勺内，在沸水锅内颠烫，再用干洁布吸去水分，倒入盆内。

③炒锅置旺火上烧热，放入清水，烧开后，把浆拌好的鳝鱼丝倒入锅内，用竹筷子轻轻地不断拨动，待沸后，即可捞出，再用干洁布吸去水分，倒入姜丝盘内。

将鱼丝、姜丝拌匀拨松，浇上酱油、麻油即成。

功　效:祛风散寒温胃。治胃寒呕吐、腹痛、风寒感冒、鼻塞流涕。

34. 鳝鱼吐司

配　方:粗活鳝鱼 500 克，虾仁 100 克，咸面包 2 只，青菜叶 2 张，黑芝麻 5 克，精盐 2.5 克，淀粉 20 克，黄蛋糕、熟火腿、葱姜汁各 25 克，鸡蛋清 1 枚，味精 1 克，熟猪油 1000 克(耗 100 克)。

制　法:

①鳝鱼宰杀，剖腹去内脏，去骨去皮，用清水浸漂至肉色发白时捞出，剁成茸状。虾仁洗净后亦用刀剁成茸状。将鳝鱼茸、虾茸放入碗内，加葱姜汁、鸡蛋清、精盐、淀粉、味精搅成糊状待用。

②面包切成 4 厘米长、3.3 厘米宽、0.66 厘米厚的棱形 24 块，将鳝鱼糊逐块抹在面包上，然后将青菜叶、火腿切成末状，与黑芝麻一起分别点缀在鳝鱼糊上面，依次做完。

③炒锅置旺火上烧热，放入猪油，待六成热时，将做好的吐司生坯逐块入锅里炸透，起锅装盘即成。

功　效:补肾壮阳。适合阳虚者选食。

35. 春笋拌鳝丝

配　方:鳝鱼片 500 克，春笋 150 克，干辣椒 5 根，花椒面 1 克，上等酱油、辣椒油各 25 克，精盐、香油各 15 克，白糖 2.5 克，味精 0.5 克，熟菜油 500 克(耗 100 克)。

制　法:

①将鳝鱼片加精盐 10 克反复搓揉后，用清水洗净，搌干水分，切成 1 厘米粗的丝，用精盐 5 克拌匀码味，锅内下菜油烧热，然后放入鳝丝炸去表面水分，等其炸熟，呈棕红色即捞出晾凉。春笋入沸水锅焯熟捞起晾凉，切成 0.3 厘米粗的丝。干辣椒微火烧成棕红色，铡成细末。

②用春笋丝垫盘底，鳝丝盖其上，把酱油、干辣椒末、白糖、味精、辣椒油、花椒面、香油调成味汁，淋在鳝丝上即成。

功　效:祛风除湿，宣肺化痰。适合风湿性关节炎、慢性支气管炎患者选食。

36. 清汤玛瑙

配　方:活鳝鱼 500 克,虾茸、蟹黄、黄酒各 100 克,鸡蛋清 2 枚,盐 2.5 克,葱姜汁 25 克,淀粉 10 克,清汤 500 克,安豆苗 5 棵,白胡椒粉少许。

制　法:

①鳝鱼宰杀,剖腹去内脏,去骨、去皮,入清水中漂洗干净,捞出剁成茸,装入碗内,虾茸放入另一碗内,各加入黄酒、葱姜汁、蛋清、精盐、淀粉搅匀上劲,将两种茸混合在一起。

②取大盘 1 只,抹上猪油,将鱼茸挤成桂元大小的丸子放入盘中,在鱼茸上嵌上蟹黄上笼蒸透,然后出笼装碗。

③炒锅上火,放入清汤,沸后放盐,将汤浇在装有鱼丸的碗内,再放入安豆苗,撒上白胡椒粉即成。

功　效:补肾壮阳散瘀。适合早泄、阳萎、腰肌劳损、骨质增生、跌打损伤者选食。

37. 烩脯脑

配　方:熟鳝鱼头部肉、鸡腰各 100 克,火腿、水发香菇、黄酒、姜末、淀粉各 10 克,精盐 2 克,味精、白胡椒粉各 1 克,葱末、香菜各 5 克,清汤 400 克,熟猪油 50 克。

制　法:

①鸡腰用沸水烫透,去皮,一剖两半,火腿、香菇切成小片,香菜洗净。

②炒锅上火烧熟,放入猪油,投入葱、姜末炸香,倒入清汤,再投入火腿、香菇、鸡腰、鳝鱼头肉、黄酒,沸后放入精盐、味精,用淀粉勾芡,淋入少许猪油,出锅装碗,撒上白胡椒粉、香菜即成。

功　效:补益五脏、强筋壮骨。适合贫血、全血减少者选食。

38. 翠皮爆鳝丝

配　方:西瓜皮 200 克,鳝鱼 1000 克,芹菜 500 克,泡辣椒、汤各 50 克,鸡蛋 2 枚,葱、蒜各 20 克,生姜 15 克,食盐 6 克,酱油、淀粉各 30 克,味精、白砂糖、麻油、绍酒、胡椒粉各 3 克,食醋 2 克,猪油 250 克。

制　法:

①西瓜皮洗净后榨汁，用纱布过滤待用。鳝鱼洗后剖开腹，剔去骨，抠去内脏，斜切成丝。芹菜择去叶和老杆，用清水洗净，切成 3 厘米长的段（粗的要切开），泡辣椒切成斜口条，姜、葱、蒜择选，洗净后均切成丝，鸡蛋去黄留清待用。

②鳝鱼丝用淀粉、食盐、鸡蛋清、一半西瓜皮汁调匀浆好，用绍酒、酱油、白砂糖、味精、胡椒粉、淀粉、汤和另一半西瓜皮汁兑成汁。

③锅烧热后放进猪油，待油六成熟时，把鳝鱼丝下锅滑透倒入漏勺，原锅重置火上，放入少许猪油，将芹菜、辣椒、姜、葱、蒜丝一起下锅翻炒，把鳝鱼丝倒入炒匀，将兑好的汁沿锅倒入，最后加醋、芝麻油翻炒均匀，起锅装盘即成。

功　效：清暑益气，健骨疗痹。用于体虚消瘦乏力，腰腿酸软，风湿肢体疼痛，屈伸不利，暑热烦渴，尿赤等症，是高血压、营养不良、风湿性关节炎患者夏季的理想膳食。

39. 藿香黄鳝

配　方：调味熟黄鳝肴，鲜嫩藿香叶各适量。

制　法：将鲜藿香叶切碎，加入黄鳝肴中烹匀食用。

功　效：除湿行气。治腹胀、纳差。

第十七章　鲦　鱼

鲦鱼又名白鲦、参鱼、白漂子、黑鳛。《本草纲目》称为 鱼。生活于河流、湖泊中，从春至秋常喜群集于沿岸水面游泳，行动迅速。食物主要为藻类、高等植物碎屑、甲壳动物及昆虫等。产卵期约在5～7月间。冬季潜居于深水层，分布很广，我国南北各河流、湖泊中均有分布。含蛋白质、脂肪、钙、磷、铁、维生素B_1、维生素B_2、尼克酸等多种成分。性味甘温。有暖胃益气、止冷泻功效。

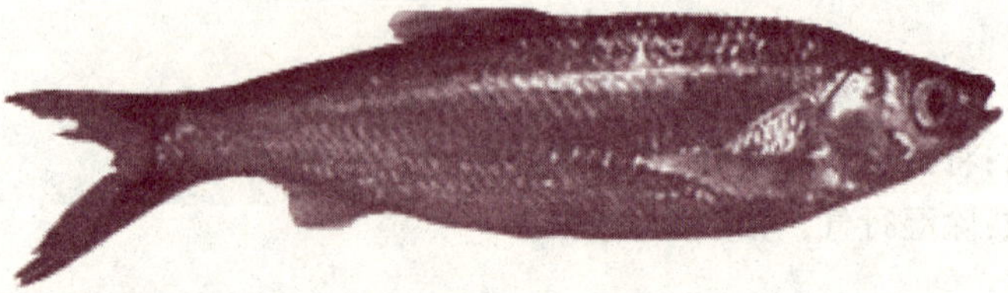

1. 陈皮白鲦汤

配　方：白鲦50克(1条)，干姜3片，胡椒1.5克，陈皮6克。

制　法：白鲦去鳞及内脏，与干姜、胡椒、陈皮共煮熟食用。

功　效：暖胃止泻。治脾胃虚寒所致的恶心、腹泻、泻泄等症。

2. 参芪鲦鱼汤

配　方：党参、黄芪各30克，白术15克，干姜3片，鲦鱼50克(1条)。

制　法：鲦鱼去鳞及内脏，取上四味药加水煎取汁，用汁煮鱼，熟后食肉喝汤。

功　效：补虚止泻。治阳虚畏寒、四肢乏力、便溏等症。

3. 粉葛鲮鱼汤

配　方:鲮鱼50克(1条),粉葛250克。

制　法:将鲮鱼去鳞及肠杂,与粉葛同用文火熬3小时,至汤变微红色,去药,食鱼喝汤。

功　效:清利湿热。适用于湿热流注,全身骨痛者。

第十八章　鳟　鱼

鳟鱼又名赤眼鳟、红眼鱼、野草鱼、马郎棒、马娘鱼、红目鳟。生活于江河湖泊中，一般栖息于流速较慢的水中，我国除西北、西南外，南北各江河湖泊中均有分布。每百克鱼肉中，含水分 78 克，蛋白质 16.1 克，脂肪 1.6 克，碳水化合物 3.4 克，灰分 0.9 克，钙 64 毫克，磷 183 毫克，铁 0.6 毫克，维生素 A 175 单元，核黄素 0.06 毫克，尼克酸 2.2 毫克。性味甘温。有暖胃和中功效。

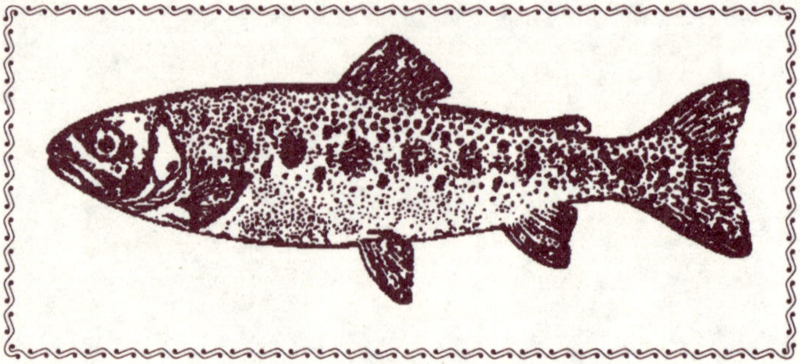

1. 鳟鱼汤

配　方：鳟鱼肉 200 克，葱白 5 根，胡椒 1 克。
制　法：将鳟鱼肉与葱白、胡椒同煮食，食鱼肉喝汤。
功　效：温胃止痛。适合胃寒冷痛者服食。

2. 鳟鱼炖火腿

配　方：鳟鱼肉 200 克，火腿 30 克，调料适量。
制　法：将鳟鱼肉与火腿同炖至烂，食肉，喝汤。
功　效：益气生乳。治产后少乳。

第十九章 塘鳢鱼

塘鳢鱼又名菜花鱼、鲈鳢、吐哺、土鲋。《食物本草》称为土鲋鱼。多生活于河沟及湖泊中，喜栖息于泥沙、杂草和碎石相混杂的岸边浅水中，游泳力不强，产卵期4～6月。冬季潜伏在水层较深处或石块下越冬。分布于江苏、浙江、安徽、福建、湖北、湖南等地。性味甘温。有健脾，益气、补肾壮阳功效。

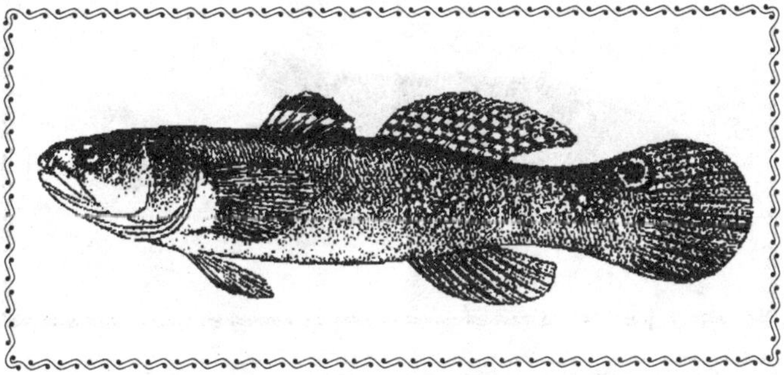

1. 塘鳢鱼豆豉汤

配 方:塘鳢鱼200克，淡豆豉20克。
制 法:将塘鳢鱼去肠杂及鳞，与淡豆豉同煮食。
功 效:健脾，益气，发表。适合身体虚弱患疮疥者食用。

2. 塘鳢鱼子

配 方:塘鳢鱼子、高粱酒、调味品各适量。
制 法:将塘鳢鱼子焙熟，加调味品，饮高粱酒吃塘鳢鱼子。
功 效: 壮阳补肾。治阳痿。

第二十章 鲃 鱼

鲃鱼生活于江河的上游，栖息于乱石间隙和深水石洞处。食物主要为腐败的植物碎片和丝状藻类。产卵期约在4月间。分布于云南元江流域、西江上游及海南岛。性味甘热，有小毒。有温中补衰、壮阳功效。

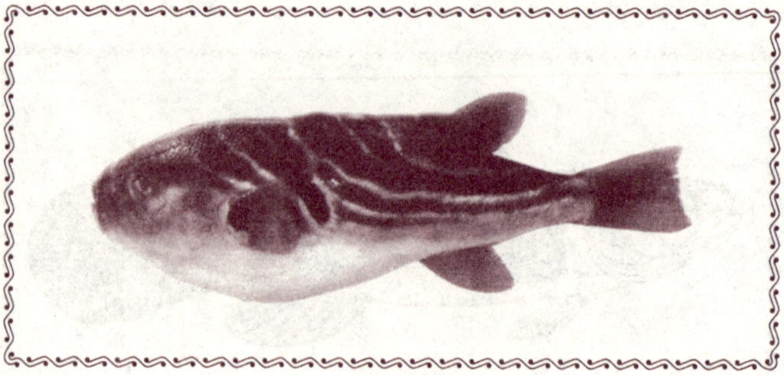

1. 鲃鱼粥

配　方：鲃鱼750克（1条），高粱米150克，精盐、味精、胡椒粉各适量。
制　法：将鲃鱼去鳞及肠脏，与高粱米同煮粥，加入调料食用。
功　效：温中补虚。适合脾胃虚弱所致胃脘疼痛、消化不良腹胀者食。

2. 鲃鱼桂蔻汤

配　方：鲃鱼500克，肉桂、蔻仁、小茴香、生姜各2克，调料适量。
制　法：鲃鱼去鳞及肠杂，与四味药同煮熟至烂，加调料食用。
功　效：温胃降气。治反胃呕吐，消化不良，腹部隐痛，腰膝冷痛。

3. 鲃鱼芪水煎

配　方：鲃鱼500克（1条），鱼鳔、黄芪各30克，调料适量。
制　法：鲃鱼去鳞及肠杂，与鱼鳔、黄芪共水煮，调味食用。

功　效:温肾壮阳。治阳气不足所致的遗尿、小便频繁者。

4. 鲃鱼虾米羹

配　方:鲃鱼750克(1条),虾米30克,大葱、姜各2克,精盐1.5克。

制　法:将鲃鱼去鳞及肠杂、骨,切薄片作羹,加大葱、生姜、虾米、精盐,肉熟后食用。

功　效:壮阳。治肾虚阳痿。

第二十一章　油　鱼

油鱼又名泉水鱼。生活于山溪或具流水的岩洞以及江河有泉源的地方，食物以硅藻和水生昆虫的幼虫为主。产卵期3～4月。分布于长江上游及岷江、西江中上游。性味甘平。有补益元气、和养脏腑功效。

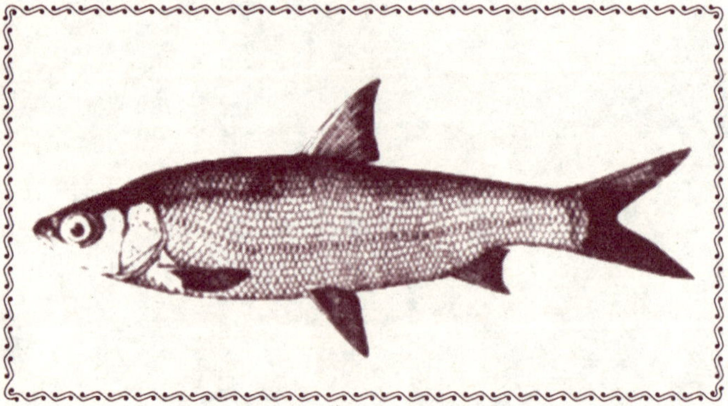

1. 油鱼补益汤

配　方：油鱼750克(2条)，生姜、胡椒、食盐各适量。

制　法：将油鱼去鳞及内脏，加生姜、胡椒、食盐等煮熟食用。

功　效：补养脏腑，大补元气。适合于泄痢日久者食。

2. 油鱼参芪淮药汤

配　方：油鱼400克(1条)，党参、黄芪各15克，淮山药10克。

制　法：油鱼去鳞及内脏，加党参、黄芪、淮山药共煎煮，待肉熟后，去药食肉喝汤。

功　效：补养脏腑，健脾益气。适合于脾虚久泄不止、女子崩漏者食。

第二十二章　鳑鲏鱼

鳑鲏鱼又名 鳑、青衣鱼、旁皮鲫。《滇南本草》称为鳑鱼,《医林纂要》称为文鲏。栖于江河、湖泊、池沼中,以藻类植物为食。多分布于华东、华南一带。含蛋白质、脂肪、灰分、维生素 A、维生素 E、维生素 B 族。性味甘平。有补脾胃功效。

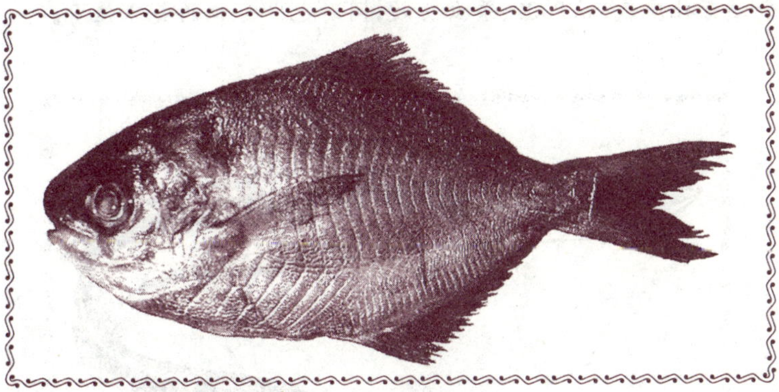

1. 鳑鲏鱼汤

配　方:鳑鲏鱼 500 克(1 条),葱、姜、盐等调料适量。

制　法:将鳑鲏鱼去鳞、鳃及肠杂,与葱、姜、盐等调料同煮。食肉饮汤。

功　效:补脾胃、益肾气。适合脾虚无力所致腹胀、纳差以及由肾气亏损所致阳痿早泄者食用。

第二十三章　鳗鲡鱼

鳗鲡鱼又名鳗鱼、蛇鱼、白鳗、河鳗、青鳝。《本草纲目》称为白膳。分布于长江、闽江、珠江流域及海南岛。其肉厚刺少，每百克鱼肉含水分 74.4 克，蛋白质 19 克，脂肪 7.8 克，灰分 3 克，钙 46 毫克，磷 70 毫克，铁0.7 毫克，维生素 A 78 单元，硫胺素 0.06 毫克，核黄素0.12 毫克，尼克酸 2.4 毫克，抗坏血酸 15 毫克。性味甘平。有补虚羸、祛风湿、杀虫功效；同时也是可口的美味佳肴。

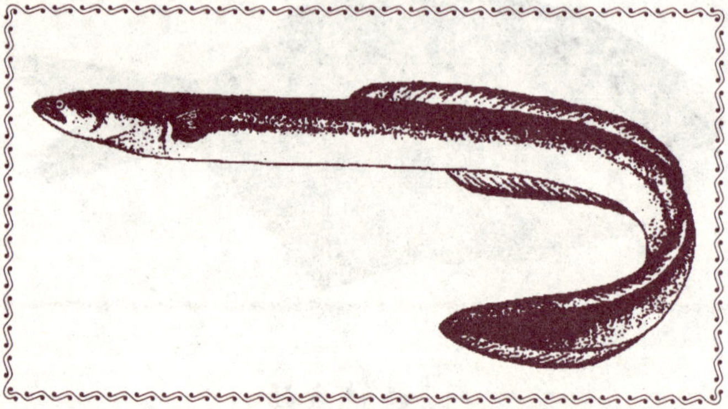

1. 剑花白鳝汤

配　方：白鳝 500 克，七星剑花 150 克，马蹄 250 克，蜜枣适量。

制　法：

①白鳝去鳃及内脏，洗净，下油锅稍煎香，七星剑花、马蹄(去皮)、蜜枣洗净。

②把全部用料放入滚水锅内，武火煮滚，改文火煲 2 小时，调味供用。

功　效：清痰热、润肺燥。用于肺经燥热，咳嗽痰少，痰难咯出，咽喉干燥，大便干硬，舌红苔少；亦可用于痰核瘰疬(如颈淋巴结核、淋巴结炎等)、咽喉炎、慢性支气管炎、肺癌等属于肺有燥热见症者。

禁　忌：支气管哮喘忌用本汤。

2. 红花黑豆煲白鳝

配　方:鲜马鞭草 50 克(干品量减半),红花 9 克,黑豆 30 克,白鳝 250 克(去肠杂),油、盐适量。

制　法:前三味纱布包裹与白鳝加水适量煮 1 小时余,去红花、黑豆、马鞭草,盐油调味,饮汤或佐膳。

功　效:活血调经。适合子宫颈癌、阴道癌而致月经不调、小腹胀痛者选用。

3. 御府红烧白鳝

配　方:白鳝 1000 克,冬笋 50 克,肥瘦猪肉 50 克,淀粉、鸡汤、花生油、料酒、盐、葱段、姜片各适量。

制　法:

①将白鳝去内脏、头、尾,切成段,用料酒和盐腌渍 1 小时,后过油备用。

②用花生粉把冬笋、猪肉、冬菇、葱、姜、煸炒出香味,放入鸡汤、调料、鱼段,加盖焖熟后入盘。再将余汁加淀粉烧成黄色汁浇在鱼上即成。

功　效:补虚祛湿。适合风湿性关节炎者选膳。

4. 鳗鱼荸荠汤

配　方:鳗鱼 250 克,荸荠 7 个。

制　法:鳗鱼去内脏、头,切成段,与荸荠共炖服。每日 1 次,连服食 7 天。

功　效:明目。治夜盲症。

5. 鳗鱼粉

配　方:鳗鱼适量。

制　法:鳗鱼烧存性,研细(或做成丸),每次服 3～6 克,1 日 2 次。

功　效:补虚。适合肺结核、淋巴结核、神经衰弱及体质虚弱者用。

6. 鳗鱼油

配　方:活大鳗鱼数条,盐少许。

制　法:取活大鳗鱼数条,清水漂洗,先于锅中煮沸清水,再将活鳗鱼投入,加盖煮 2～3 小时,鳗油浮于水面,取油备用,加盐少许。或将鳗鱼切成寸段,纳于铁皮筒内(筒长 6～7 厘米,大如竹管),筒的一头用泥封固,另一头用铁丝绕成团塞住,将铁皮筒架在炭火上烧,塞铁丝的一头向下,筒口以碗承之,待烧至鳗鱼焦时,鳗油即向下流入碗中,加盐少许。烧至油尽鳗枯成炭为止。每次 10 毫升,每日 2 次。饭后服或涂搽。

功　效:口服补虚。适合肺病潮热,小儿消瘦者用。涂擦生肌消肿。治瘰疬、痔瘘、流痰、阴疽(相当于结核性瘘管)久不收口。

7. 鱼肝草决明散

配　方:生鳗鱼肝脏、草决明(研末)各适量。

制　法:鱼肝、草决明子末捣和为丸,如小豆子大,每服 3 克,每日 2 次,饭后服。

功　效:益肝明目。适合小儿角膜软化症、夜盲症者用。

8. 鳗鲡汤

配　方:鳗鲡 500 克,盐、醋适量。

制　法:鳗鲡去鳞及内脏,煮熟后放盐、醋食用。

功　效:益气补虚。适合肠风下血及骨蒸劳热者食。

9. 鳗鲡山药汤

配　方:鳗鲡鱼 500 克,淮山药 30 克。

制　法:鳗鲡鱼去肠杂及头,与山药共煮汤食。

功　效:补虚。治虚劳证。

10. 淮山百合炖鳗鱼

配　方:鳗鲡鱼肉 250 克,淮山药、百合各 30 克。

制　法:鳗鲡鱼肉与山药、百合一起放入瓦盅内,加清水适量,隔水炖熟,调味服食。

功　效:健脾补肺。适合于肺结核久治不愈、身体虚弱或肺结核低热、烦燥、食欲不振及神经衰弱者食用。

11. 鳗鱼饺

配　方: 面粉 500 克,鳗鱼肉末 500 克,葱、姜、麻油、精盐、味精、料酒等调料适量。

制　法:

①先将鳗鱼肉末加各种调料后拌成鳗鱼肉馅。

②面粉加水和成面团,摘成 30 小块,用擀面棒擀成圆皮,包入鱼馅,用双手合拢,捏成饺子。

③锅内水开后,下饺子。随即搅动,待饺子上浮后,再加点凉水,待熟后捞起即可。

功　效: 补虚损,祛风湿。适合于虚劳骨蒸、风湿痹痛者用。

12. 鳗鱼酒汤

配　方: 鳗鱼 600 克(2 条),黄酒 50 毫升,盐、醋适量。

制　法: 将鳗鱼除去肠杂,用黄酒 50 毫升,加水 300 毫升煮熟,加盐、醋吃。

功　效: 补血。适用于慢性肛瘘体虚贫血者和结核性肛瘘低热、消瘦者用。

13. 蒸鳗鱼

配　方: 鳗鱼 400 克(1 条),葱、姜、料酒、盐适量。

制　法: 鳗鱼剖杀,去肠杂,切 1 厘米长,入葱、姜、料酒、盐,上屉蒸 1～2 小时。取食佐餐。

功　效: 益气补虚。适用于截瘫体虚、腰膝畏冷者。

14. 鳗鲡鱼丸

配　方: 鳗鲡鱼 600 克,调味品适量。

制　法: 鳗鲡鱼取肉,去刺制成泥,加调味品做成鱼丸,经常食用。

功　效: 益气补虚。适合于卵巢癌虚证者食用。

第二十四章 海 鳗

海鳗又名慈鳗、慈鳗鲡、狗鳗、狗鱼、狼牙鳝、海鳝等。《日华子本草》称其为海鳗鲡。分布于我国东南沿海一带，北方渐少。为我国东南沿海习见的经济鱼类。每百克鱼肉中，含水分 78.3 克，蛋白质 17.2 克，脂肪 2.7 克，碳水化合物 0.1 克，灰分 1.7 克，钙 110 毫克，磷 235 毫克，铁 1.2 毫克；其鳔中含蛋白质、脂肪和胶体物质；脑、卵和脊髓中含卵磷脂、神经磷脂和胆固醇。性味甘平。有补虚损、祛风明目、活血通络、解毒功效。

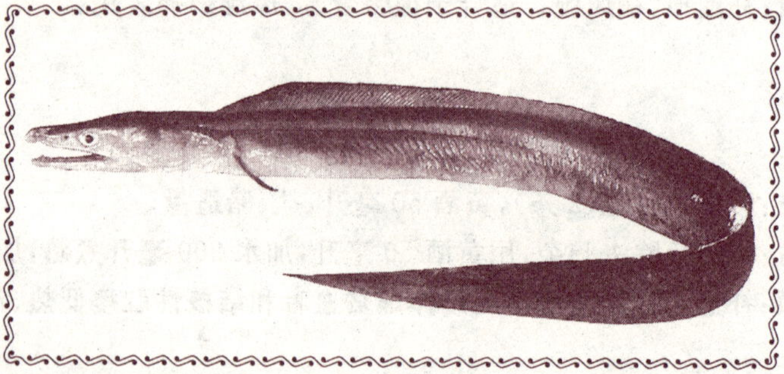

1. 红焖海鳝堆

配 方：海鳝鱼段 500 克，玉兰片、冬菇、油菜、肥肉各 15 克，油 75 克，料酒 15 克，酱油 50 克，味素 2.5 克，糖 10 克，水粉只 25 克，汤 300 克，花椒、葱、姜、椒油各少许。

制 法：

①将鳝鱼段洗净，在鱼段两面每隔 2 厘米剞上象眼块长刀，葱切段，姜切片，肥肉每隔 0.3 厘米剞上直刀，再顶刀切成 0.3 厘米厚的片，冬菇破开，玉兰片切成约 3 厘米长、0.3 厘米厚的片。

②先将鱼段用少许酱油腌渍一下，再用勺加油，油至七八成热时，将鱼段投入油中，炸至金黄色时捞出。

③再用勺加油起锅，油热时，用葱、姜烹锅，加调料和配料翻炒，加汤后把鱼段下勺焖，焖至汤汁剩下 150 克左右时，拣去葱、姜、花椒，加油菜，用粉只勾汁，

浇上椒油即可。

功　效:活血解毒。适合痔瘘者选膳。

2. 糖酒炖海鳗

配　方:海鳗鱼肉 250 克,红糖 30 克,白酒 20 毫升。

制　法:将海鳗鱼肉切段加糖、酒与水共炖熟食用。

功　效:活血通络。适合关节肿痛者食用。

3. 海鳗血

配　方:活海鳗 1 条。

制　法:取活海鳗切段取血涂面部,左歪涂右,右歪涂左,每日 1 次。

功　效:通络。治面神经麻痹。

4. 海鳗脑散

配　方:海鳗脑适量。

制　法:将海鳗脑焙黄研末,每次 2.5 克,每日 3 次,温水冲服。

功　效:益气健脑。适合肝硬化、脂肪肝、神经衰弱、体虚羸瘦、贫血者用。

第二十五章　大马哈鱼

大马哈鱼又名麻哈鱼、鲑鱼、马哈鱼、果多。分布我国东北、黑龙江、松花江及图们江流域。产量较少，是鱼中珍品，食疗佳肴。性味甘平。有滋补健胃功效。

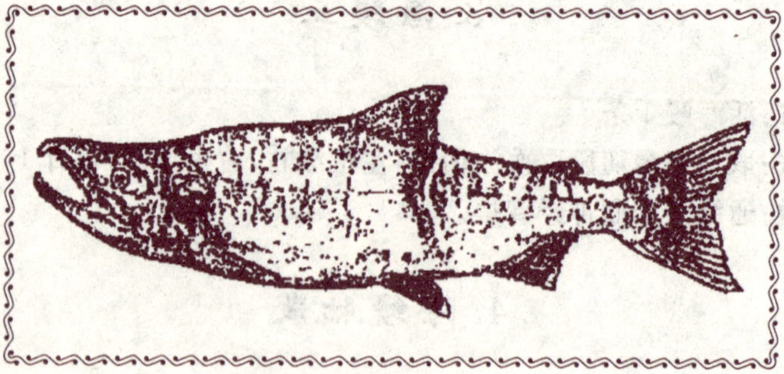

1. 豆瓣原汁大马哈鱼

配　方:鲜大马哈鱼750克(取中段),豆瓣酱、胡萝卜、猪五花肉各50克,葱丝、姜丝各15克,香菜25克,辣椒面、味精各1.5克,醋5克,精盐、白糖各0.5克,豆油1000克,清汤750克。

制　法:

①将鲜大马哈鱼去鳞、内脏,两面打花刀,放入盆中,用酱油卤一下,起勺放油烧至六成热,下大马哈鱼,急火炸成酱红色,捞出。

②将胡萝卜洗净,改刀切丁,猪五花肉切丁,香菜切末。起勺放底油,用葱、姜丝炝锅,用醋烹一下,放猪肉丁、豆瓣酱煸炒片刻,添清汤,加精盐、味精、白糖、辣椒面,放入炸好的大马哈鱼,急火烧开,移至小火炖制,直到汤汁浓稠时,淋香油出勺,撒香菜末上桌。

功　效:健脾补虚和中。适合水肿、消化不良者食用。

第二十六章　河　豚

河豚又名河鲀、龟鱼、街鱼、乖鱼、汽鼓子、廷巴。分布于我国南北沿海。据《本草纲目》记载："河豚有大毒，味虽珍美，修治失法，食之杀人。"因河豚体内含有河豚毒素，有剧毒，食之应十分注意。吃河豚鱼，必须是新鲜的，肌肉无毒的，而且要修治得法，要把毒素成分彻底清除干净，食前要剥掉鱼皮，除去内脏，剔除血筋、血块，切掉鱼头，将肌肉反复冲洗干净，并加碱煮沸后方可食用。去除的河豚鱼头、皮、内脏、鱼液及漂洗的水要处理好，以免污染其它食物。据《健康报》2004年3月30日第7版报道，日前我国研究的无毒"暗纹东方豚"等品种已通过专家鉴定，人工养殖的淡水暗纹东方豚等的毒素已大大降低，宰杀去除眼睛、内脏、血液、卵巢后，可基本保证食用安全。河豚性味甘温，有毒。有补虚利湿功效。

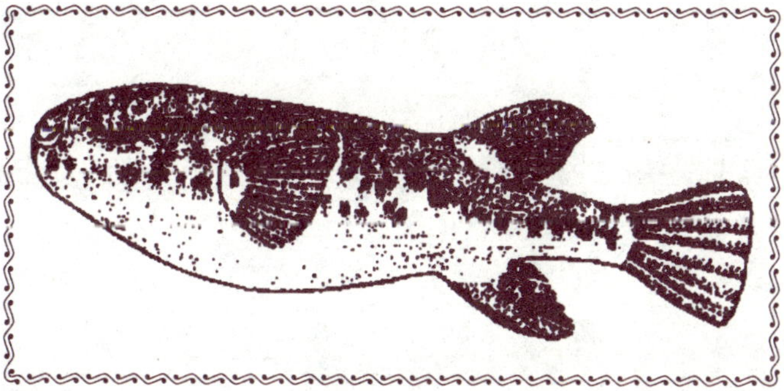

1. 烩鱼丝

配　方：净廷巴鱼肉100克，玉兰片、口蘑各15克，青豆12粒，料酒10克，酱油15克，味素1.5克，粉只75克，蛋清1枚，汤400克，盐、胡椒面、椒油各少许。

制　法：

①将鱼肉、玉兰片、口蘑切成0.3厘米的丝。

②用蛋清、粉只50克加盐调糊，把鱼丝放糊中抓拌均匀。

③用勺加水，水沸时，把鱼丝投入水中滑好，再用沸水把滑好的鱼丝、配料焯

一下。

④用勺做汤，把主料、配料下勺，汤沸时，调好口味，用粉只勾汁，加椒油、胡椒而成。

功　效：补虚利湿。适合于头面四肢浮肿、腰痛者选食。

禁　忌：请用人工养殖的淡水暗纹东方豚，宰杀后去头部、内脏、血液、卵巢、皮。血液及漂洗的水要处理好，以免污染其它食品。

第二十七章　鲛　鱼

鲛鱼又名鲨鱼、沙鱼、鳆鱼、溜鱼、瑰雷鱼。《医林纂要》称其为鲛鲨。栖于近海，种类繁多，性格凶猛。分布于大西洋、太平洋、印度洋以及我国沿海一带。鲛鱼大的可达数千斤，小的数斤。食用鲛鱼，应先煺沙，用开水烫，除去怪味；后开膛破肚，洗净，再行烹制。性味甘咸平。有补五脏、消肿祛瘀功效。

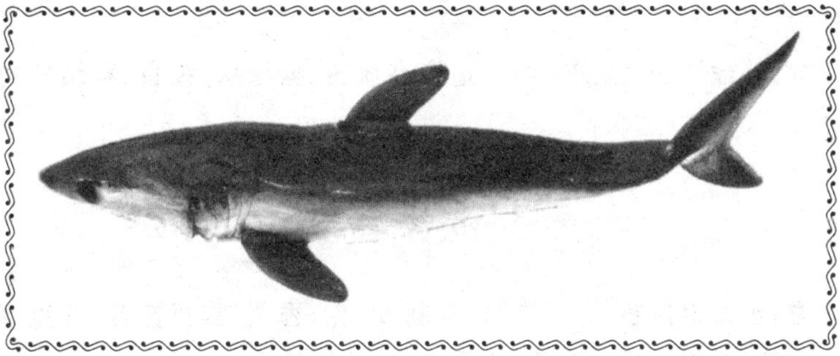

1. 醋溜鲨鱼段

配　方：小鲨鱼 1000 克，白菜 200 克，料酒、白糖、香醋、水菱粉各 25 克，酱油 20 克，精盐 1 克，味精 5 克，葱段、姜片各 10 克，猪油 125 克，胡椒粉 0.5 克。

制　法：

①鲨鱼先放在七成热的开水内烫一下，刮净沙皮，剖腹挖去内脏，斩去头尾，切成 5 厘米长、1.6 厘米宽的块。白菜洗净，切成同鱼块大小相等的块待用。

②将炒锅烧热，放入猪油，投入葱段、姜片开锅，放入鲨鱼块两面略煎一下，烹入料酒，加入酱油、精盐、白糖、味精、胡椒粉和水 350 毫升，用旺火烧开后，放入白菜，即转用小火焖 6 分钟左右，再转用旺火，加入香醋，即用水菱粉着芡，端锅兜匀，淋入猪油，出锅装盘即成。

功　效：补虚清热祛瘀，适合胃、十二指肠球部溃疡者选膳。

2. 枸杞番茄鱼片

配　方：鲨鱼肉 200 克，枸杞子 20 克，蛋黄 2 枚，番茄酱 50 克，白糖 40 克，精盐、味精、料酒适量，淀粉 30 克（分 2 次用），植物油 500 克（实耗 75 克）。

制　法：

①枸杞子用清水洗净，置小碗内上屉蒸熟，备用。

②鲨鱼片切成 3 厘米长、2 厘米宽、0.3 厘米厚的片，鸡蛋打破，把蛋黄放在一个碗内，加淀粉 10 克调成糊状，其余淀粉用水泡上。

③把炒勺放在旺火上，倒入植物油烧至五成热时，取鱼片蘸蛋糊（要蘸匀），逐片下勺炸透（约炸 2 分钟），然后捞出，勺内余油倒出。

④把炒勺放在旺火上，放入少许水和番茄酱、蒸熟的枸杞子（留下少量作点缀）、白糖、味精、植物油 10 克，再将炸好的鱼片放入，将水淀粉徐徐淋入勺内，放明油 25 克（要淋在勺的四周），晃动几下，颠翻过去，放入盘内，上面再点缀少量枸杞子即成。

功　效：补虚祛瘀，滋阴明目。适合高血压、糖尿病、夜盲、肺结核初期者选膳。

3. 清汤鱼翅

配　方：水发鲨鱼翅 1000 克，熟火腿 50 克，香菜、豌豆苗各 25 克，料酒、精盐、味精、白糖、白胡椒粉、葱、姜、熟猪油、鸡汤各适量。

制　法：

①先将熟火腿切成 3 厘米长的细丝；豌豆苗掐根留尖洗净；葱切段，姜切片，均拍松，备用。

②将水发鱼翅滗去碗内原汤，用沸汤烫一次，重新放在碗内，上放葱段、姜片，倒入鸡清汤，加料酒、精盐，放在笼中蒸 20 分钟，取出，滗去汤，拣出姜、葱。另坐锅于火上，倒入熟猪油，油热后，投入葱段、姜片，倒入鸡汤，放入蒸鱼翅，加精盐、白糖、料酒，烧开后，移至小火上将鱼翅片炖至软烂。

③同时，另取锅于火上，倒入鸡汤，加料酒、精盐，烧开后，加味精调好口味，把炖烂的鱼翅拣去葱、姜，捞在一个大钵子内，将烧开的鸡汤浇于钵子中，撒上火腿丝、豌豆苗、香菜末、白胡椒粉即成。

功　效：益气养胃、补五脏、益肾、强筋骨。治疗病后、年老体弱者。有强壮健身作用。

4. 炖凤吞鱼翅

配　方：光嫩母鸡 1 只（1000 克），水发鲨鱼翅 300 克，火腿丝 10 克，料酒、精盐、味精、胡椒粉、姜、葱、高汤，猪油各适量。

制　法：

①锅烧热加入猪油，放入姜、葱煸香，烹入料酒，加水烧开后，放入鱼翅下锅煨1小时，滗去腥水，再加清水煨1小时取出。

②光鸡斩去脚洗净，从颈部脱去全部骨头，把煨好的鱼翅、火腿丝拌匀，放入鸡肚内扎好口。

③锅中放入适量清水煮沸后，将鸡放入锅内滚约20分钟，捞起洗净，放入炖盅，加入料酒、葱、姜、味精、盐、胡椒粉、高汤，上笼蒸至熟烂，取出即成。

功　效：益五脏、补虚损、健脾胃、强筋骨，活血脉，调经止带。对于产妇、年老体弱、多病、病后恢复期以及一切虚证患者均为理想的保健菜肴。

5. 鲨鱼归芪汤

配　方：鲨鱼1000克，当归15克，黄芪30克，料酒、精盐、花椒、葱段、姜片、生油各适量。

制　法：

①将鲨鱼皮的沙去净，去鳃、内脏，洗净，放入油锅中煎至金黄色。

②锅中再放进料酒、花椒、盐、葱段、姜片，以及洗净切片的当归、黄芪，加入适量水，煮至鱼肉熟烂，调好味即成。

功　效：益气养血，补虚强身。对气血虚损、神疲乏力、面色萎黄、脉虚无力、产后大失血及崩漏者均可使用。

6. 海上三鲜

配　方：海参、鱼翅、干贝各100克，甜酒、精盐、豌豆苗各适量。

制　法：

①海参、鱼翅、干贝发透，入锅，只用甜酒拌炒，以文火炖至水分干少时，再倾入煮豌豆苗之清汤、盐，继续炖至熟。

②豌豆苗置入汤盆垫底，将三鲜铺上面，倒入调好味的汤汁即成。

功　效：补元气、益五脏、滋阴养血。适用于脏腑虚损或病后恢复期及年老体弱者，亦可作为老年人的保健食谱。

7. 鲨鱼绿豆汤

配　方：鲨鱼肉120克，绿豆30克。

制　法:将鲨鱼肉洗净,加水适量与绿豆 30 克共煮 1 小时。早晚空腹各 1 次,连服 5～7 天。

功　效:消肿祛瘀。适合于外痔及瘀血肿痛、腹泻者选用。

8. 鲨鱼皮炖猪肉

配　方:干鲨鱼皮 60 克,猪肉 250 克,调料适量。

制　法:将干鲨鱼皮水浸,加水适量,入猪肉一起炖服,连用 3～5 天。

功　效:调补肺胃。供胃气虚致胃脘痛及肺虚气短者选食。

9. 鲨鱼肉炒茄汁

配　方:鲨鱼肉 250 克,茄汁 30 毫升,油、盐、糖各少许。

制　法:将鲨鱼肉洗净后切成薄片,用少许食油煸炒至熟,起锅前加茄汁、盐和糖调味,佐餐服食。

功　效:强筋壮骨。适合于佝偻病站立不稳、体质虚弱者用。

第二十八章 黄 鱼

黄鱼又名首鱼、黄花鱼等。《本草述要》称为黄鱼。有大黄鱼、小黄鱼之别，其形态、功效大致相同。李时珍《本草纲目》记载："生东海中，形如白鱼，扁身，弱骨，细鳞，黄色如金。"头中有白石两枚，莹洁如玉，故又名石首鱼。分布于我国黄海、南海、渤海等地。以浙江舟山群岛为主要产区。是我国主要经济鱼类之一。根据其营养成分分析，每百克鱼肉中，含蛋白质17.6克，脂肪0.8克，钙33毫克，磷135毫克，铁1毫克，硫胺素0.1毫克，尼克酸0.8毫克，每千克中含碘120微克。鳔含高粘性胶体蛋白和多糖类。这些成分，构成了黄鱼浓郁的海鲜风味，成为可口的美食佳肴。性味甘平，做成药膳，有补气填精、温中开胃、利水、明目功效。

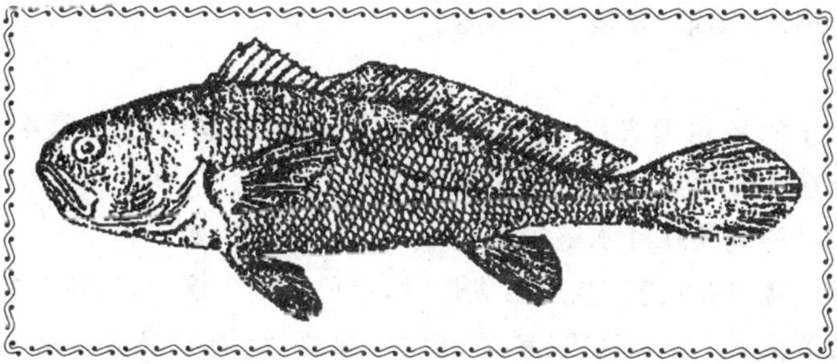

1.黄鱼汤

配　方：黄鱼800克，雪菜、冬笋、肥猪肉各50克，味精、料酒、精盐、葱、姜、熟猪油、鸡油、高汤各适量。

制　法：

①将黄鱼洗净。把雪菜洗净挤去水分，切碎。冬笋和肉均切成小片。葱、姜用刀一拍。

②猪油烧开后，放入鱼两面煎，不要煎出硬皮。

③锅中加入高汤，放上调料、主料，在旺火上烧开，撇去浮沫，盖上盖，在文火上烧10分钟。再放到旺火上烧开，捞去葱、姜，撒上味精，淋上鸡油即成。

功　效：补气开胃、填精安神。常作为体虚食少或肺结核、手术后病人的营养菜肴。

2.黄花鱼茸粥

配　方:粳米30克,鲜黄花鱼1250克,姜丝、芫荽、葱、熟油、酱油各适量。

制　法:将米洗净,以盐腌拌。锅中水烧沸后下米煮粥。鱼去鳞洗净,用盐腌拌,放热锅内煎至两面焦黄时,注入1碗清水,煎煮至鱼熟时取出,拆肉,鱼骨放回鱼汤内再熬,熬成之后将鱼汤倒入粥内同煮。鱼茸用熟油、酱油拌匀,待粥熟,入粥中,再煮粥。食时加姜丝、芫荽和葱末。趁温热服食。

功　效:明目填精,益气开胃。适用于两目昏花、肾精亏少、体虚食少、形体羸瘦等症。

3.莼菜黄鱼羹

配　方:莼菜250克,黄鱼肉100克,熟火腿10克,鸡蛋清1枚,料酒、精盐、味精、葱段、肉汤、鸡油、熟猪肉各适量。

制　法:

①将洗净的黄鱼肉去皮,切成1厘米宽的长条,斜刀切成薄片,加入盐、蛋清、料酒、味精充分拌匀。熟火腿切成指甲大小的片。

②把洗净的莼菜在沸水锅中焯一下,捞出沥干水,盛入碗中。

③将炒锅烧热,下猪油烧至四成热时,把鱼块倒入锅内,用筷轻轻划散,倒入漏勺。锅内留点油,放入葱段、料酒、鱼块、莼菜,烧沸起锅盛入碗内,撒上火腿片,淋上鸡油即成。

功　效:益气开胃。治疗伤食、积食等症。

4.砂锅鱼肚

配　方:水发黄鱼肚800克,火腿100克,干口蘑50克,鲜冬笋(净)50克,豌豆苗25克,料酒、精盐、味精、白糖、姜、淀粉、熟猪油、鸡清汤各适量。

制　法:

①将水发鱼肚捞出,切成长6厘米、宽3厘米的肚片,下开水锅氽一次。火腿、鲜冬笋切成片,用开水烫一下,捞出沥干水分。干口蘑用清水洗一遍,再用温水泡软,捞在大碗内,加精盐、淀粉抓洗数次,再用清水冲洗干净,用刀切成小薄片。豌豆苗掐根留尖,洗净。葱切段,姜切片,拍松备用。

②炒锅置于火上，倒入熟猪油，油热后，投入葱段、姜片，炸至金黄色时，倒入鸡清汤烧开，撇去浮沫，捞出葱、姜，加入鲜冬笋片和口蘑片，在旺火上烧开，倒入炒锅内，并把鱼肚、火腿片、料酒、盐、白糖一起加进，加盖，置于微火上炖至烂，调好味即成。

功　效：补肝肾，益精血，健脾开胃。可作为治疗各种气血不足、精神亏耗所致的虚损患者的辅助治疗和营养保健食谱。

禁　忌：外邪未消、湿热内恋、积滞未净、胀闷未消者均不宜食用。

5. 鱼肚炖双鸽

配　方：水发黄鱼肚500克，白鸽2只，火腿50克，瘦猪肉50克，料酒、精盐、味精、白糖、葱、姜、熟猪油、高汤各适量。

制　法：

①白鸽宰杀后，用热水烫透，去毛，开背取出内脏，洗净后下开水锅余熟，捞出洗净，猪肉、火腿各切成3件，猪瘦肉下开水锅余一下捞出，洗净待用。

②白鸽、猪肉、火腿同时放入炖盅内，加入精盐、味精、白糖、料酒、葱、姜、高汤，加盖上笼蒸约半小时取出，拣去葱、姜，取出鸽子待用。

③鱼肚切成5厘米长、2厘米宽的块，先下锅用冷水滚烧5分钟倒出，后起油锅煸葱、姜，烹入料酒，加入开水，将鱼肚下锅再滚煨3分钟后，将鱼肚捞出，沥干水分，放入炖盅内，鸽子放在鱼肚上面即成。

功　效：滋补气血，补肝肾，养精血。可治疗肝肾不足、气血两虚、头昏、四肢乏力、产后风痉、吐血、崩漏；亦可作为肺结核、再生障碍性贫血患者的膳食。

6. 白糖炖鱼肚

配　方：黄鱼肚50克，白砂糖50克，加水少量。

制　法：同放瓦锅内隔水炖熟。每日服1次，连续服用。

功　效：补肾益精、止血消肿。适用于痔疮。

7. 炖鱼鳔

配　方：黄鱼鳔200克。

制　法：将鳔放入锅内，加水用慢火炖1日，时时搅拌，防止烧焦，使全部炖化。分作4日服用，每日2次，服时需加热。

功　效:止血。治牙龈出血。

8. 嫩豆腐黄鱼汤

配　方:嫩豆腐、黄鱼各250克,葱末、姜末、绍酒、青盐适量。

制　法:将黄鱼及调料水煮至汤发白色,再入嫩豆腐250克,每日食2小碗。

功　效:补血益胃。适合于胃纳不佳、头昏目花者。

9. 二根鱼胆汤

配　方:黄鱼胆1个,虎耳草25克,山楂根、茶树根各50克,大枣5枚。

制　法:水煎,每日1剂,分2次服。

功　效:平喘祛脂清热。治支气管哮喘、高血脂症。

10. 胶角散

配　方:鹿角片、鱼鳔胶各等量。

制　法:用砂锅将上二味炒至色黄松脆,共研细末,以黄酒或葡萄酒送服,每次3克,每日2～3次。

功　效:壮腰健肾。治肾亏腰痛,脚膝无力。

11. 鱼脑石散

配　方:鱼脑石不拘量。

制　法:用鱼脑石研末,每次10克,每日3次,温开水吞服。

功　效:利尿排石。治泌尿系结石。

12. 白莲须炖鱼鳔

配　方:黄鱼鳔15克,白莲须适量。

制　法:用海粗砂爆炒,或植物油炸后用清水浸发,以去火气。用碗盛鱼鳔,白莲须用纱布袋包裹,加适量汤或开水,隔水炖至烂熟,饮汤吃肉。

功　效:补肾涩精。治遗精。

13. 鱼肚三子汤

配　方:黄鱼肚 30 克,沙苑子、菟丝子、五味子各 10 克。

制　法:上方同炖,温后服用。

功　效:补肾涩精。治肾虚滑精,腰膝酸软,头晕耳鸣眼花。

14. 羊肉鱼鳔黄芪汤

配　方:羊肉 200 克,鱼鳔 50 克,黄芪 30 克。

制　法:将羊肉洗净切片,同鱼鳔、黄芪同加水煎煮,放入适量桂皮、姜、盐煮熟。饮汤食肉及鱼鳔。每日 1 次,10 次为 1 疗程。

功　效:益气温肾止遗。治遗精、遗尿。

15. 沙苑鱼胶汤

配　方:沙苑蒺藜 20 克,黄鱼胶 30 克。

制　法:用干净纱布两次包裹,线扎紧,黄鱼胶 30 克,切碎放入瓦锅内。加清水适量煲汤,用花生油、食盐少许调味,饮汤食鱼胶。

功　效:补肾固精。治早泄。

16. 枸杞炖牛鞭

配　方:牛鞭 100 克,枸杞子 15 克,鹿角胶 30 克,黄鱼鳔胶 30 克,黑豆 200 克,猪骨髓 200 克,食盐、味精各适量。

制　法:先将牛鞭洗净,切段,骨髓剁成段,黑豆用温水泡开,加清水适量,用武火烧开,改用文火煨 2～3 小时,待牛鞭、骨髓熟烂后,再加枸杞子、鹿角胶、鱼鳔胶、食盐适量,用文火炖 10 分钟,加味精调味,即可食用。

功　效:补肾生精。治肾虚精亏所导致的男子不育。

17. 鱼肚炖黄芪羊肉

配　方:黄鱼肚 30 克,羊肉 100 克,黄芪 10 克。

制　法:同炖服食,每日 1 剂。

功　效:补肾止遗。治遗尿。

18. 鱼肚乌梅汤

配　方:黄鱼肚 30 克,乌梅 10 克。

制　法:上二味加盐清煮,吃肉饮汤。

功　效:抗癌。治食道癌、胃癌。

19. 脑石空菜汤

配　方:黄鱼脑石 15 克,空心菜适量。

制　法:鱼脑石捣烂煎汤,与空心菜汁一同灌下。

功　效:解毒。治毒蕈中毒。

按　注:一方单用空心菜,一方用鱼脑石配黑豆或绿豆。

20. 淮山鱼鳔瘦肉汤

配　方:淮山药 100 克,黄鱼鳔,猪瘦肉 250 克。

制　法:

①淮山药洗净,猪瘦肉洗净,切块,鱼鳔用水浸发,洗净,切丝。

②把全部用料放入锅内,加清水适量,武火煮滚后,改文火煲 2 小时,调味供用。

功　效:滋阴补肾,涩精止带。适用于肾阴不足之腰酸脚软、头晕耳鸣、带下不止、虚热盗汗;亦可用于产后血虚眩晕。

禁忌:凡脾胃虚寒、大便溏薄者不宜用。

21. 鱼胶糯米粥

配　方:黄鱼胶 30 克,糯米 50 克,油、盐、味精各少许。

制　法:将鱼胶烤酥,糯米炒熟,两者同研为粉末。再将上二味放入开水锅内,搅成糊状,调入上述味料便可食用。

功　效:益精血。适合妇人脾肾虚弱,血少精亏,肾虚滑精,产后风痉,吐血,血崩。

22. 鱼鳔糯米粥

配　方:黄鱼鳔 30 克,糯米 50 克,油、盐、味精适量。

制　法:鱼鳔、糯米煮粥,加油、盐、味精调味服食。

功　效:补中益气养血,补肾益精。适用于妇女脾肾虚弱、腰酸、白带过多、食欲不振等。

23. 砂糖炖鱼鳔

配　方:黄鱼鳔 30 克,白砂糖 60 克,清水适量。

制　法:放瓦盅内隔水炖服。每日 1 次,连服数次。

功　效:止血消肿。适用于痔疮。

24. 黄鱼鳔丸

配　方:黄鱼鳔 100 克。

制　法:炒炼成胶,再做丸如珠。每日 2 次,每次服用 2～5 粒,用温开水冲服。

功　效:补气养血。适用于气血亏虚者。

25. 鱼脑石胶囊

配　方:黄花鱼头中鱼脑石 3 粒。

制　法:焙燥研成细末,充入空心胶囊中服用。每次 3 粒,每日 3 次。

功　效:排石。适用于尿道结石。

26. 鱼鳔阿胶粥

配　方:黄鱼鳔、阿胶各 6 克研末,大米 50 克。

制　法:鱼鳔、阿胶、大米加水适量共煮成粥,长期食用。

功　效:调经止痛。适用于骶尾痛伴月经不调者。

27. 脑石黛冰散

配　方: 黄鱼鱼脑石 30 克,青黛 1.5 克,冰片 3 克。

制　法: 鱼脑石研细末,加入青黛、冰片,每日 2 次,取少量吹于鼻中。

功　效: 排脓,适用于副鼻窦炎长期流脓涕者。

28. 化鱼鳔

配　方: 黄鱼鳔 200 克。

制　法: 将鱼鳔放入锅内,加水用慢火炖 1 日,时时搅拌,防止烧焦,使全部炖化,分作 4 日服用,每日 2 次,服时需加热。

功　效: 止血。适用于齿龈出血。

29. 鱼肚羹

配　方: 黄鱼肚 150 克。

制　法: 将鱼肚加水适量煮羹食用。

功　效: 养血止血。适用于白血病体力衰弱者。

30. 南烧黄花鱼

配　方: 黄花鱼 500 克,雪里蕻 25 克,肥瘦肉 10 克,干辣椒 1.5 克,油 7.5 克,酱油 40 克,糖 25 克,料酒 15 克,味素 1.5 克,汤 300 克,葱、姜、花椒、明油各少许。

制　法:

①将鱼去鳃、内脏,刮洗干净,在鱼身上两面剞斜直花刀,肥瘦肉、雪里蕻、干辣椒均切 1 厘米丁,葱切段,姜切片。

②用勺烧油至八九成热时,将鱼用酱油腌渍一下,投油中炸至金黄色时捞出。

③再用勺加油起锅,油热时,加葱、姜和配料翻炒,再加调料和汤,将鱼下勺煨焙,至汤剩下 50 克左右时,拣出葱、姜、花椒,淋上椒油即成。

功　效: 补气温中,宣肺豁痰。适合寒饮内盛,咳嗽痰滞,胸膈满闷者选食。

31. 松子黄鱼

配　方：黄鱼750克，松子仁50克，水发香菇3只，光荸荠3只，酱油25克，白糖75克，香醋60克，绍酒10克，胡椒粉1克，清汤250克，菱粉25克，麻油15克，植物油1500克(耗125克)。

制　法：

①将鱼刮净去鳞、内脏、鳃，撕去背鳍，去皮，洗净，斩下鱼头，批下两侧鱼肉(尾部不批断，需连在一起)，斩去龙骨，鱼肉一面剞上大的麦穗花刀。香菇去蒂，洗净泥沙，同荸荠均匀切成2分见方的丁待用。

②烧热锅倾入植物油，待油烧至三成热时，将松子仁下锅用文火炸熟捞出，随即将油继续烧至7成热，然后将黄鱼先用湿菱粉拌匀，再扑上干菱粉下油锅炸酥捞出，沥干油分装在盆内。

③另烧热锅加入植物油25克，投入香菇丁、荸荠丁略炒一下，烹入绍酒，加入酱油、清汤、白糖、胡椒粉，待烧沸后加入香醋，即用湿菱粉勾琉璃芡，淋入麻油推匀，起锅浇在黄鱼上面，撒上松子仁便成。

功　效：益气生津。适合习惯性便秘、口干口渴者。

32. 芝麻鱼排

配　方：黄鱼1500克，鸡蛋2枚，芝麻100克，料酒25克，味精5克，葱、姜各5克，生油1000克(耗75克)，菱粉20克。

制　法：

①将黄鱼刮净去内脏、鳞、鳃，洗净，用刀斩去头，剔去中间脊骨，批成净肉2块，修齐，剔去小骨和皮再切后(共8块)放碗中，加入味精、料酒、葱末、姜末拌和，浸腌2分钟。把鸡蛋敲碎放在碗中，与菱粉调成糊状。芝麻洗净，用锅炒熟待用。

②炒锅烧热，放入生油1200克，待油至四成热时，把鱼块蘸上蛋糊，两面沾上芝麻，放在温油锅内炸(不能用沸油，否则芝麻会落掉)，见油沸鱼熟时，用漏勺捞出，斩成1.3厘米宽的长条装盘即成。

功　效：活血补肝润肠。适合于习惯性便秘、中风后半身不遂者选食。

33. 特别黄鱼羹

配　方：鲜黄鱼500克，熟鸡肉75克，瘦猪肉75克，熟春笋50克，青豆50

克，瘦火腿末5克，蛤蜊500克，料酒25克，精盐6克，味精5克，小菱粉75克，姜汁5克，胡椒粉1克，汤500克，猪油50克，鸡油25克。

制　法：

①蛤蜊剥去硬壳，将肉投入开水锅氽一下捞出，洗净泥沙。黄鱼刮去鱼鳞，剖腹挖去内脏、鱼鳃，洗净，卸下两侧鱼肉，剔净骨头，切成1.3厘米见方的丁。猪肉、鸡肉、春笋均成1厘米见方的丁。

②将炒锅烧热，倾入汤，加放精盐，放入鱼丁、鸡丁、肉丁、笋丁、青豆，用旺火烧开后，加入料酒、姜汁，撇去浮沫，转用小火烧2分钟左右，即用水菱粉着薄芡，淋入猪油，取2/3装入盖碗内，随即将蛤蜊肉放入锅中黄鱼羹内，略滚一下，出锅覆盖在2/3的黄鱼羹上，淋上鸡油，撒上胡椒粉、火腿末即成。

功　效：补气填精，止消渴，软坚散结。适合糖尿病、淋巴结肿大、甲状腺肿大、肺结核者食用。

34. 苋菜黄鱼羹

配　方：黄鱼肉300克，冬笋50克，苋菜150克，高汤500克，盐5克，鸡油15克，味精5克，料酒25克，姜末5克，胡椒粉0.5克，水菱粉10克，猪油50克。

制　法：

①将黄鱼切成1厘米见方的丁，冬笋切成0.7厘米见方的丁，苋菜拣嫩头，洗净待用。

②将炒锅置于炉上，放入高汤、味精、盐、料酒、姜末、胡椒粉，然后放入鱼丁和笋丁，烧沸后撇去浮沫，约滚1分钟后，用水菱粉着芡，随即把苋菜放入锅中，放些猪油搅匀，出锅装入盖碗，淋上鸡油即成。

功　效：补气温中，止咳化痰。适合急、慢性支气管炎，胃寒腹痛，消化不良者食。

35. 家常焖黄花鱼

配　方：净黄花鱼500克，玉兰片、小白菜、冬菇、肥肉各15克，油75克，料酒15克，味素2.5克，酱油35克，糖10克，汤300克，葱、姜、花椒、椒油各适量。

制　法：

①将鱼身两面每隔5分剞上象眼块花刀，玉兰片切成长3.3厘米、厚0.33厘米的片，小白菜切成长3.3厘米的段，肥肉每隔0.3厘米剞上直刀，再顶刀切成3.3厘米、厚0.3厘米的片，冬菇破开，葱切段，姜切片。

②先将鱼身两面用少许酱油腌渍一下，用勺加油，油至七八成热时，将鱼投入油中，炸至金黄色时捞出。

③再用勺加油起锅，油热时，加调料和配料翻炒，加汤再把鱼下锅焖，焖至汤剩 150 克左右时，拣去葱、姜、花椒，调好口味，把小白菜下勺，加花椒油即好。

功　效：补气清热开胃。适合全血减少、纳差、体虚者食。

36. 大汤黄鱼

配　方：大黄鱼 1000 克，咸菜 100 克，冬笋 25 克，盐 6 克，料酒 10 克，味精 5 克，葱、姜各 10 克，胡椒粉 0.5 克，猪油 75 克，水 500 克。

制　法：

①将黄鱼刮去鳞，去鳃及内脏，洗净，在脐眼处斩断，然后在背部两面肉厚处用刀略划几下，咸菜切成末，冬笋切成片待用。

②将炒锅烧热后，放入猪油 50 克，将黄鱼下锅两面稍煎一下，烹入料酒，加盖略焖片刻后，加入水、葱段、姜末、咸菜末、笋片，随后加入盐、味精、胡椒粉，用大火烧沸后（约 5 分钟）再用小火烧 5 分钟，待汤汁呈乳白色时，淋入猪油 15 克，接着将鱼用漏勺捞出，装在汤碗中，然后把汤汁倾入鱼碗内即成。

功　效：补脾益胃。适合手术后或亚健康状态者选膳。

37. 银白鱼肚

配　方：油发黄鱼肚（湿）750 克，猪排 500 克，绿豆芽 500 克，瘦火腿丝 50 克，精盐 5 克，味精 5 克，绍酒 50 克，葱末、姜末各 35 克，浓汤 300 克，菱粉 15 克，猪油 75 克。

制　法：

①将鱼肚切成约 5 厘米长、3 厘米宽的方块，下沸水锅加入葱末、姜末、绍酒反复氽几次水捞起，再用清水漂洗干净，挤干水分盛在碗内。

②将绿豆芽掐去芽和根，洗净待用。猪排斩成块，下沸水锅氽一下水捞起，洗净血秽，放在鱼肚上面，上笼蒸 1 小时取出，除去面上的排骨（另作别用）。

③烧热锅放入猪油 25 克，投入葱、姜煸一下，烹入绍酒，加入浓汤、盐、味精，放入鱼肚，用文火略焙片刻，趁此时另烧热锅，放入猪油 50 克，投入绿豆芽，加入精盐、味精，用旺火煸熟后，滗去水分，将绿豆芽起锅，先装在盆中垫底，随后将鱼肚移至旺火上，用水菱粉勾芡推匀，起锅覆盖在绿豆芽上面，撒上火腿即成。

功　效：清热解毒，补肾益精，止血散瘀。适合腰肌劳损、跌打损伤、颈椎、腰椎骨质增生者食用。

38. 香荽鱼肚羹

配　方:沙爆鱼肚 150 克,芫荽 150 克,鸡蛋 2 枚,马蹄粉 1 克,猪骨 1000 克,烧酒少许。

制　法:

①猪骨先熬成汤,隔去骨。鱼肚浸软,在清水内洗过。

②用姜、葱起锅,下烧酒,清水放下鱼肚煨煮 10 分钟,捞起放在冷水里。

③将鱼肚擦干放入猪骨汤内滚至软滑时,调适口味,拌入马蹄粉水,再拌入鸡蛋浆上锅,加上芫荽即成。

功　效:透发麻疹,补肾益精。适合小儿麻疹、风疹透发不快,缺钙者选用。

39. 黄鱼鳔粉

配　方:黄鱼鳔 250 克。

制　法:把鱼鳔放入油锅内炸酥脆,研成细末,装入瓶内。每次 5 克,1 日 3 次,用温开水送服。

功　效:滋阴养血,扶正抗癌。用于辅助治疗胃癌、食道癌。

40. 鱼鳔灰粉

配　方:黄鱼鳔适量。

制　法:将黄鱼鳔适量烧灰存性,用酒和童子小便调服。每次 9 克,每日 3 次。

功　效:止血养血。治产后血晕。

第二十九章 章 鱼

章鱼又名蛸、八梢鱼、望潮。栖身于海底或岩礁缝中。分布于我国东南沿海地域，昼潜夜出。其肉鲜嫩，鲜食时，须先用开水烫去粘液，除表皮内脏，鲜食对人体有很好的补养作用，干制较少。性味甘咸寒。有补气养血功效。

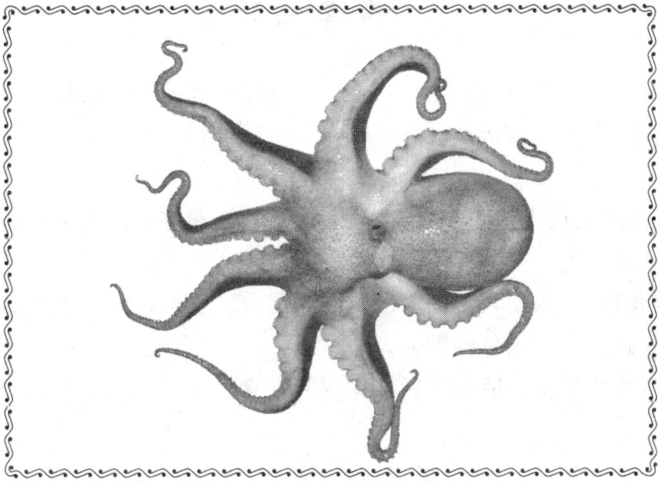

1. 莲藕猪脚章鱼粥

配　方:猪脚2个，章鱼60克，莲藕500克，红豆50克，红枣5枚。

制　法:把猪脚洗净，掰开，章鱼洗净，二者煮汤待用。红豆洗净，红枣洗净去核，切碎，二者入锅煮粥。待粥熟时，把莲藕去皮切碎块，与猪脚、章鱼汤一并倒入粥锅内，上火煮沸即可食用。

功　效:补血通乳。治产后血虚，症见面色无华，头晕眼花，乳汁不下或乳汁稀少。

2. 木瓜章鱼汤

配　方:猪尾(连尾骨)750克(1条)，章鱼100克，番木瓜500克，花生肉

150 克,红枣 5 枚。

制　法:

①猪尾刮毛,割去肥肉,洗净,斩件;半生熟木瓜去核,洗净,切厚件;章鱼浸发,撕开;红枣(去核),花生肉洗净。

②把全部用料放入锅内,加清水适量,武火煮滚后,改文火煲三小时,调味供用。

功　效:补血通乳,强壮腰膝。适合产后血虚,腰膝酸软,头晕眼花,面色无华,乳汁稀少者。

3. 章鱼炖鸡

配　方:光鸡 1000 克(1 只),干章鱼 50 克,干贝 10 克,味精、精盐、料酒、姜片、鲜奶、鸡汤、火腿汁各适量。

制　法:

①章鱼洗净切成小段。干贝洗净放在炖盅内,将光鸡开腹取内脏洗净,鸡腹向上,放入干贝盅内。

②章鱼放鸡面上,加入鸡汤、火腿汁、味精、盐、料酒、姜片,上笼蒸熟烂,去掉姜片,加入鲜奶,再蒸 15 分钟即成。

功　效:补气养血。适合病后或体弱者常食。

4. 章鱼猪蹄花生汤

配　方:干章鱼 100 克,花生米 150 克,猪前蹄 1 个。

制　法:将章鱼洗净,泡软切成几块,三味共煮,饮汤食肉及花生米,连食 3～5 天。

功　效:补气养血。适用于产后气血不足、乳少或无乳等。

5. 章鱼泥

配　方:新鲜章鱼适量,冰片少许。

制　法:将新鲜章鱼捣烂,加少许冰片调敷患处,1 日 1～2 次。

功　效:解毒消肿。适用于痈疮肿毒久溃不收者。

6. 拌章鱼干

配　方:章鱼干 300 克,白菜心 150 克,香菜茎 15 克,大蒜 25 克,酱油 15 克,醋 50 克,香油 1.5 克,盐、味素各适量。

制　法:

①将章鱼干洗净,用温热水浸泡,泡至鱼干浸透水分,取出装盘,上屉蒸熟,凉后用手撕碎。

②将白菜心顶刀切成粗 0.5 厘米的丝,香菜茎洗净,用沸水烫一下,用冷水浸凉,切为长约 2.6 厘米的段。

③把切好的白菜心、香菜茎装盘(形如馒头),再把撕好的鱼干撒在白菜丝上面,食时浇上大蒜汁拌匀即成。

功　效:补气养血清热。适合全血减少者选食。

7. 章鱼片

配　方:新鲜章鱼 200 克,葱、姜、精盐等调料适量。

制　法:将章鱼先用开水烫一下,后去表皮切片,放炒锅中炒熟加调料后食用。

功　效:补气养血,开胃增食。适合体弱纳差者用。

第三十章 鲍 鱼

鲍鱼又名鳆鱼、石决明肉、镜面鱼、将军帽、耳贝、九孔螺。《医林纂要》称其为明目鱼。为海产软体动物，产于我国山东、辽宁、浙江、福建等沿海一带。其肉质柔松而鲜美，是名贵的海产品，号称“八珍之一”。每百克鲍鱼肉含蛋白质40克，脂肪0.9克，碳水化合物33.7克，尚含有多种维生素和矿物质。鲍鱼壳含精氨酸、甘氨酸、丙氨酸等20多种氨基酸，还含有碳酸钙、胆壳素、壳角质等成分。药用称为石决明，是常用中药之一。鲍鱼性味甘咸平。有滋阴清热、益精明目、调经功效。

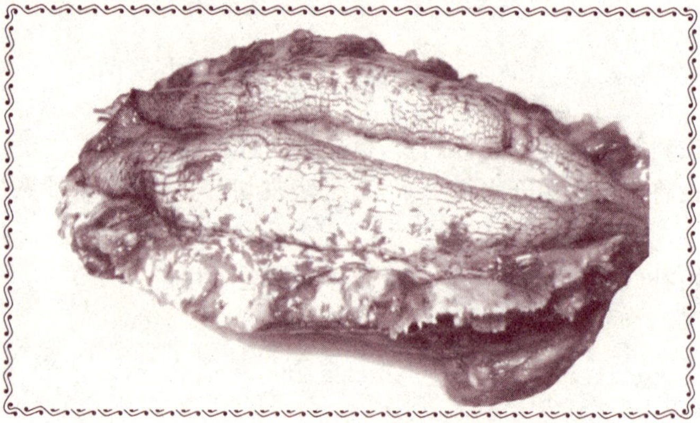

1. 海参炖鲍鱼

配　方：鲍鱼2只，海参150克，枸杞子、桂圆肉各150克。

制　法：

①鲍鱼、海参分别用开水浸发、洗净，分别切片或切丝；枸杞子、圆肉洗净。

②把全部用料放入炖盅内，加滚水适量，盖好，隔滚水文火炖3～4小时，调味供用。

功　效：养阴补肾、滋润肠燥。用于下元虚损、二便难排；或阴虚内热之大便燥结；或劳伤肺肾之喘咳、痰中有血；或老年人大便燥结、排尿困难者。

2. 猪肉鲍鱼莲子汤

配　方:鲍鱼干 20 克(浸泡洗净切片),瘦猪肉片 100 克,去皮去心莲子 30 克,调料适量。

制　法:上三味加水慢火炖熟,和盐调味温服,经常服用。

功　效:滋阴清热。用于肺癌或肺结核、阴虚烦热者。

3. 鲍鱼葱茎汤

配　方:鲍鱼 2 只,葱茎 2 根。

制　法:将鲍鱼洗净,与葱茎共煮食,连食数日。

功　效:调经通乳。用于血枯经闭、乳汁不足者。

4. 软炸鲍鱼

配　方:鲜鲍鱼肉 200 克,油 50 克,面粉 25 克,料酒、胡椒面、椒盐各少许。

制　法:

①将鲍鱼洗净,去掉边缘,由里向外剞上斜直刀(深度 1/2 为宜),翻过来再剞上斜刀(深度相同),然后由嘴处直刀切开 。

②将鲍鱼装入碗内,加调料抓拌均匀,再将鲍鱼逐个沾上干面粉,拣在盘上。

③用勺加油,油至七八成热时,将鲍鱼一一投入油中,用手勺不断翻动,炸至金黄色时,控净油装盘。食时带椒盐。

功　效:滋阴清热。适合肺结核、膀胱结核等食用。

5. 十八学士贺三元

配　方:鱼翅 150 克,鲍鱼 150 克,海参 150 克,鸽蛋 18 枚,猪里脊 150 克,鸡肉 750 克,火腿 25 克,口蘑、香菇、油菜心、菠菜心、白菜心、豆苗各少许,精盐、味精、白酱油、料酒、奶汤、葱、姜、花椒各适量。

制　法:

①将鸡从脊背开刀,去骨,去五脏,冲洗干净后切块,猪里脊切成块,一起下锅氽一下捞出,再用冷水冲洗干净,平放在盘中,鱼翅、海参、鲍鱼分三堆放在鸡肉上面,然后加葱、姜、花椒、精盐料酒、白酱油、味精、奶汤,上屉蒸烂。

②鸽蛋18个，分别打在18个碗里，再将火腿、冬笋、口蘑、香菇切成米粒状小丁，点在鸽蛋上，两边各加一根豆苗，上屉蒸5分钟。

③将菜心洗净，用肥油冲一下，再放入蒸鸡的奶汤中氽一下，使之入味，然后三个方向码在蒸好的鸡肉上。鱼翅在中间，海参放在右边，鲍鱼放在左边，18个蒸好的鸽蛋围满盘边。

④将奶汤烧开去沫，勾成芡汁，加明油后浇在海参、鱼翅上即成。

功　效：补肝滋肾、清热解毒。适合高血压、动脉粥样硬化、疮疡肿毒者选膳。

6. 芦笋鲍鱼

配　方：听装鲍鱼1听，芦笋10支，火腿25克，水发冬菇25克，猪油75克，上汤150克，精盐6克，味精5克，麻油5克，湿淀粉35克。

制　法：

①将鲍鱼先剞成兰花纹，后切成条，芦笋切成段，火腿切成片，冬菇去蒂，洗净泥沙待用。

②烧热锅放入猪油，将冬菇、鲍鱼下锅炒一下，烹入料酒，加入鲍鱼汁、芦笋汁各50克，上汤，后放入芦笋、火腿，再加入味精、精盐，盖上锅盖用文火焖5分钟左右，即用湿淀粉打欠，淋入麻油推匀，起锅装盘即成。

功　效：滋阴清热利尿。适合尿频尿急者选食。

7. 龙井氽鲍鱼

配　方：罐头鲍鱼250克，龙井茶叶15克，味精1.5克，料酒10克，盐水5克，清汤1000克。

制　法：

①将鲍鱼片成薄片，放入碗内，龙井茶叶用开水冲泡片刻，将茶水倒出，茶叶备用。

②锅放火上，添入清汤，兑入味精、料酒、盐水，烧开后冲入鲍鱼内，上菜时把发好茶叶撒入碗里。

功　效：清热滋阴，适合慢性肠炎患者选择食用。

8. 鲜菇滑鱼球

配　方：鲜菇300克，鲍鱼350克，姜末、蒜茸、盐各5克，葱段10克，酒1.5

克，味精 2.5 克，香油 1 克，胡椒粉 0.1 克，花生油 50 克，蛋清 1 枚。

制　法：

①鲜菇去杂物洗净，下开水锅氽一下捞出，控干水分。生鱼肉去皮剞十字花刀，改刀长方形块，用蛋清、淀粉抓拌。

②用一碗放点汤，加生油、盐、味精、胡椒粉、香油、淀粉。香油、淀粉调成汁，姜切末，葱切段，蒜切末。

③将鱼肉下入温油锅中滑透。

④锅留底油，下入姜、蒜炝锅，下入鲜菇翻炒，加鱼块、料酒翻勺，倒入调好的汁，翻炒均匀出锅。

功　效：滋阴养血。适合白细胞减少、肝病患者选食。

9. 决明木杞汤

配　方：石决明 12 克，枸杞子 10 克，木贼草 6 克。

制　法：用上三味药，水煎服。

功　效：养阴明目。治夜盲症。

10. 决明菊花汤

配　方：石决明 9 克(碾碎)，黄菊花 6 克，草决明 9 克。

制　法：用上三味药，水煎服。

功　效：清热明目。治高血压眼底出血。

11. 决明柴骨汤

配　方：石决明 12 克(生碾碎)，银柴胡 6 克，地骨皮 9 克。

制　法：上三味，水煎内服。

功　效：养阴清热。治肺结核低热不解。

12. 决明元黄汤

配　方：石决明 18 克，元明粉 6 克，大黄 4.5 克，菊花、蝉蜕、白蒺藜各 9 克。

制　法：上药共水煎，内服。

功效：明目除翳。治目生白翳。

13. 决明菊花杞桑汤

配　方:石决明 24 克,菊花、枸杞子各 12 克,桑叶 9 克。

制　法:上四味,水煎内服。

功　效:清热养阴平肝。治眩晕。

14. 决明散

配　方:石决明适量。

制　法:将石决明煅制成疏松细粉,过筛,将伤口洗净,撒上药粉,而后按压一下即可。

功　效:止血。治外伤出血。

15. 潜龙汤

配　方:龙齿、龙骨、玄参各 6 克,龟版 24 克,生地黄 15 克,知母、黄柏、人参各 3 克,蛤粉 12 克,肉桂 1.2 克,鲍鱼片适量。

制　法:将鲍鱼片加水煮成汤,而后用鲍鱼汤煎上十味药。

功　效:滋肾阴,清虚火。治口燥咽干,面红目赤。

16. 鲍鱼山楂汤

配　方:鲍鱼 50 克,生山楂 10 个。

制　法:将鲍鱼与生山楂同煨至鲍鱼烂。饮汤,食鱼。

功　效:止血调经。适用于子宫癌有阴道流血者。

第三十一章 鮠 鱼

鮠鱼又名鮰鱼、鲴。《本经逢原》称其为阔口鱼,《食物本草》名曰白戟鱼。主产于长江流域,其它江河底层也有生长。其肉质肥厚,味道鲜美,为上等食用鱼类。每百克肉中含水分 79.7 克,蛋白质 13.7 克,脂肪 4.7 克,碳水化合物 0.9 克,灰分 1 克,钙 39 毫克,磷 143 毫克,铁 0.9 毫克。性味甘平。有补中益气,开胃利水功效。

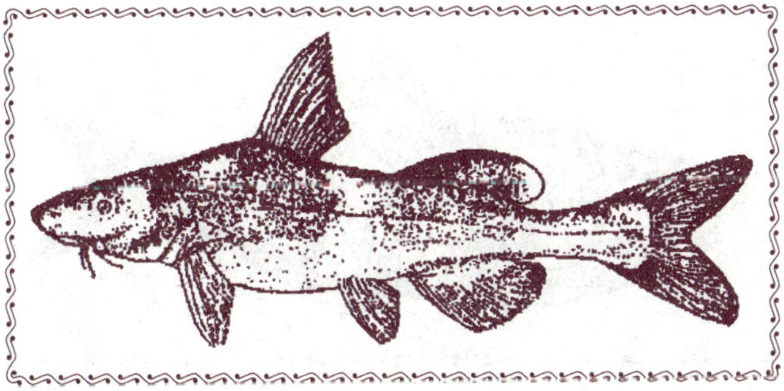

1. 三色鱼丸

配 方:净鮰鱼肉 250 克,菠菜汁 25 克,鸡蛋清 3 枚,蛋黄粉 15 克,精盐 2.5 克,肉汤 1000 克,猪油 10 克,胡椒 0.5 克。

制 法:

①将鲜鱼肉捶成茸,放入碗内,加猪油、鸡蛋清、盐、味精搅成糁,再将鱼肉分成相等的三份,盛入三个碗内,调三种颜色(一碗不加色成白色,另一碗加蛋黄粉成黄色,第三碗加菠菜汁,搅成深绿色)。

②炒锅置旺火上,加清水 1000 克,烧沸移至小火上,保持微开,将鱼糁按白、黄、绿色分别做成直径 1.7 厘米的丸子,煮熟。

③另一炒锅内加清汤烧沸,加入味精、胡椒、盐,再放入鱼丸,待汤沸时,盛入大盘内即成。

功 效:补中益气。治胃下垂。

第三十二章 鲥 鱼

鲥鱼又名曹白鱼、鳌鱼、鲙鱼、快鱼、响鱼。是我国主要经济鱼类之一，以广东沿海为多。小首细鳞，腹下利刺如刀，肉嫩肥美，刺多而细。浙江和广东分别用鲥鱼加工成“酒槽鳌”和“曹白鳌”，均久享盛名。每百克鲜鱼肉含蛋白质20.2克，脂肪5.9克，灰分1.1克，钙32毫克，磷179毫克、铁1.5毫克，核黄素0.11毫克，尼克酸2毫克。性味甘平。有开胃暖中补虚功效。

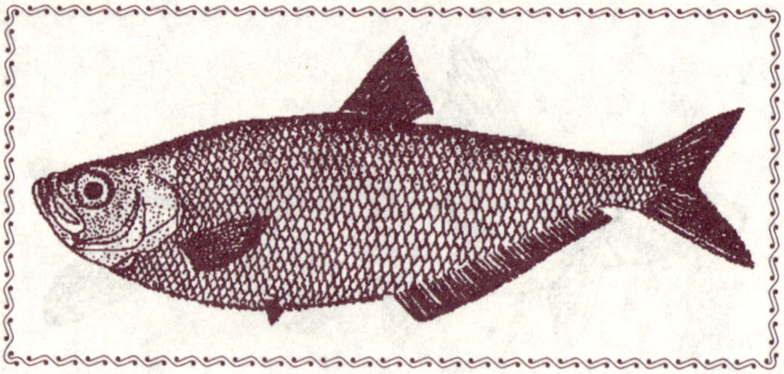

1. 半煎鲥鱼

配　方：鲥鱼750克，肉片、生油各100克，水发冬菇50克，笋花片75克，姜、料酒、酱油各10克，葱、味精、精盐各5克，白糖3.5克。

制　法：

①将鱼刮鳞、去鳃和内脏，洗净。葱切段，姜拍碎待用。

②烧热锅倾入生油烧热，将鱼下锅煎取出，趁热锅投入肉片、冬菇、笋花片、生姜略煸一下，再将鱼放入，烹入料酒，加入酱油、味精、白糖、上汤，盖上锅盖，用文火焖10分钟即熟，将鱼取出装在盘中。把锅内的汤汁开旺火收浓后，起锅淋在鱼上面，撒上葱段即成。

功　效：补气养血，温脾暖胃。适合脾胃虚寒引起的胃痛、腹胀、纳差者选用。

2. 鳓鱼健脾汤

配　方:鳓鱼 500 克,党参 25 克,淮山药 30 克,料酒、精盐、姜片、葱段、生油各适量。

制　法:

①将鳓鱼去鳃、内脏,洗净。党参、淮山药洗净后切片,装入纱布袋扎口。

②锅内加入生油烧热,将鳓鱼放入稍煎,注清水,加入料酒、葱、姜、盐、药包,烧煮至鱼熟,调好口味即成。

功　效:温中补脾、益气养血。由于脾胃虚弱、胃寒而引起的食欲不振、消化不良、体虚、四肢无力等症患者可常服。

3. 鳓鱼汤

配　方:鳓鱼 500 克,调料适量。

制　法:鳓鱼去鳞及内脏,加调料适量煮汤食用。

功　效:补虚。适合虚弱者食用。

4. 煅鳓鱼末

配　方:鳓鱼 1 条。

制　法:鳓鱼晒干,煅烧研末,冲服。

功　效:止惊。治心悸怔忡。

禁　忌:本品不宜多服、久服。

5. 鳓鱼七宝饮

配　方:鳓鱼 250 克(1 条),常山、草果、厚朴、槟榔、生甘草、青皮、陈皮各 2 克。

制　法:鳓鱼去鳞、鳃及肠杂,加入上药煎服,吃鱼饮汤。连食 3～5 天。

功　效:截疟。适用于疟疾遇劳即发者。

第三十三章 鲥 鱼

鲥鱼又名鲥刺、来、时鱼。《本草求原》称为三黎;《本草纲目》称为瘟鱼。分布在我国南海及东海,亦见于长江、珠江、钱塘江等流域的中下游。鲥鱼形秀而扁,色白如银,味美而多刺,是名贵的食用鱼类。初入江时脂厚味美,生殖后体瘦味差,故有"来鲥去鲞"之称。根据其营养成分分析,每百克鱼肉含水分 65 克,蛋白质 16.9 克,脂肪 16.9 克,碳水化合物 0.2 克,灰分 1 克,钙 33 毫克,磷 216 毫克,铁2.1 毫克,硫胺素微量,核黄素 0.14 毫克,尼克酸 4 毫克。性味甘平。有补虚劳、益脾肺功效。食用时不宜煎煮过久。本品古称稍发芥癞,故对部分体质过敏的皮肤病者宜慎用。

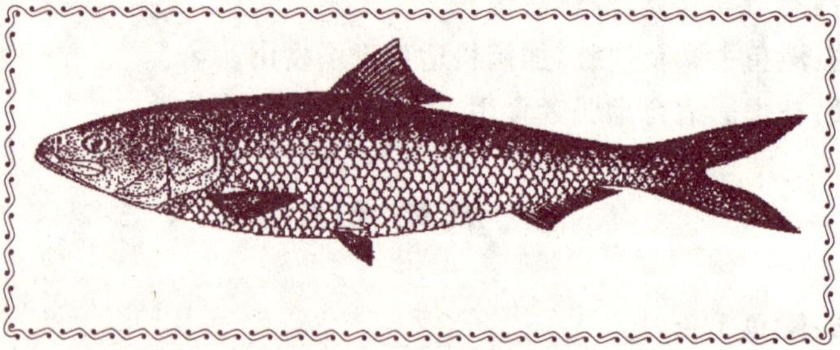

1. 鲥鱼健脾汤

配 方:鲥鱼 750 克,党参 15 克,白术 15 克,淮山药 30 克。

制 法:鲥鱼去肠杂,先煎药取汁,再入鱼共煮,熟后食用。

功 效:健脾胃。治脾胃虚弱之食少。

2. 参芪干烧鲥鱼

配 方:鲥鱼 600 克,党参、黄芪各 10 克,酱牛口条、玉兰片各 50 克,豆瓣酱 30 克,酱油、米醋、白糖、料酒、大料适量,辣椒糊 20 克,葱 15 克,姜 5 克,香油 25 克,植物油 500 克(实耗 75 克)。

制 法:

①将党参、黄芪切成长斜片，分别按水煮提取法提取党参、黄芪浓缩汁各10毫升，并挑出部分整齐的斜片，作上菜时点缀用。

②鲥鱼去内脏及鳃(不去鳞)，洗净。酱牛口条、玉兰片切成1厘米的小丁。葱、蒜去皮洗净切成碎末。

③将炒勺放在旺火上，倒入植物油烧至六成热时，将鲥鱼下勺炸透，呈金黄色。

④再把炒勺放在旺火上，放入植物油15克，将葱末、姜末、大料、豆瓣酱及辣椒糊一同放入勺内煸炒，炒至金黄色。然后用料酒一烹，放点水，加米醋、酱油、味精、白糖、香油，将鱼下勺。见开后，撇去浮沫，把酱牛口条和玉兰片丁放在鱼的一侧，移至微火上烤透(在烤的过程中，要把鱼翻过来，烤另一面)。再移至旺火上，加入党参、黄芪浓缩汁，等到鱼汁烧至少量时，将勺拿下，把鱼摆在鱼盘中央，将配料及鱼汁一并浇在鱼身上。将挑出的党参、黄芪斜片码在浇汁鱼上，以作点缀。

功　效：补脾益肺。治脾肺气虚导致的胃痛、纳差、咳嗽咯痰等。

3. 煎鱼肉饼

配　方：鲥鱼肉馅75克，面包粉300克，炸土豆条75克，生菜叶15克。

制　法：

①将鱼肉加工成适口的馅团，把面包粉铺在案上，用手把鱼肉团揉成一头尖一头团的鱼肉饼，用刀压扁成型。

功　效：健脾益气，和胃调中。适合胃病患者和习惯性便秘者食用。

4. 鲥鱼油

配　方：鲥鱼750克(1条)。

制　法：鲥鱼蒸后，以其流下之油，涂伤处。

功　效：治火烫伤。

5. 清蒸鲥鱼(一)

配　方：鲥鱼1000克，生姜、花椒、胡椒适量。

制　法：将鲥鱼去鳞及内脏，加姜、椒等调料蒸熟常食。

功　效：开胃健脾补虚。治体虚食少。

清蒸鲫鱼(二)

配　方:鲫鱼600克,香菇10克,玉兰片25克,西红柿50克,油菜心50克,精盐、味精、料酒、大料适量,葱15克,姜5克,鸡油25克(分两次用),植物油500克(实耗25克)。

制　法:

①鲫鱼去内脏及鳃(不去鳞),洗净。香菇用开水泡发洗净,片去根蒂。玉兰片切成薄片。西红柿用开水烫过,撕去皮,切斜块,洗去籽。油菜心洗净,用开水烫一下。葱切斜块,姜去皮切片,精盐、味精、料酒、鸡油10克放入一个碗内调匀。

②将炒勺放在旺火上,倒入植物油,烧至七成热时,将鱼下勺一炸速捞出,除去腥味,随即放在一个鱼盘内。放入香菇、玉兰片,将调好的调料倒在鱼盘内和鱼身上,加入葱块、姜片,然后上笼屉用旺火蒸熟(15分钟即熟,时间千万不要长,否则鱼肉变成灰色,吃着就不鲜了)。出笼后,拣去葱、姜、大料,把蒸鱼的汁滗在勺内,将鱼移到另一鱼盘内,再把炒勺放在旺火上,加料酒、味精、鸡油15克,放入西红柿、油菜心,煮沸后浇在鱼身上和鱼盘内即成。吃时,用筷子将鱼鳞向鱼的两头一拨即可。

功　效:补虚损、温脾胃。是体弱久病、气血不足、虚劳咳嗽、脾胃不和而引起食少、面黄消瘦者的美味滋补佳品。

6.鲫鱼鳞粉

配　方:鲫鱼鳞适量。

制　法:将鲫鱼鳞焙干,研末外敷。

功　效:治火伤、痈疽。

第三十四章　鲟　鱼

鲟鱼又名鲔、鮥。《本草纲目》称为碧鱼。分布于长江、黑龙江、钱塘江流域和其他沿海各地。每百克鱼肉中，含水分78.7克、蛋白质18.1克，脂肪1.9克，灰分1.4克。性味甘平。有益气补虚、活血通淋功效。

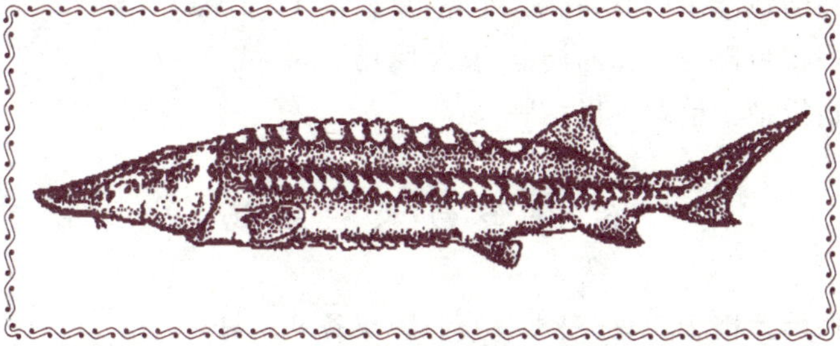

1. 鲟鱼清汤

配　方：鲟鱼、调料适量。
制　法：鲟鱼加调料煮熟后，食鱼喝汤。
功　效：益气通淋。治血淋。

2. 鲟鱼黄芪汤

配　方：鲟鱼500克，黄芪15克。
制　法：鲟鱼肉与黄芪共煮汤，熟后去芪食鱼饮汤。
功　效：补益肺气。治肺气虚自汗、动则易喘。

3. 鲟鱼强心汤

配　方：鲟鱼500克，党参、五味子各15克。
制　法：鲟鱼肉与党参、五味子共煮汤，食鱼饮汤。
功　效：益心气。治心气虚所致的心悸、怔忡、气短、脉结代等症。

4. 蒸鲟鱼肉

配　方:鲟鱼肉 60 克,葱白、绍酒、食盐适量。

制　法:将鱼肉放入碗内,加葱白、绍酒、盐隔水蒸熟,每日食一次。

功　效:散结。适用于慢性颈淋巴结炎伴痰火积聚者。

5. 鲟鱼牡蛎夏枯汤

配　方:鲟鱼肉 100 克,牡蛎 31 克,夏枯草 12.5 克。

制　法:将鱼肉与二味药同煮,食鱼喝汤。

功　效:散结。治颈淋巴结肿大。

6. 鲟鱼白术陈皮汤

配　方:鲟鱼肉 100 克,白术、山药、陈皮各 9.4 克。

制　法:鲟鱼肉与中药同煎服。

功　效:健脾益气。治贫血、营养不良、脾虚泄泻。

7. 鲟鱼柏藻汤

配　方:鲟鱼肉 100 克,黄柏 9.4 克,海藻 3.1 克。

制　法:鲟鱼肉与黄柏、海藻同煎服。

功　效:止血。适合血尿、前列腺炎患者选服。

第三十五章 鳣 鱼

鳣鱼又名鳇鱼、含光、蜡鱼、鲟鳇鱼。主要分布于黑龙江流域大的河流中，多栖息于两江汇合、支流入口及急流的漩涡处，是黑龙江水域名贵经济鱼种。鳇鱼籽或鲟鱼籽腌制成的“黑鱼籽”，风味独特，在国内市场久享盛誉。鳇鱼以其寿命长、个体大、食量多、力量强而著称，被誉为淡水鱼王。最大的鳇鱼可长达5m以上，体重达1000千克以上，其肉质粗糙，营养丰富，肉厚刺少，既可熏烤、冷冻，又可鲜食、盐渍。可制作许多独具风味的名菜。性味甘平。有益气补虚功效。体格健壮或有热之人不可多食。

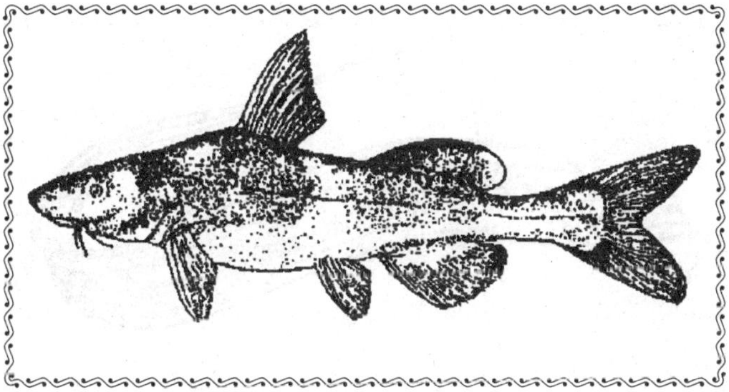

1. 清炖鳇鱼

配　方：鲜鳇鱼1000克，香菜20克，红辣椒1个，精盐2克，米醋15克，白糖10克，味精、葱、姜、蒜各15克。

制　法：

①将鲜鳇鱼改刀切成6.6厘米宽、10厘米长的大块装盘，加精盐拌和20分钟，姜、葱均切丝，蒜拍松，红辣椒洗净切丝。

②起勺加底油烧至五成熟，用葱、姜丝炸锅，添鲜汤，加鳇鱼块，放精盐、味精、米醋、白糖、红辣椒丝、蒜瓣调好口味，烧开移至慢火炖20分钟，点香菜段上桌。

功　效：补气健胃。适合于体弱者食用。

第三十六章 带 鱼

带鱼又名刀鱼、裙带鱼、鳞刀鱼、牙带、白带鱼。《医林纂要》称其为鞭鱼。分布于我国南北沿海，为我国四大经济鱼类之一，年产量居全国海产鱼类之冠。带鱼肉肥刺少，味美，不论鲜食、制罐、制鱼松或咸干品，均受消费者欢迎。食部每百克含水分74克，蛋白质18.1克，脂肪7.4克，钙24毫克，磷160毫克，铁1.1毫克，及一定量的碳水化合物，维生素B_1、维生素B_2，尼克酸，烟酸及维生素A。每千克带鱼含碘80微克。带鱼鳞的油脂中含有多种不饱和脂肪酸，有降低胆固醇的作用。带鱼性味甘温。有和中暖胃、补虚泽肤功效。

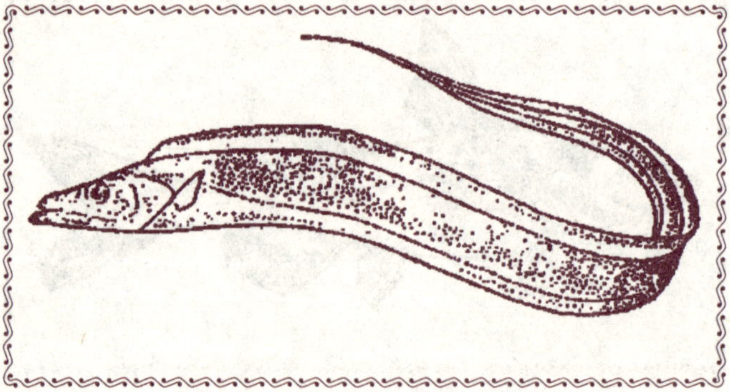

1. 带鱼益气汤

配　方：带鱼500克，黄芪30克，炒枳壳10克，料酒、精盐、葱、姜、生油各适量。

制　法：

①将黄芪、炒枳壳洗净，装入纱布袋中扎口。

②将带鱼去鳃，去内脏，斩成10厘米长的段，洗净，放入油锅中稍煎后，再放入适量的清水、药包、料酒、盐、葱、姜，煮至鱼肉熟，拣去药包、葱、姜，调好口味即成。

功　效：补益中气，温养脾胃。适合胃下垂、久泻、脱肛、子宫脱垂等中气下陷者食用。

2. 蒸带鱼女贞子

配　方:鲜带鱼 500 克,女贞子 20 克。

制　法:鲜带鱼洗净,切段,先蒸熟后,取上层之油与女贞子混合加水蒸之,20 分钟后取汁服用。

功　效:养肝补虚。适合迁延型肝炎、慢性肝炎患者食用。

3. 铁砂带鱼汁

配　方:铁砂 90 克,带鱼 500 克(数条)。

制　法:铁砂置清水中一宿,取其汁,煮带鱼食之。

功　效:散结益气。治瘿瘤。

4. 带鱼生姜豆皮汤

配　方:带鱼 500 克,淡豆豉 6 克,陈皮 3 克,生姜 3 片,胡椒 1.5 克。

制　法:带鱼去鳞及内脏,切块,先煮豆豉,调入生姜、陈皮、胡椒,沸后下鱼,煮熟食用。

功　效:暖胃和中。适用于脾胃虚寒、饮食减少、消化不良者食。

5. 生木瓜鲜带鱼汤

配　方:鲜带鱼 250 克,生木瓜 250 克。

制　法:将鲜带鱼去肠杂,生木瓜削去绿色的皮,除去白色的瓜核,切成块状,加清水适量煎汤,调味服食。

功　效:补虚通乳。适用于妇女产后乳汁过少者服食。

6. 带鱼鳞

配　方:带鱼鳞适量。

制　法:将鱼鳞外敷患处。

功　效:止血。治外伤出血。

7. 茼蒿焖刀鱼

配　方:刀鱼 500 克,茼蒿 50 克,油 75 克,料酒 15 克,味素 2.5 克,酱油 35 克,糖 10 克,汤 300 克,葱、姜、花椒、椒油各少许。

制　法:

①将刀鱼洗净,切成长约 10 厘米的段,在鱼段两面分别剞上象眼块花刀,茼蒿切成 3 厘米的段。

②先将鱼段用少许酱油腌渍一下。

③用勺加油,油至七八成热时,将鱼段投入油中,炸至金黄色时捞出。

④再用勺加油起锅,油热时,加葱、姜烹,将调味料和茼蒿入勺翻炒,加汤,再把刀鱼下勺焖,焖至汤汁剩 150 克左右时,拣去葱、姜、花椒,调好口味,加椒油即好。

功　效:补虚利肺和中。适合于咳嗽、咯吐浓痰、失眠多梦者选食。

第三十七章 银 鱼

银鱼又名玉筋鱼、面条鱼、玉鱼、鲙残鱼。体细小而透明，一般体长寸余。分布在山东至浙江沿海地区。其肉味鲜美，营养丰富，食部每百克含水分89克，蛋白质8.2克，脂肪0.3克，碳水化合物0.5克，灰分1克，钙258毫克，磷102毫克，铁0.5毫克，硫胺素0.01毫克，核黄素0.05毫克，尼克酸0.2毫克。做药膳时，须洗净砂粒杂质，最好除头部后再烹调。性味甘平。有补脾健胃、益肺利水功效。

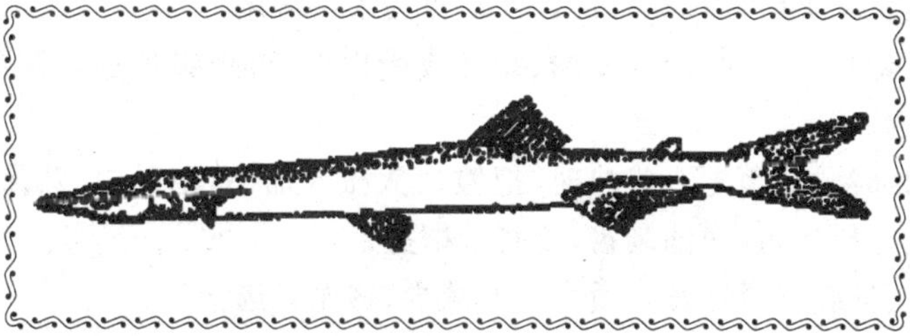

1. 银鱼汤

配 方:银鱼90克，葱适量。
制 法:将银鱼与葱煎汤饮服。
功 效:健脾止泻。适合小儿脾虚泄泻。

2. 银鱼消疳汤

配 方:银鱼30克，山楂15克，谷芽30克。
制 法:将上三味煎汤饮服。
功 效:消疳。治小儿疳积。

3. 银鱼粥

配 方:干银鱼50克，白萝卜100克，糯米100克，料酒、葱、姜末、精盐、猪油、胡椒粉各少许。

制　法:先将糯米泡一夜,洗净,干银鱼拣净杂物,稍泡洗净。白萝卜切成细丝。再把洗净的糯米放入开水锅内烧开,待米粒煮得要开花时加入白萝卜、银鱼、料酒、精盐、猪油、葱姜末,一同煮至熟烂成粥,吃时放入味精、胡椒粉即可。

功　效:补脾益胃,补虚消积,益肺。适用于脾胃虚弱、羸瘦乏力或虚劳咳嗽等症。

4. 烧银鱼

配　方:银鱼 150 克,油 50 克,鸡蛋 1 枚,面粉 50 克,盐、料酒、味素、胡椒面、椒盐各少许。

制　法:

①将银鱼中夹带的杂物拣出,洗净,控去水份待用。

②将鸡蛋打在碗中,加入面粉、盐和成蛋白糊,再把银鱼加入调味料抓拌一下,投入糊内。

③用勺加油,油至七八成热时,把银鱼散撒入油中,用手勺、笊篱不断翻动,炸至金黄色时捞出,控净油装盘,食时带椒盐。

功　效:健脾益胃补肾。适合全血减少、贫血者选膳。

5. 炒银鱼

配　方:银鱼 250 克,葱段、黄酒、食油、盐各适量。

制　法:将银鱼切细段,加葱、黄酒、盐,旺火油炒,佐餐食用。

功　效:健脾。适合头昏乏力、目涩昏花者食。

第三十八章　马面鲀

马面鲀又名剥皮鱼、橡皮鱼、面包鱼、皮匝鱼、猪鱼、烧烧鱼。其体内腥味浓，肉质美，色白无毒，营养价值高，是一种硬骨鱼类。每百克鱼肉中含水分 79 克，蛋白质 19.2 克，脂肪 0.5 克，灰分 1.7 克，钙 9 毫克，磷 174 毫克，铁 3.6 毫克。性味甘平。有健脾胃、助消化功效。

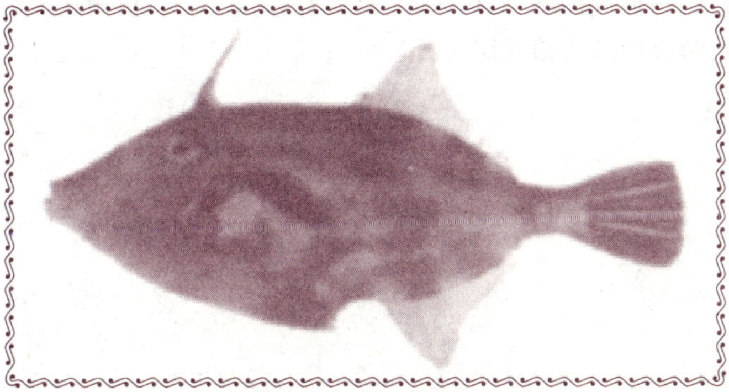

1. 醋溜橡皮鱼块

配　方：去皮带刺橡皮鱼 250 克，莴笋、木耳、油菜各 10 克，油 75 克，醋、汤、粉只各 50 克，糖、酱油、面粉各 25 克，盐、葱、姜、蒜、椒油各少许。

制　法：

①将鱼洗净，剁成约 3.5 厘米的段；莴笋、油菜切成长 2.5 厘米的排骨片；葱、姜、蒜切末；木耳大的切开，小的不动。

②将鱼块放碗内，加盐、酱油、粉只和面粉抓拌均匀。

③用勺加油，油至七八成热时，把鱼块一一投入油中，用手勺和笊篱不断翻动敲打，炸至焦黄色脆时捞出装盘。再用勺加油起锅，油热时，用葱、蒜、姜烹锅，倒入配料，加调料翻炒。

④汤沸时，调好口味，用粉只勾汁，倒入炸好的鱼块，迅速巅翻几下，淋入椒油即好。

功　效：健脾益气消食。适合消化不良、腹胀患者选食。

2. 鱼肉汁

配　方:马面鲀肉适量。
制　法:将马面鲀肉捣成糊状,纱布过滤去渣,每次8毫升,每日2次,内服。
功　效:益胃止血。治消化道出血。

3. 马面鲀粉

配　方:马面鲀肉适量。
制　法:将马面鲀肉焙干、研末,每次3克,每日2次,黄酒送服。
功　效:解毒散结。治乳腺炎。

第三十九章　牙　鲆

牙鲆，北方称偏口、比目鱼、地鱼、牙片。我国南北沿海均产。其肉厚质佳，细嫩鲜美，营养价值高，是重要的海产经济鱼类之一。也是北方十分喜好的名贵食用鱼。每百克鱼肉中含水分77.2克，蛋白质19.1克，脂肪1.7克，碳水化合物0.1克，灰分1克，钙23毫克，磷165毫克，铁0.9毫克，核黄素0.09毫克，尼克酸2.8毫克。性味甘平。有滋补脾胃、益气补虚功效。

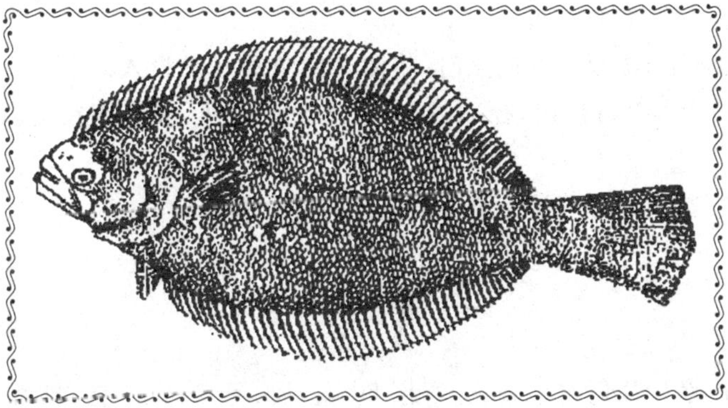

1. 黄精鱼卷

配　方：黄精、猪肉各10克，新鲜牙片鱼肉500克，鸡肉20克，酱油3克，冬菇、精盐、香油、白糖各5克，绍酒30克，鸡蛋、淀粉、鲜汤各50克，葱2克，姜1克。

制　法：

①将黄精放入碗内，加绍酒、白糖上屉蒸30分钟取出，和鸡肉末、猪肉、冬菇末、酱油、味精、香油、葱姜末调成馅备用。

②将鱼肉完整剔下，去掉鱼皮，切成2厘米长的段，再顺鱼肉丝片成4.5厘米厚、24厘米宽的大片，每片鱼肉撒上一层干面，用刀平拍一下，然后将馅抹在每片鱼肉上，卷成手指粗细的鱼卷，逐个卷完，用刀切齐备用。

③将大勺炼光滑，加一平勺新油，然后把鱼卷拖上一层蛋液，摆入勺内，煎成金黄色，再加鲜汤、精盐、味精焖一会，收汁出勺即可。

功　效：润心肺，强筋骨，健脾胃，补肾阴。适用于肺肾阴虚的干咳无痰、腰膝酸软，须发早白，亦可用于脾胃虚弱的倦怠食少，或产后虚羸，体倦乏力以及糖尿病等患者食用。

2. 炸芝麻鱼

配　方：牙片鱼肉 200 克，油 50 克，鸡蛋 1 枚，芝麻 50 克，面粉、料酒、盐、胡椒面、椒盐少许。

制　法：

①把牙片鱼肉去皮，切成长 10 厘米、宽 6.6 厘米、厚 0.45 厘米的大片。

②在牙片鱼两面撒上料酒、盐、胡椒面，沾上面粉，挂上鸡蛋糊，再沾上芝麻，用手按一下(使芝麻沾住)。

③用勺加油，油至七八成热时，将沾好的鱼片一一投入油中，用手勺不断翻动，炸至金黄色，熟时捞出，控净油，剁成 2 厘米宽块，原形摆在盘内，食时带椒盐。

功　效：益气补虚润汤。适合习惯性便秘者选膳。

3. 青椒鱼丁

配　方：净牙片鱼肉 150 克，青椒 50 克，油、粉只各 75 克，料酒、酱油各 25 克，鸡蛋半枚，味素 1.5 克，葱、姜、盐、椒油各少许。

制　法：

①将鱼肉片为 1.3 厘米的大片，在大片上割深 0.6 厘米的斜直花刀，再切成 1.6 厘米宽方丁，青椒切成 1.3 厘米方丁，葱、姜切末。

②将鱼丁放在蛋粉糊中抓拌均匀。

③用勺加油，油至七八成热时，将鱼丁抓散投油中，用手勺不断翻动敲打，炸至焦黄色捞出。

④再用勺加油起锅，油热时，加葱、姜烹锅，加配料翻炒几下，加调料，汤沸，调好口味，用粉只勾汁，再把鱼丁下勺，颠翻几下，加椒油即好。

功　效：助阳益气。适合肾亏腰痛、腰肌劳损者选用。

4. 菱白溜鱼片

配　方：净牙片鱼肉、火腿、汤各 150 克，菱白、粉只各 50 克，青豆 10 粒，油

75 克，料酒 15 克，蛋清半枚，味素 1.5 克，葱、姜、蒜、盐、椒油各少许。

制　法：

①将鱼肉切为 4 厘米的段，再片成 2.6 厘米宽、0.3 厘米厚的片，菱白切片，火腿切象腿片，葱切段，姜切末，蒜切片。

②将鱼片放在蛋清糊中抓拌均匀。

③用勺加油，油至五六成热时，将鱼片逐片投入油中，用手勺轻轻翻动，待鱼片浮起时，倒在笊篱上，控净油。

④再用勺加油起锅，油热时，用葱、姜、蒜烹锅，将配料倒入，加调料翻炒，汤沸时，调好口味，用粉只勾汁，再将鱼片下勺，轻轻滑动一下，加椒油即成。

功　效：益气补虚。适合慢性肠炎患者选食。常食亦可治河豚鱼中毒。

第四十章　乌贼鱼

乌贼鱼又名墨鱼、缆鱼、墨斗鱼、鱿鱼、乌鲗。早在两千多年前的《黄帝内经》中已见其名，属软体动物，分布于渤海、黄海及东海一带。乌贼鱼经济价值较高，除鲜食外，还可加工成干制品，畅销国内外。乌贼鱼鲜食时应去其骨骼，摘除内脏，但要注意不可拉破墨囊，以免溢出墨汁不易洗净。乌贼鱼每百克鲜品含水分84克，蛋白质13克，脂肪0.7克，碳水化合物1.4克，灰分0.9克，钙14毫克，磷150毫克，铁0.6毫克，硫胺素0.01毫克，核黄素0.06毫克，尼克酸1毫克，尚富含碘质。性味咸平。有滋阴养血、益气强志功效。乌贼鱼骨名乌贼骨，是临床上较为常用的中药之一，有较好的和胃制酸止血作用。

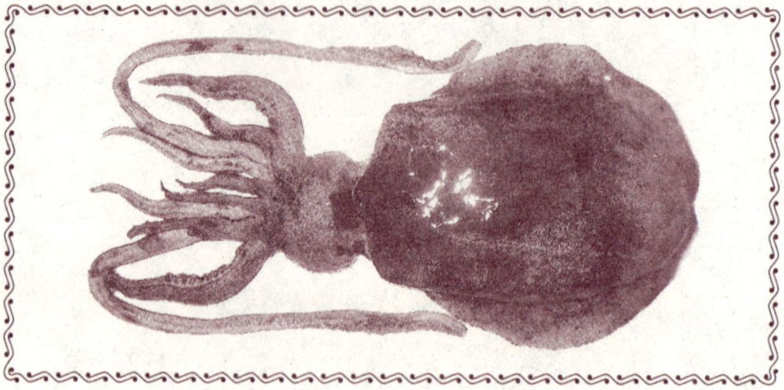

1. 双色鱿鱼卷

配　方：水发鱿鱼200克，鲜鱿鱼300克，火腿5克，香菜段10克，清汤50克，葱、姜7克，精盐5克，料酒10克，味精1克，猪油60克。

制　法：

①把发好的鱿鱼和鲜鱿鱼洗净，撕去外皮，皮面朝下平铺在案板上，切去周围不整齐的边，每隔3厘米剞上十字刀纹（刀深度为肉厚的3/4），再切成长5厘米、宽2厘米的块，用沸水焯过（鱼成卷状），捞至凉水内洗净，沥干水分待用。

②炒锅内放入猪油，旺火烧至六成热时放入葱、姜丝，炸至放香，放入清汤、火腿、料酒、味精烧沸，将两种颜色的鱿鱼卷倒入，颠翻搅匀，撒上香菜段。

功　效：滋养阴血。适用于五心烦热、两目干涩、头晕眼花者选膳。

2. 当归墨鱼汤

配　方:羊肉500克,墨鱼(连骨)250克,当归50克,淮山药100克,红枣5枚,生姜5片。

制　法:

①羊肉洗净,切块,用滚水拖去膻味;墨鱼洗净,取出墨鱼骨略打碎;当归、淮山药、生姜、红枣(去核)洗净。

②把全部用料放入锅内,加清水适量,武火煮滚后,改文火煲3小时,调味供用。

功　效:补血养肝,温经止带。适合肝血不足,寒凝经脉,月经不调,经行量多;或带下不止,头晕眼花,手脚麻痹,舌淡,脉细弱者。

3. 陈皮瘦肉粥

配　方:陈皮9克,乌贼骨12克,大米30克,瘦猪肉50克,食盐适量。

制　法:将猪肉洗净,切片;先将陈皮、乌贼骨(布包)、大米加水后并煮粥,待沸后去药渣,下瘦肉片,加食盐适量,煮熟后即可服食。

功　效:止酸行气。治胃气郁滞,胃酸过多之胃脘痛、嗳气、泛吐酸水等症。

4. 乌贼生姜粥

配　方:生姜50克,乌贼骨15克,大米100克。

制　法:生姜切片,用锅炒黑至炭状,与乌贼骨、大米同煮成粥。每日1剂,早晚服食。

功　效:补气调经。治气虚、月经后期。

5. 乌贼骨炖鸡

配　方:乌贼骨12克,鸡肉90克,精盐适量。

制　法:鸡肉洗净切块,乌贼骨打碎,加精盐适量上蒸笼蒸熟即可。吃鸡肉饮汤。

功　效:补气止血。治崩漏。

6. 乌鸡乌贼当归汤

配　方:水发乌贼鱼500克,当归30克,黄精60克,鸡血藤120克,乌骨鸡1000克,葱白、生姜、料酒、食盐各适量。

制　法:将鸡活杀洗净,再将洗净切好的当归、黄精、鸡血藤放入鸡腹中,加入清水适量,用武火烧至欲沸时,将水发乌贼鱼肉、生姜、料酒、葱白、食盐加入,改用文火煨炖,直至鸡肉熟烂为度。

功　效:补血活血。治血虚经闭。

7. 姜丝炒墨鱼

配　方:墨鱼400克,生姜50~100克,食盐适量。

制　法:墨鱼去骨,洗净切片,生姜切丝,锅烧热,放油烧至八成熟时倒入墨鱼、姜丝同炒,食盐调味,佐餐。

功　效:温经止痛。治痛经。

8. 茅根墨鱼羹

配　方:白茅根30克,丹皮15克,牛膝3克,墨鱼200克,精盐适量。

制　法:前三味洗净切片,以干净纱布包裹,与墨鱼同炖至熟软,去药包,入精盐少许,食鱼饮汤。每日1次,连服3~4日。

功　效:止血降火。治肝火旺所致经行吐衄。

9. 杜膝墨鱼猪髓汤

配　方:杜仲15克,墨鱼干400克,猪脊髓5克,牛膝100克。

制　法:上方加清水适量共煮汤,食鱼喝汤。

功　效:壮腰健肾。治腰腿酸软、腰肌劳损等症。

10. 十全大补汤

配　方:党参、黄芪、熟地黄、白术各3克,茯苓、白芍、当归各2克,肉桂、川芎、炙甘草各1克,猪瘦肉、猪肚各100克,墨鱼20克,生姜、食盐、味精各适量。

制　法:先将上药洗净,装入纱布袋内,扎紧袋口待用;然后把猪肉、猪肚、墨鱼洗净,同药袋一起放入砂锅内,加生姜、清水适量,先用武火烧沸,改用文火慢炖 1～2 小时,再将瘦猪肉、墨鱼、猪肚捞起,切成细丝,装入瓷碗内,将食盐、味精调入原汤中,用中火烧沸后,浇入碗中,即可食用。每次 100 毫升,每日 2 次,饮汤食肉。

功　效:益气补阳。治虚劳体弱、阳痿、神疲。

11. 酥油鱿鱼汤

配　方:干鱿鱼 200 克,绿豆芽 250 克,葱白 50 克,绍酒 15 克,精盐 10 克,味精 1 克,熟猪油 400 克(耗 50 克),芝麻油 1 克。

制　法:

①泡发干鱿鱼切成约 5 厘米长、0.5 厘米宽粗丝,葱白切薄片待用。

②绿豆芽摘去头尾洗净,放入开水锅余熟捞出,沥干水汁盛于碗内,加入绍酒、精盐、味精拌匀,然后倒入盘内作底料。

③炒锅放旺火上,倒入猪油烧到六成热,将切好的鱿鱼丝下锅油炸,1 分钟后迅即将猪油滗去,锅内过油鱿鱼丝加入芝麻油、葱白、绍酒、精盐、味精,在旺火上迅速翻炒 1 分钟,起锅推入绿豆芽上即成。

功　效:滋阴清热。适合肺结核、肾结核、骨结核,膀胱结核、子宫结核患者选膳。

12. 韭菜炒鱿鱼

配　方:鲜鱿鱼 200 克,韭菜 150 克,葱油 35 克,酱油 15 克,味素 1.5 克,料酒 15 克,椒油少许。

制　法:

①将鱿鱼切成长约 4 厘米、宽约 2 厘米的梳子形花刀。

②鱿鱼用沸水烫一下捞出,用勺加油起锅,油热时,加韭菜翻炒几下,调剂口味,加少许椒油即好。

功　效:滋阴补阳。适合自汗、盗汗、腰痛者选食。

13. 扫把鱿鱼

配　方:鱿鱼、冬笋各 150 克,水发冬菇、胡萝卜各 50 克,盐 6 克,味精 2.5

克，清汤100克，葱、姜、蒜、料酒各10克，胡椒粉0.1克，香油、淀粉各1克，酱油5克。

制　法：

①先将鱿鱼胀发好。

②将胀发好的鱿鱼在里面下刀，一边切丝，一边刻上十字花刀，改刀成块。

③将冬笋焯水。冬菇切成片，葱切段，姜切末，蒜拍松，取1只小碗，放入清汤、酱油、盐、胡椒粉、香油、淀粉、味精兑成汁。

④将鱿鱼、冬笋下入温油锅中，滑一下捞出。

⑤锅留底油，下入姜、葱、蒜、冬菇、木耳，倒入鱿鱼、料酒翻炒，再倒入兑好的汁，翻炒后淋香油加胡椒粉出锅。

功　效：养血滋阴，消食健胃。适合因缺乏维生素A所致疾病患者选膳。

14. 乌鸡白凤汤

配　方：鹿角胶、人参、白芍、香附、丹参、山药各25克，鳖甲、煅牡蛎、天冬、川芎、芡实各12克，桑螵蛸、黄芪、鹿角霜各10克，生姜、葱、当归各30克，甘草6克，生地黄、熟地黄各50克，银柴胡5克，墨鱼1000克，乌鸡肉15千克，绍酒150克，食盐、味精各适量。

制　法：

①人参润软，切片，烘脆碾成细末备用，其余的药用纱布袋装好，墨鱼用温水洗净，同鸡爪、翅膀和药一齐下锅，注入清水烧沸后熬1小时备用。

②鸡肉洗净，沸水焯后再洗净，切成条方块，摆在100个碗里，加上葱段、姜块、食盐、绍酒的一半，药汁适量，上笼蒸烂。

③鸡出笼后，择去姜、葱、鸡肉，扣入碗中，原汤倒在勺里，再加适量汤，调入余下的绍酒、食盐、味精烧开，撇沫，收浓，浇鸡面上即成。装100份。

功　效：补气养血，调经止带。治因血虚阴亏气弱而见神疲体倦、腰膝酸软、月经不调、白带量多，以及虚热、心悸怔忡、睡卧不宁等症。

15. 健脾营养抄手

配　方：建曲6克，甘草、泽泻、白豆蔻、桔梗各3克，黄连2克，陈皮、云苓各9克，山药、党参、莲米、苡仁、芡实、扁豆、麦芽各15克，山楂12克，藿香5克，光鸡2～5只，墨鱼150克，面粉、猪瘦肉各10k克，猪皮、杂骨适量，生姜末、胡椒粉、食盐各适量。

制　法：

①将按处方要求而配成的药物装入纱布袋扎紧口，清水漂洗备用。杂骨、猪皮、墨鱼、鸡肉分别洗净和药袋一起放入锅内加清水炖至鸡肉成为原汤。捞出药袋、鸡肉、墨鱼。鸡肉、墨鱼凉冷后剔去骨头、筋膜，切成细丝合匀，加味精、胡椒粉、食盐调好后做馅子，药渣不用。

②猪瘦肉剁成茸，加水适量，食盐、胡椒粉一半，搅匀成馅，以水肉不分离为度。

③面粉用水和匀揉成面团，揉至表面光滑为止，擀成薄片切成 10 张/50 克的小方块，制成抄手皮。

④将抄手皮逐张打馅包成抄手，待水锅沸后下入煮至浮起约 2 分钟即可。另用碗放入味精、胡椒、盐，掺入前面熬好的药汁原汤，抄手每十个装一碗，鸡肉、墨鱼丝蘸在上面即成。

健脾抄手药、食分制做法：

1. 食物部分按饮食烹调方法炖成抄手的原汤。

2. 药液制备：

①蒸馏：将白蔻、白术、陈皮、桔梗、藿香用蒸溜法制取蒸馏液 500 毫升，冷藏待用。药渣留用。

②煮提：将黄连、建曲、甘草等 13 位药连同上述药渣，共同煮提三次，每次煎煮 1 小时，以沸计时，三次药液合并过滤去渣，浓缩为浸膏，80℃热测，比重为 1.2 左右，冷却后加入药三倍量 95％的乙醇，充分搅拌均匀，静置沉淀 24 小时，吸取上清液回收乙醇，药液适当浓缩至约 1000 毫升，加入蒸馏液至 1500 毫升，摇匀静置过滤，吸取上清液滤至澄明，加入 10％尼泊金溶液 5 毫升和食用香精 2 毫升，搅匀，共制成 1500 毫升待用。

③使用时每碗用量 5 毫升，掺入原汤，盛入抄手即成。

功　效：益胃，健脾止泻。适合脾胃虚弱、消化不良、泄泻者食用。

16. 墨鱼炖鸡

配　方：乌贼鱼 500 克（去皮膜和脊骨）洗净，母鸡 1 只（去毛、内脏，洗净），盐、姜适量。

制　法：将母鸡与乌贼鱼加盐、姜等共炖熟食用。

功　效：补益气血。用于产妇补益气血，增加乳汁。

17. 乌贼骨粉

配　方:乌贼骨适量。

制　法:将乌贼骨研为细末,糖水调服。每服 3 克,每日 2～3 次,或外用搽涂。

功　效:止酸止血。治胃及十二指肠溃疡、胃酸过多,或创伤出血。

18. 墨鱼陈酒汤

配　方:墨鱼干(带骨)600 克,陈酒 250 毫升。

制　法:将墨鱼干同陈酒炖熟,食肉渴汤。

功　效:活血通经。适合月经不调者服用。

19. 鲜墨鱼炖猪肉

配　方:鲜墨鱼 800 克,瘦猪肉 250 克,盐适量。

制　法:将墨鱼洗净,同瘦猪肉一起炖熟食用,每日 1 次,5 天为一疗程。

功　效:止带。治白带下。

20. 贯仲乌贼骨散

配　方:贯仲 30 克,乌贼骨 12 克。

制　法:上二味共研细末,每服 3 克,每日 3 次。

功　效:止血。治崩漏。

21. 乌贼骨炖猪皮

配　方:乌贼骨 15 克,猪皮 60 克。

制　法:乌贼骨、猪皮洗净,猪皮切成 1 厘米长、0.6 厘米宽大小,与乌贼骨同放入陶瓷罐,加水 400 毫升,隔水用文火炖至猪皮熟透即可,一般服食 5 次为 1 疗程。

功　效:清热止血。治血热型崩漏。

22. 香菇粥

配　方:香菇 15 克,乌贼骨 6 克,白芨 10 克,白茯苓 20 克,大米 200 克,牛奶 250 毫升。

制　法:大米淘洗干净,加水浸泡 2 小时。香菇水发后洗净切丝。乌贼骨、白芨、白茯苓研细末。先将大米置砂锅内,加水武火烧沸,调以海螵蛸、白芨、白茯苓粉及香菇丝,文火炖煮 30 分钟,至米熟粥成时,倒入牛奶,再沸时离火,分三餐食用,酌加调味品。

功　效:健脾益胃,生肌止血。适合身体消瘦、腹胀便溏,或吐血、便血者用。

23. 鱿鱼粥

配　方:大米 400 克,生鱿鱼 300 克(1 条),活大虾 50 克,冬菇 4 个,鸡脯肉 100 克,莴苣叶 8 片,葱末 10 克,酱油 100 克,醋、麻油、味精、姜末各少许。

制　法:先将米淘洗后沥干待用,生鱿鱼剥去薄膜,斜切成薄片,虾去壳,冬菇用开水浸软撕成丝,鸡肉去筋切成薄片,莴苣叶切成 2 厘米长的段,用热水烫后沥干。将切好的原料摆放在洗净的盘上。葱、姜末、醋、酱油、麻油、味精一起调成佐料,再把熬好的粥趁滚烫时端到桌上。在碗内放入生鱿鱼片等原料,冲入滚烫的粥,蘸着佐料食用。

功　效:强筋骨,益智力。适合筋骨无力、头晕目眩、记忆力减退、腰膝酸软、阳痿早泄、女子性冷淡者食。

24. 墨鱼笋菇粥

配　方:干墨鱼 200 克(1 条),粳米 100 克,水发香菇 50 克,冬笋、精盐、胡椒粉、料酒、味精各少许。

制　法:先把干墨鱼去掉鱼骨,用温水浸泡胀透,洗净,切成细丝。香菇、冬笋也分别切成细丝。再将砂锅放入清水、墨鱼、料酒熬煮至烂,然后加入洗净的粳米、香菇、冬笋、精盐熬煮,待粥快好时,调入味精、胡椒粉便可食用。

功　效:滋阴养血。适合血虚目昏、胃酸过多、胃与十二指肠溃疡、妇女经闭、崩漏、带下、疝瘕、胎儿发育不良者食。

25. 乌骨果芡汤

配　方:芡实 30 克(炒黄),白果 5 克,乌贼骨 10 克,龙骨 30 克。

制　法:上药水煎内服,每日 1 次。

功　效:健脾温肾,利湿止带。适用于妇女带下色白稀薄。

26、乌贼冬瓜赤豆汤

配　方:乌贼鱼 250 克(洗净),连皮冬瓜 500 克,赤小豆 100 克,葱适量。

制　法:将乌贼鱼、连皮冬瓜、赤小豆、葱加入适量水炖烂熟,服食 3~5 天。

功　效:健脾利水,适合于急性肾炎所致水肿及肝病腹水等。

27. 清气化痰茶

配　方:百药煎、细茶各 30 克,荆芥穗 15 克,乌贼骨 3 克,蜂蜜适量。

制　法:将上述四味药研成细末,搅匀,每次取 3 克,加蜂蜜少许,用沸水冲泡即可代茶饮用。

功　效:清肺化痰。适合于肺热咳嗽、痰多气急、咯痰不爽者饮用。

28. 鲜姜墨鱼

配　方:鲜姜 15 克,鲜墨鱼 250 克,大蒜 5 克,精盐、味精、绍酒、香油各 3 克,淀粉 10 克。

制　法:

①将鲜姜去皮,切成细丝。将墨鱼去骨和内脏,撕去黑皮,洗净,在鱼肉的一面剞上麦穗花刀,再切成八分大的片。用一小碗加精盐、味精、绍酒和水淀粉兑成卤汁备用。

②炒勺放炉上加 500 克油,烧六、七成热时,把墨鱼下油冲炸一下,迅速起勺连油倒入油缶上的漏勺内,原热勺少留点油,放姜丝、蒜丝翻炒两下,将墨鱼卷倒入勺内颠翻两下,将兑好的卤汁泼流下勺,淋入香油即可出勺。

功　效:暖肾散寒,滋阴补血。适合于患有肝肾不足,阴虚所致的月经量少、痛经、经闭、崩漏带下、肾虚、腰痛足轻、消瘦乏力、形寒肢冷、小便频繁、水肿等病症者食用。

29. 香菇鱿鱼汤

配　方:水发鱿鱼100克,水发香菇50克,虾仁20克,肉末20克,冬笋片30克。精盐、味精、白糖、葱末、水淀粉、胡椒粉、熟猪油、麻油各适量。

制　法:

①将水发鱿鱼切成3厘米长的斜方块,放在开水中焯一下,捞起沥干。香菇去蒂洗净切成片。

②锅内加入猪油烧热,将葱末、肉末、冬笋片、香菇片加入煸炒,注入清水,然后加入浸泡的虾仁及料酒、精盐、白糖,煮开后,放入鱿鱼片,片刻后用水淀粉勾稀芡,加入味精、胡椒粉,淋上麻油即成。

功　效:滋阴补血,润燥生津。适合血脂高者用。

30. 清蒸鹿胎

配　方:干鹿胎1只,水发鱼肚片、水发鱿鱼片、熟火腿片、煮鸡蛋片各40克,水发冬菇片50克,料酒、精盐、味精、胡椒粉、葱、姜、高汤各适量。

制　法:

①鹿胎漂在清水中发3小时,发软后轻轻洗掉污垢,洗净后沥去水,摆在瓦钵内,加精盐、姜块、葱、料酒,再加汤淹鹿胎,上笼蒸1小时取出,拣去葱、姜,滤去汤。

②用刀将鹿胎划成3厘米见方的块,移装在汤罐子中,注入高汤,再把鱼肚片、鱿鱼片、火腿片、冬菇、鸡蛋片铺在鹿胎上面镶成各种图案,再上笼蒸2小时,鹿胎熟烂取出。

③在锅内注入高汤,用精盐、味精、胡椒粉调好味,浇在鹿胎上即成。

功　效:壮阳益肾,补精生髓。适用于肾虚、阳痿、遗精、早泄、子宫寒不孕者食用。

禁　忌:阴虚火旺者忌用。

31. 墨囊胶囊

配　方:乌贼鱼墨囊适量。

制　法:将完整新鲜的乌贼鱼墨囊烘干研末,装入空心胶囊,每粒约重0.25克,每日3次,每次6~8粒,温开水送服,1周为1疗程。

功　效：止血。治功能性子宫出血。

32. 参芪龟鹿膏

配　方：人参 20 克，黄芪 200 克，当归、陈皮各 50 克，龟版、艾炭各 100 克，升麻 30 克，紫河车 150 克，鹿角霜、乌贼骨各 75 克，蜂蜜 800 克。

制　法：将人参等 10 味加水适量浸泡 2 小时，加热煎煮，每隔半小时取汁 1 次，先后 3 次滤取煎液，合并煎液，浓缩至稠时，入蜂蜜煮沸，离火冷却，装瓶备用，每次 40 毫升，每日 3 次。

功　效：温肾益气止血。治功能性子宫出血。

33. 乌贝散

配　方：乌贼骨、贝母各适量。

制　法：共研极细末，每服 3 克，每日 3 次。糖水调服。

功　效：止酸。治胃及十二指肠溃疡泛酸者。

34. 百海龙散

配　方：乌贼骨 100 克，地龙 100 克，百部 15 克，白糖 200 克。

制　法：上四味共研细末，每服 6 克，每日 3 次。

功　效：止咳平喘。治慢性气管炎。

35. 龟版乌贼茜草汤

配　方：乌贼骨、龟版各 15 克，茜草 5 克。

制　法：上三味加适量水煎煮 1 小时，去渣取汁，用红糖调味后饮服。

功　效：壮骨。适合佝偻病骨骼变形者。

36. 水煮乌贼鱼卵

配　方：乌贼鱼卵 60 克。

制　法：水煮熟，以酱、麻油调味，拌食之。

功　效：消肿止痛。适合于牙龈肿胀，牙齿松动者用。

37. 乌贼茜草汤

配　方:乌贼鱼 50 克,茜草 30 克。

制　法:上二味同煮汤,饮汤,食乌贼。

功　效:止血。适合于子宫癌有阴道流血者的辅助治疗。

38. 烤鱿鱼

配　方:鱿鱼适量。

制　法:将鱿鱼在火上烘烤,食用时蘸以蒜末、椒盐。

功　效:散结。适用于甲状腺癌的辅助治疗。

39. 桃仁墨鱼囊

配　方:墨鱼干 18 克,桃仁 10 粒,食盐少许。

制　法:

①将墨鱼干放入温水内浸泡四小时,去骨、内脏,洗净。

②将桃仁与墨鱼干同放入铝锅内,置武火上烧沸,改文火煮熬 1 小时,加盐调味。

功　效:养血,滋肝养肾。适合于血虚闭经、崩漏、带下等。

第四十一章　鲚　鱼

鲚鱼又名烤子鱼、凤尾鱼、河刀鱼、龙头鱼、望鱼。成鱼多生活于海中，每年春季则成群由海入江，沿江而上作产卵洄游。食物主要为浮游动物及小鱼等。分布长江流域中下游及其附属的湖泊中。为名贵的经济鱼类，既可鲜食，又可制作罐头食品。性味甘温。有补气功效。

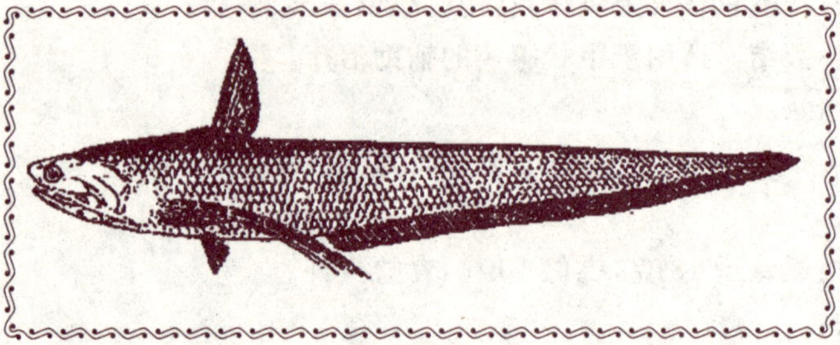

1. 鲚鱼汤

配　方：鲚鱼 500 克，生姜、花椒、精盐少许。

制　法：鲚鱼去鳞及内脏，加入生姜、花椒、胡椒、盐煮汤食用。

功　效：补气。用于体弱之人调补。

2. 鲚鱼豆豉汤

配　方：鲚鱼 500 克，生姜 3 片，胡椒 1.5 克，淡豆豉 6 克。

制　法：鲚鱼去鳞及肠杂，先煮豆豉，水沸后下鱼及其他，待鱼熟后食用。

功　效：健脾散寒。治脾胃虚寒所致的饮食不振、消化不良等症。

3. 椒盐酥鱼

配　方：凤尾鱼 500 克，精盐 7 克，花椒面 1 克，醋 10 克，姜 10 克(拍破)，葱段 15 克，熟菜油 750 克(耗 100 克)。

制　法:

①选新鲜鱼逐条刮鳞,剖腹,去内脏,洗净,搌干水分,与精盐4克、醋、葱、姜拌匀,码味半小时。将精盐3克炒干水分,舂细,与花椒面拌匀成椒盐面。

②炒锅置中火上,下熟菜油烧至五成热,分二次放入小鱼炸至酥脆呈金黄色,而后滗尽余油,放香油,簸匀盛盘,再撒上椒盐面即成。

功　效:补气温中。适合脾胃虚寒引起的胃脘痛、腹痛等症。

4. 鲚鱼扁豆陈皮谷芽汤

配　方:鲚鱼肉30克,扁豆9克,陈皮6克,谷芽12克。

制　法:将鲚鱼肉与扁豆、陈皮、谷芽同煎服,每日2次,连服3~5天。

功　效:调理脾胃。适合于慢性胃肠功能紊乱、消化不良者饮用。

5. 鲚鱼泥

配　方:鲚鱼适量,冰片0.3克。

制　法:将鲚鱼捣烂,加冰片0.3克,外敷患处,日敷1次,连用5~7日。

功　效:消痈除疽。适用于痈疽痔瘘。

第四十二章　鲈　鱼

"鲈鱼四鳃，独占松江一席，螃蟹八足，横行天下九洲。"相传这是湖广总督张之洞对松江县令联。鲈鱼又名四鳃鱼、花鲈、花寨、鲈子。分布于我国近海一带及河口和江河中。为咸淡水性鱼。每百克鱼肉中，含水分78.1克，蛋白质17.5克，脂肪3.1克，碳水化合物0.3克，灰分1克，钙56毫克，磷131毫克，铁1.2毫克，核黄素0.23毫克，尼克酸1.7毫克，维生素A 180单位。鲈鱼秋后始肥，肉质鲜美，色白如雪，食前须去鳞，除内脏，性味甘、淡、平。有补五脏，益筋骨，利肠胃、安胎功效。

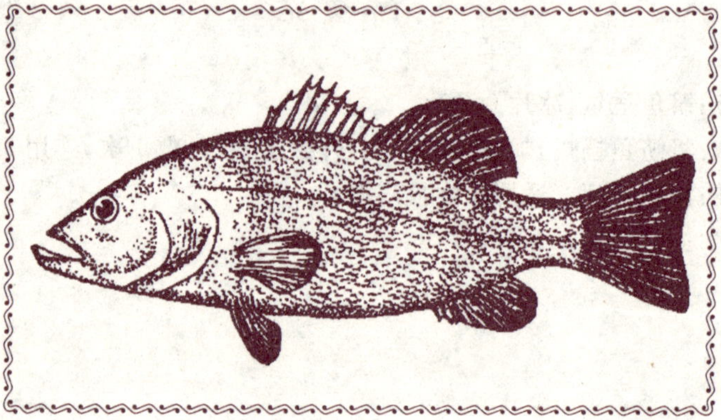

1. 鲈鱼粥

配　方：净鲈鱼肉100克，大米100克，猪五花肉50克，精盐、味精、麻油、葱、姜末、胡椒粉各少许。

制　法：先将鲈鱼肉、猪五花肉分别切成米粒状的碎末，再把洗净的大米放进水锅里用大火烧开，加入鱼肉、猪肉、精盐、葱、姜末稍煮。吃时可加麻油、味精、胡椒粉拌匀即可。

功　效：补肝益肾，健脾利水。适合水气、风痹、胎动不安者食。

2. 白术陈皮鲈鱼汤

配　方：鲈鱼500克，白术50克，陈皮9克，胡椒粉3克。

制　法：

①鲈鱼去鳞、剖净去肠杂，洗净。

②白术、陈皮洗净，一齐放入锅内，加清水适量，武火煮滚后，放入鲈鱼，改文火煲2小时，下胡椒粉、盐调味供用。

功　效：补气健脾，和中开胃。适用于病后失调，脾胃虚弱，食欲不振，体倦神疲，形体消瘦，口淡泛涎；或脾虚水肿者食。

3. 鲈鱼五味子汤

配　方：鲈鱼500克（1条），五味子50克。

制　法：鲈鱼去鳞、鳃及肠杂，五味子浸湿，共煮熟，食鱼喝汤。

功　效：安神。治失眠。

4. 北芪炖鲈鱼

配　方：北黄芪30克，鲈鱼500克，盐、味精适量。

制　法：将鲈鱼去鳞及内脏，洗净，连同北芪一起置瓦锅内加适量水，隔水炖熟，加适量盐、味精调味服食。每日或隔日一次。

功　效：健脾益气。治腹泻、消化不良。

5. 菊花鲈鱼块

配　方：鲈鱼脊肉150克，菊花2朵，葱花、姜末、精盐各3克，料酒6克，白糖1.5克，生菜油500克（实耗36克）。水淀粉、味精、香油各适量。

制　法：

①将菊花瓣摘下，剪去两端，先用10%的淡盐水略洗，再用冷开水冲泡后捞出，沥去水，待用。

②用汤6克把淀粉溶开，待用。将鱼肉切成长、宽各6.6厘米的方块，下入140℃的热油中炸八成熟，捞出控去油。炒锅内略留底油，上下烧热，下葱花、姜末略爆，炝入料酒，依次加放汤、食盐、白糖、味精、鱼块，颠匀勾芡，淋入香油，出

锅上盘。菊花的一半放在鱼块下垫底，另一半围在盘边上即成。

功　效：补虚壮体。适用于体质虚弱者用。

6. 黄油煎鲈鱼

配　方：鲈鱼肉 1000 克，煮圆土豆 2 个，面粉、鸡蛋各 200 克，生菜油 250 克，盐 15 克，黄油 50 克，味精、胡椒粉少许。

制　法：把鱼肉切成一份 2 块，撒盐、胡椒粉，蘸面粉，裹鸡蛋糊，用热油煎成黄色，放入烤炉内烤熟。起菜时配煮圆土豆 2 个，淋上黄油。

功　效：补脾益胃。适合习惯性便秘、胃及十二指肠溃疡者选膳。

7. 大汤鲈子鱼

配　方：鲈子鱼尾 500 克，五花肉 50 克，雪里蕻 25 克，冬菇、玉兰片各 15 克，油 6 克，料酒 15 克，酱油 20 克，味素 2.5 克，汤 300 克，盐、葱、姜、花椒、椒油各少许。

制　法：

①将鱼去鳃、除内脏，刮洗干净，在鱼身两面剞上斜直刀，雪里蕻切成 1 克的末，玉兰片切成长 3.3 厘米，厚 0.3 厘米的片，葱切段，姜切片。

②先将鱼身上抹酱油，用勺加油，油至八九成熟时，把鱼放油中，炸至金黄色时捞出。

③再用勺加油起锅，油热时加肉翻炒，再加配料和调料，加汤后把鱼下勺焖，焖至汤剩 200 克时，拣去葱、姜、花椒油即成。

功　效：健脾豁痰宣肺。适合急、慢性支气管炎者选膳。

8. 鲈鱼汤

配　方：鲈鱼肉 500 克，调料适量。

制　法：将鲈鱼肉加少许调料煮烂，食鱼喝汤。

功　效：利尿安胎。治妇女妊娠水肿、胎动不安。

9. 俄式鲈鱼带煮土豆

配　方：净鲈鱼、土豆各 1000 克，葱头、酸黄瓜各 125 克，蘑菇、酸青豆各 50

克，芹菜、黄油、胡萝卜各100克，番茄酱150克，白葡萄酒25克，柠檬1个，盐15克，醋精5克，咸青果10个，香叶2片，清汤500克，糖、胡椒粉少许，。

制　法：净鱼肉切成每份2片，用开水放醋精煮沸，用水冲洗，加上切碎的葱头、胡萝卜、芹菜、香叶、胡椒粒、盐、柠檬、清汤煮熟。用黄油炒葱头放番茄酱炒到油呈红色，放煮鱼的原汤煮沸，放胡萝卜条、去皮去籽的酸黄瓜条、酸豆、蘑菇片，咸青果块，调剂口味成为少司。起菜时配煮圆土豆，煮鱼上面浇少司。

功　效：益气清热，润肠通便。适合习惯性便秘，胃、十二指肠球部溃疡者选食。

10. 白术蒸鲈鱼

配　方：活鲈鱼500克(1条)，白术、生葱、姜片、猪腿肉、香菇、冬笋肉、生油各15克，黄酒10克，酱油、精盐、麻油各3克，白糖、味精各0.5克，胡椒粉少许。

制　法：

①将活鲈鱼宰杀洗净后放入汤盆内。

②将白术片及生姜片、生葱、猪肉、香姑、冬笋和酱油、黄酒、白糖、精盐、味精、生油、胡椒粉一起拌和，放在鲈鱼身上。

③汤盆放在蒸笼里用旺火蒸15分钟，出笼后淋上麻油即成。

功　效：益气健脾，利湿行水。适用于肝、心、肾脏病人属脾虚水肿者。

11. 鲈鱼牡蛎皮汤

配　方：鲜鲈鱼肉30克，陈皮60克，牡蛎125克。

制　法：将鲈鱼肉片与陈皮、牡蛎同煮，饮汤食肉。

功　效：补脾益气。治脾虚泄泻。

12. 鲈鱼鳃粉

配　方：鲈鱼干鳃适量。

制　法：将鲈鱼干鳃焙黄研末冲服，每次1克，每日2次。

功　效：镇咳。治小儿百日咳。

第四十三章 鲐鱼

鲐鱼又称鲐巴鱼、青花鱼、油胴鱼、鲭鲭。分布于我国东海、黄海、渤海。鲐鱼肉鲜香，可鲜食，亦可腌制或制罐头。每百克肉中含水分 70.4 克，蛋白质 21.4 克，脂肪 7.4 克，灰分 1.1 克，钙 20 毫克，磷 226 毫克，铁 2 毫克，硫胺素 0.3 毫克，核黄素 0.29 毫克，尼克酸 9.7 毫克。鱼精内含鱼精蛋白；鱼卵内含卵磷脂、脑磷脂、神经磷脂、胆固醇。每百克肝脏含维生素 A 2900 单位。鱼肉可制成肉浸膏，为一种可溶性含氮化合物，易被人体消化吸收。鲐鱼肌肉因含组胺酸较高，夏季易腐烂，保存不善极易分解产生组胺，食后会引起过敏性食物中毒。故应特别注意。性味甘平。有补益强壮功效。

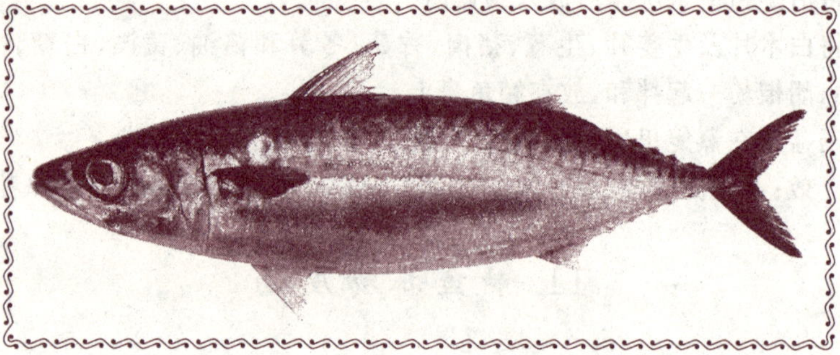

1. 鲐鱼香椿头

配　方：鲜鲐鱼 400 克(1 条)，鲜香椿 100 克，豆油 125 克，味素 1.5 克，酱油 35 克，料酒 15 克，清汤 400 克，葱、姜、花椒油、香油各适量。

制　法：

①将鱼刮去鳞，去鳃、内脏，洗净，在鱼体两侧每隔 10 毫米剞上斜直花刀，刀深到骨。

②香椿切成 50 毫米的段，葱切成段，姜切片。

③勺内加豆油起锅，油热时加葱、姜烹锅，出香味时，烹入料酒，加酱油、清汤、精盐、花椒调好口味，下入鲐鱼、香椿段，用旺火烧沸，再用温火焖，至鱼熟入味，加味素，淋花椒油、香油即成。

功　效:健脾补肾。适合子宫内膜炎、宫颈炎患者选膳。

2. 小白菜熬鲐鱼

配　方:鲐鱼 500 克(1 条),小白菜 50 克,油 50 克,料酒 15 克,味素 1.5 克,面粉 15 克,汤 500 克,盐、胡椒面、葱、姜、花椒、香油各少许。

制　法:

①将鱼去鳃,除内脏,刮洗干净,然后在鱼身两面剞上斜直刀,小白菜切成 5 厘米的段,葱切段,姜切片待用。

②用勺加油起锅,油热时,先炒面粉,再加葱、姜、花椒,然后加汤和调料,把鱼下勺炖,炖至鱼将熟时,加上小白菜,炖好后,拣去葱、姜、花椒,加胡椒面和香油即成。

功　效:清热滋阴除烦。适合肺结核、骨结核、肾结核、膀胱结核者选食。

3. 清炖鲐鱼

配　方:鲐鱼 250 克,料酒、精盐、葱段、姜片、白糖、熟猪油各适量。

制　法:

①将鲐鱼去鳞,去鳃,剖腹去内脏,洗净,斩成段。

②将鲐鱼段放在锅中,再放入料酒、盐、葱、姜、猪油、糖,注入适量清水,在武火上烧沸后,改文火烧至鱼熟即成。

功　效:滋补强壮。适合虚弱及食欲不振者用。

第四十四章　鲳　鱼

鲳鱼又名银鲳、义扁鱼、镜鱼、平鱼、婆子鱼。《本草拾遗》称其为昌侯鱼、昌鼠。分布于我国东南沿海、黄海和渤海。是名贵的海产经济鱼类。每百克鱼肉中含水分76克，蛋白质15.6克，脂肪6.6克，灰分0.9克，钙33毫克，磷135毫克，铁0.9毫克，硫胺素0.01毫克，核黄素0.1毫克，尼克酸0.8毫克。性味甘平。有益胃充髓功效。

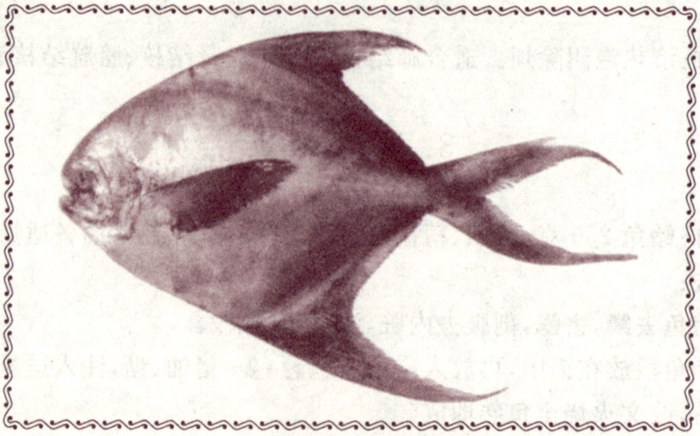

1. 参归银鲳汤

配　方：鲳鱼500克，党参100克，当归50克，生姜5片。

制　法：

①先把鲳鱼剖净，去鳞、鳃、内脏，起油镬，爆香姜片，放入鲳鱼煎到微黄。

②党参、当归洗净，加清水适量，武火煮滚，改文火煲一小时，然后放下鲳鱼煲热，加盐调味，饮汤食肉。

功　效：补气养血，健脾开胃。用于脾胃虚弱，气血不足，面色㿠白，神疲乏力，食欲不振，头晕心悸，形瘦气短，舌淡，脉虚者。

2. 鲳鱼补血汤

配　方:鲳鱼 500 克,党参、当归、熟地各 15 克,淮山药 30 克。

制　法:先煎后四味药,滤取药汁,再放入鱼共煮,熟后食肉喝汤。

功　效:补血。治血虚头晕。

3. 鲳鱼汤

配　方:鲳鱼 500 克,调料适量。

制　法:鲳鱼去鳞及内脏,加调料煮食之。

功　效:益气健脾补血。治贫血。

4. 干烧鲳鱼

配　方:鲳鱼 500 克(1 条),猪肉、猪油、料酒、酱油各 30 克,冬笋、花椒油各 20 克,雪里蕻 10 克,红干辣椒 2 个,花生油 1000 克(耗 50 克),白糖 50 克,葱末、姜末、蒜片各 3 克,清汤 300 克。

制　法:

①把鲳鱼去鳞、鳃、五脏,洗净后,沥干水,在鱼的两面每隔 1 厘米剞上刀纹(深度至鱼大脊骨),抹上酱油。把猪肉、冬笋切成 1 厘米见方的丁,雪里蕻切成 1 厘米长的小段,辣椒切成方丁。

②炒锅内放入花生油,烧至八成热时,将油下锅,炸至两面呈金黄色(已挺身)时捞出。

③炒锅内放猪油,烧至五成热时,放葱、姜、蒜、辣椒稍煸,即放入猪肉、雪里蕻、冬笋煸炒,烹酱油、清汤、白糖、料酒,烧沸后放入鱼,用微火焙 20 分钟左右,待汤汁已浓时,淋上花椒油。

功　效:温肺化痰。适合咳嗽、胸膈满闷者食。

5. 荔枝鲳鱼

配　方:鲳鱼 750 克(1 条),鲜荔枝 50 克,青豆 25 克,精盐 5 克,白糖 100 克,香醋 125 克,绍酒 15 克,胡椒粉 0.5 克,清汤 250 克,菱粉 25 克,植物油 1250 克(耗 100 克)。

制　法：

①将鲳鱼刮净鱼鳞，剖腹挖去内脏、鱼鳃，洗净。斩头去尾，卸下两侧鱼肉，鱼肉一面剞上麦穗花刀，随后先用湿菱粉抹匀，后扑上干菱粉。鲜荔枝去皮去核，一切二待用。

②烧热锅倾入植物油，待油烧至七八成热时，将鲳鱼下锅炸酥捞出，沥去油装入盆中。

③将清汤倾入锅内，加入精盐、白糖搅匀，待烧沸后，加入香醋，即用湿菱粉勾琉璃芡，随后起锅在鱼身上浇遍，撒上胡椒粉，鱼肉两旁放上荔枝肉便成。

功　效：补脾益气。适合脾虚久泻者选食。

6. 鲳鱼茧壳汤

配　方：鲳鱼 500 克（1 条），蚕茧壳 10 只。

制　法：将鲳鱼去鳞、鳃及肠脏，与蚕茧壳共煮。

功　效：补肾壮阳。治阳痿遗精。

7. 鲳鱼栗子汤

配　方：鲳鱼 500 克，栗子 10 个。

制　法：鲳鱼去鳃及肠杂，与栗子同煮，食鱼，栗子饮汤。

功　效：充精强筋。治筋骨疼痛、足软无力。

8. 鲳鱼扁豆香菇汤

配　方：鲳鱼 500 克，水发香菇 50 克，扁豆 20 克，葱、姜、盐适量。

制　法：将鲳鱼去鳞、鳃及肠杂，同扁豆、香菇、葱、姜、盐同煮汤。食鱼饮汤。

功　效：健胃消食。治消化不良。

9. 鲳鱼当归伸筋汤

配　方：鲳鱼肉 250 克，当归 12 克，伸筋草 30 克。

制　法：鲳鱼肉与当归、伸筋草同煮汤，饮汤食鱼。

功　效：健脾养血、柔筋利骨。适用于筋骨酸痛、四肢麻木等症。

10. 鲳鱼芍术汤

配　方:鲳鱼肉 250 克,白芍、白术各 12 克。

制　法:将鲳鱼肉与白芍、白术同煮汤,食鱼饮汤。

功　效:健脾补胃养血。适用于消化不良、脾虚泄泻、贫血等症。

第四十五章　黄姑鱼

黄姑鱼又名铜罗鱼、黄婆鸡、春水鱼等。多分布于我国渤海、黄海一带，尤以渤海湾、莱州湾为其主要渔场。春季5～6月份洄游至黄海、渤海沿岸产卵，并发出“咕咕”声，故叫黄姑鱼。黄姑鱼肉质鲜香，每百克鱼肉含水分71.1克，蛋白质19.3克，脂肪3.2克，灰分1.1克，钙67毫克，磷167毫克，铁1.7毫克，核黄素0.13毫克，尼克酸2.1毫克。鱼膘含丰富的胶体蛋白物质。性味甘、咸、平。有补肾、利水、消肿功效。

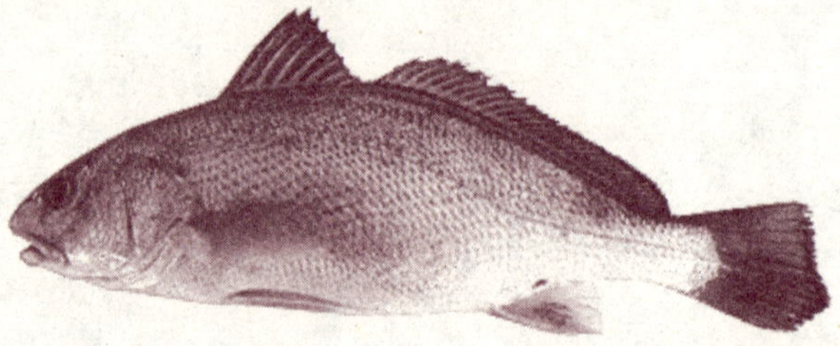

1. 清炖铜罗鱼

配　方: 铜罗鱼750克(1条)，五花猪肉25克，玉兰片15克，冬菇、青菜各15克，清油50克，料酒15克，味素2.5克，汤750克，盐、胡椒面、花椒、葱、姜、明油各适量。

制　法:

①将鱼刮洗干净，在鱼身两侧剞上斜直花刀。肉、玉兰片、冬菇、青菜切末，葱切段，姜切片。

②先将鱼皮投热油中触一下捞出，再用勺加油起锅，油热时，加葱、姜、料酒烹锅，加配料翻炒，再加汤和调料，汤沸时，撇去浮沫，调好口味，把鱼下勺，改慢火炖，炖至汤剩400克左右时，拣去葱、姜、花椒，淋入明油盛出，再撒上香菜末即好。

功　效: 补肾消肿。适合肾虚所致水肿者食用。

2. 黄姑鱼膘汤

配　方:黄姑鱼膘 120 克,调料适量。

制　法:将黄姑鱼加调料同煮熟,服食喝汤。

功　效:补肾生血。治产后腹痛。

第四十六章　鰕虎鱼

鰕虎鱼又名鲨、鮀、吹沙、沙钩鱼、沙鰮、沙竹、光鱼、油光鱼。《本草纲目》称为呵浪鱼。栖于沿海及河流中。多居于水的下层。以小虾、小鱼等为食。分布于我国沿海各地，以南部尤多。性味甘、咸、平。有益气暖中，健筋骨，行血脉，消积滞，利水通淋功效。

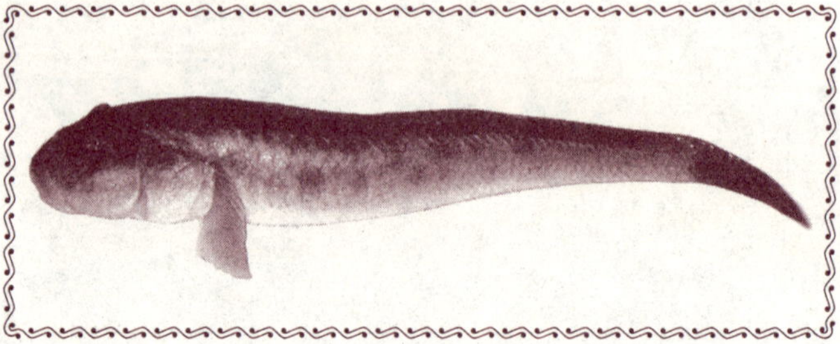

1. 清汤鰕虎鱼

配　方：鰕虎鱼 500 克，调料适量。

制　法：将鰕虎鱼去鳞及内脏，加调料煮汤常食。

功　效：暖中健脾。用于脾胃虚所致的饮食减少、食后腹胀、四肢无力、饮食不化等症。

2. 鰕虎鱼健脾汤

配　方：鰕虎鱼 500 克，黄芪 15 克，党参 15 克，淮山药 30 克。

制　法：将鰕虎鱼去鳞及内脏，与黄芪、党参、淮山药共煮熟后去药食肉饮汤。

功　效：升提益气。治脱肛、胃下垂、子宫脱垂。

第四十七章 鳕 鱼

鳕鱼又名大头鱼、大口鱼、鳘鱼。系群栖性冷水底层鱼，每年冬季大群回游于我国渤海、黄海北部一带，为我国产的唯一鳕鱼资源，经济价值很大。鳕鱼肉含水量较多，蒜瓣肉，白色，肌肉间无刺。每百克含蛋白质16.5克、脂肪0.4克。鳕鱼肝含油量高，是制取鱼肝油的优良原料。鳕鱼鲜食或干制均好。鲜食前须去鳞，除内脏，烹调时应加醋，以解其腥辣味。鳕鱼的盐干制品，有其特殊的香美味，为群众喜爱的食品，并可制成罐头，畅销国内外。有健脾胃、滋阴血功效。

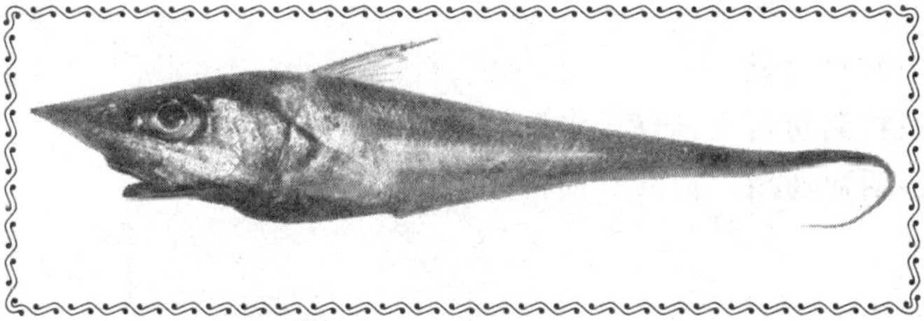

1. 汆鱼花

配 方：净鳕鱼花150克，玉兰片、黑木耳、青菜、酱油各15克，料酒10克，味素1.5克，汤400克，胡椒面、盐、明油各适量。

制 法：

①鱼花剔除黑筋，切为3.3厘米大小的块，玉兰片、青菜均切成排骨片，木耳大的切开。

②将主、配料用水烫一下捞出，控净水装入汤盘内，撒上胡椒面，勺内加汤和调料，汤沸，调好口味，撇去浮沫，盛入盘内，淋上明油即成。

功 效：健脾胃，养阴血。因鳕鱼胰腺可提炼胰岛素，故常食鳕鱼及其内脏，对糖尿病患者有辅助治疗作用。本方适合糖尿病者食用。

2. 红焖大头鱼

配 方：大头鱼750克(1条)，玉兰片、冬菇、油菜、肥肉、料酒各15克，油75

克，味素 2.5 克，糖 10 克，粉只 25 克，汤 300 克，花椒、葱、姜、椒油各少许。

制　法：

①将大头鱼洗净，去鳃、除内脏、刮鳞，在鱼身两面每隔 1.6 厘米剞上象眼块花刀。葱切段，姜切片，玉兰片切成长 3.3 厘米的片，肥肉每隔 0.3 厘米剞上直刀，再顶刀切 0.3 厘米厚片。

②先将大头鱼用少许酱油腌渍一下。

③用勺加油，油至七八成热时，将鱼投油中，炸成金黄色时捞出。

④再用勺加油起锅，油热时加调料和配料翻炒，加汤后把鱼下勺焖，焖至汤汁剩 150 克左右时，拣出葱、姜、花椒，加油菜，用粉只勾汁，浇上椒油即可。

功　效：润肠通便，滋阴养血。适合习惯性便秘者食。

3. 鳕鱼粉

配　方：鳕鱼适量。

制　法：将鳕鱼焙干、研粉，水调后涂患处。

功　效：活血通络。治跌打损伤。

第四十八章　黄颡鱼

黄颡鱼又名黄腊子、黄頬鱼、嘎呀子。《本草求原》叫做黄骨鱼。《随息居饮食谱》称为黄刺鱼。生于江河湖泊之中，白天栖于水底层，夜则浮于水面觅食。每百克鱼肉中含水分 80 克，蛋白质 16.1 克，脂肪 0.7 克，碳水化合物 2.3 克，灰分 0.9 克，钙 154 毫克，磷 504 毫克，硫胺素 0.01 毫克，核黄素 0.17 毫克，尼克酸 1.9 毫克。性味甘、平。有益脾胃、和五脏、利小便的功效。

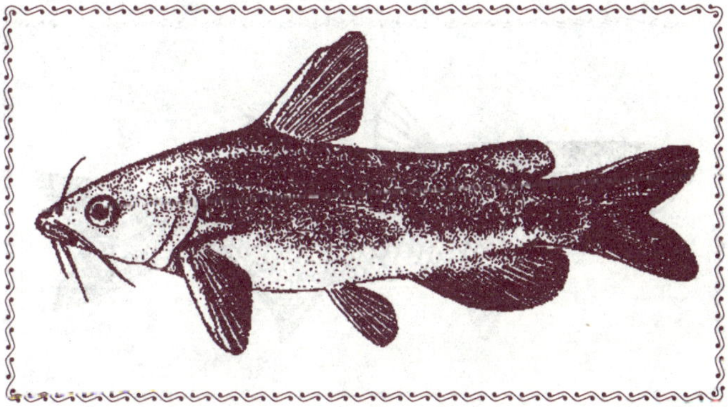

1. 颡鱼绿豆汤

配　方：黄颡鱼 400 克，绿豆 50 克，大蒜头 1 个。

制　法：黄颡鱼剖去肠杂，与绿豆、大蒜头共煮烂，去鱼食豆，并喝其汤，不用盐。

功　效：消肿利尿。适合急性肾炎、肾病综合征者食用。

2. 颡鱼散

配　方：黄颡鱼 200 克，蓖麻子 20 粒。

制　法：黄颡鱼剖去肠杂，纳入蓖麻子，黄泥封固，放炭火中煅存性，去泥，研细末，以菜油调涂，1 日 2 次，用前先以食盐水洗涤拭净患处。

功　效：生肌。治瘰疬溃烂、下肢溃疡。

第四十九章 鲻 鱼

鲻鱼又名白眼、梭鱼、乌鲻。《本草纲目》称为子鱼。分布于东南沿海以及黄海、渤海。鲻鱼性活泼，常跳跃，肉味鲜美，别有风趣。每百克含水分74克，蛋白质18.2克，脂肪2.5克，灰分1克，钙45毫克，磷157毫克，铁1毫克，硫胺素0.02毫克，核黄素0.19毫克，尼克酸2.6毫克。性味甘、平。有补中益气、通利五脏的功效。

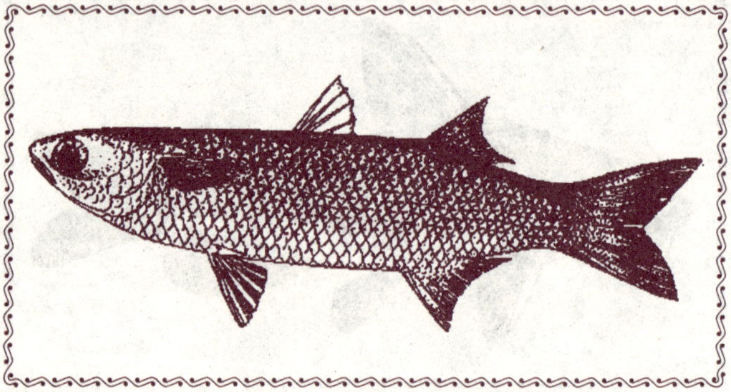

1. 鲻鱼黄芪山药汤

配　方：鲻鱼500克，黄芪15克，淮山药15克。

制　法：鲻鱼去鳞及内脏。黄芪、山药先煎汤，滤渣取汁，将鱼同药汁共煮，熟后吃鱼喝汤。

功　效：健脾开胃、益气强筋。适合久病体虚者食。

2. 干烧鲻鱼

配　方：鲻鱼750克，玉兰片、冬菇、雪里蕻、料酒各10克，肥肉、酱油、豆瓣酱各25克，干辣椒1个，味素1克，油125克，糖35克，盐、醋、汤、葱、姜、蒜、椒油各适量。

制　法：

①将鱼洗净，割去分小鳍，在鱼身两侧每隔0.7厘米割上斜直刀。玉兰片、冬菇、肥肉、辣椒均切成2.4厘米左右的丁，雪里蕻、葱、姜、蒜切成末。

②先将鱼身抹上酱油，然后用勺加油至七、八成热时，把鱼投入油中，炸至金黄色时捞出。

③再用勺加油起锅，油热时，加葱、姜、蒜和辣椒烹锅，加配料煸炒几下，加调料和汤，调好口味，将鱼投入勺中，原汁再上火煨焙，汁收浓时，淋入椒油，浇在鱼身上即成。

功　效：健脾开胃、补中益气。适合胃下垂、肾下垂、子宫下垂者食用。

3. 清炖鲻鱼

配　方：鲻鱼500克，生姜、陈皮、花椒、胡椒各适量。

制　法：将鲻鱼去鳞及内脏，加入陈皮及调料煮熟食用。

功　效：补虚。治脾虚食少。

4. 鲻鱼粥

配　方：新鲜鲻鱼250克，粳米100克，调料适量。

制　法：将新鲜鲻鱼去鳞及内脏，剖腹切块洗净，与粳米共熬粥调味服食。

功　效：益气补肾。适用于小便频繁、淋漓不净者。

5. 鲻鱼香菇火腿汤

配　方：鲻鱼250克，水发香菇50克，火腿10克，调料适量。

制　法：鲻鱼去鳞、肠杂，与香姑、火腿同煮，加调料适量，吃鱼、香菇、火腿并饮汤。

功　效：益气健脾。治血虚眩晕。

6. 鲻鱼赤小豆汤

配　方：鲻鱼250克，赤小豆30克，调料适量。

制　法：将鲻鱼去鳞、鳃及肠杂，洗净，加赤小豆与水同煮。食肉喝汤。

功　效：通乳。治产后缺乳。

7. 鲻鱼鸡金汤

配　方:鲻鱼肉150克,鸡内金3克,调料适量。

制　法:将鲻鱼肉与鸡内金同煮,食肉饮汤。

功　效:健胃消积。治小儿疳积。

下篇

特种水产

特
种
水
产

第一章 甲 鱼

甲鱼又名鳖、脚鱼、团鱼、水鱼、王八、足鱼、元鱼、圆鱼。生活于湖、河、池沼之中,我国除西北高原外其他地方均产,肉可食用,营养丰富。既是上等佳肴,又是滋补、食疗上品。每百克食部含水分79.3克,蛋白质17.3克,脂肪4克,灰分0.7克,钙15毫克,磷94毫克,铁2.5毫克,硫胺素0.62毫克,核黄素0.37毫克,尼克酸3.7毫克。性味甘、平。有滋阴凉血、清热散结、益肾健骨功效。

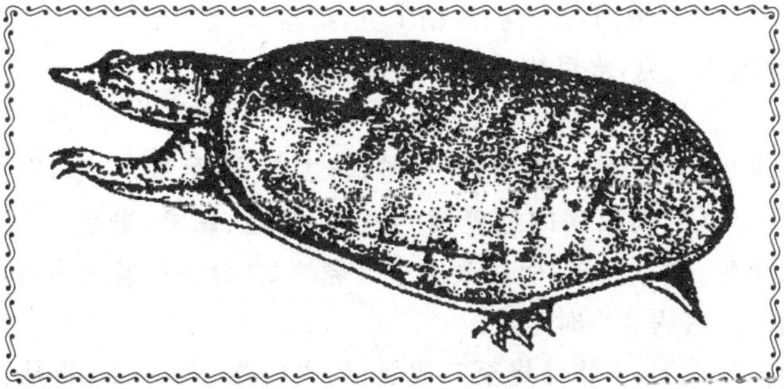

1. 金针炖甲鱼

配　方:甲鱼500克(1只),猪瘦肉250克,金针菜50克,黑木耳15克。

制　法:

①金针菜、木耳浸开,洗净,猪肉洗净,切件;用开水烫甲鱼,剖开,去内脏,洗净,斩件。

②将全部用料放入炖盅内,加滚水适量,盖好,隔滚水文火炖2～3小时,调味供用。

功　效:滋阴降火,补肾和血。用于阴虚内热,心烦失眠;或血虚血热之妇女月经过多,痔疮出血;或久病劳伤之低热不退者。

2. 甲鱼粥

配　方:甲鱼500克(1只),糯米100克,肉汤1250克,精盐、料酒、猪油、胡椒粉、葱头、姜块各少许。

制　法:先将甲鱼宰杀洗净,剁成小块,在开水锅中煮一下,捞出刮去黑皮待用。然后将炒锅烧热下猪油,投入甲鱼,炒到无血水时,加入料酒、葱、姜、肉汤烧开,用小火炖烂。将鱼骨、刺及葱、姜拣去不用,加入洗净的糯米、精盐煮成粥,调入胡椒粉便可食用。

功　效:滋阴补虚、止泻截疟。适宜于身体虚弱、肾亏、头晕、遗精、肝脾肿大及肿瘤等病人食用。

3. 足鱼烧鸡

配　方:足鱼 900 克(1 只),仔母鸡 1500 克(1 只),白菜心 500 克,姜(拍破)15 克,葱段 25 克,胡椒面 1.5 克,味精 1 克,精盐 15 克,绍酒 150 克,香油 10 克,糖色适量,鲜汤 100 克,水豆粉 25 克,化猪油 50 克。

制　法:

①宰杀足鱼,杀鸡煺毛,剖腹,去内脏,斩去鸡头,足爪,洗净,再与足鱼入沸水内氽一下捞出,放入铝锅内加鲜汤、姜、葱、精盐、绍酒、糖色(以汤呈黄色为宜),用旺火烧沸,撇尽浮沫,而后改用小火烧约 20 分钟后盛入蒸盘,加胡椒粉、味精入笼用旺火蒸约 2 小时至烂。

②炒锅置旺火上,下猪油烧至三成热,放入白菜心炒一下,再从笼内取出蒸盘,将原汤滗入锅内,待白菜心烧熟后,捞出来垫入盘底,把足鱼、母鸡放在菜的上面。最后将锅内的汤汁用水豆粉勾芡,淋香油,浇在团鱼、母鸡上即可。

功　效:清热凉血,滋阴养血。适合贫血、肺结核、骨结核、膀胱结核者辅助治疗。

4. 清蒸人参元鱼

配　方:活元鱼 750 克,人参 3 克,火腿、姜、熟猪油各 10 克,冬笋、香菇、料酒、葱 15 克,鸡翅 250 克,清汤 750 克,精盐、味精、白糖适量。

制　法:

①人参切成片,用白酒浸泡,制成人参白酒液,人参片拣出留用,作上菜时点缀用。

②将元鱼宰杀,剁成 4～6 块。

③火腿和冬笋切成 3 厘米长、1 厘米宽的片,香菇斜片两半,冬笋、香菇用开水氽一下,葱切大片,姜拍破。

④将火腿片、香菇片、冬笋片码在蒸碗底成五行。把元鱼肉放在中间，元鱼软边放在周围，再放上剩余的火腿、冬笋、香菇、鸡翅、葱、姜、蒜、料酒、盐、清汤及人参白酒液。沸水旺火，上屉蒸1.5小时，待肉熟烂取出。把汤控在锅内，挑去葱、姜、蒜、鸡翅，将元鱼翻扣大汤碗内。汤内加味精、姜、料酒、盐，尝好味，开起后打去浮沫，滤去渣子，淋入少许明油，浇入元鱼碗内，并将人参片放入碗内即成。

功　效：补气益血滋阴。适合白细胞减少、消瘦、神疲乏力、精神倦怠者食用。

5. 八宝圆鱼

配　方：活圆鱼750克(1只)，小鸡脯肉、火腿、海参、水发鱼肚、干贝、猪肉各50克，鸡蛋清1枚，葱、姜、蒜、豌豆、口蘑、盐、料酒等适量。

制　法：

①宰杀圆鱼，稍过油后捞出备用。

②将鸡脯肉、火腿、海参、鱼肚、猪肉切成3厘米见方的块，加蛋清拌匀后，塞入圆鱼腹中，盖好顶盖。

③将镶嵌好的圆鱼上屉蒸1个小时后，扣入盘中，将豌豆、口蘑用开水焯过，葱段炸黄放入盘中，勾点米汤芡浇在鱼身上即成。

功　效：益气养血滋阴。适合全血减少、贫血、病后体虚者食用。

6. 虫枣炖甲鱼

配　方：活甲鱼1000克(1只)，冬虫夏草10克，红枣6枚，盐6克，料酒5克，葱结15克，味精、姜片、蒜各3克，清汤1000克。

制　法：

①宰杀甲鱼，切成4大块，放入冷水锅中烧沸，捞出，割开四肢，剥去腿油洗净，冬虫夏草洗净，红枣用沸水浸泡。

②甲鱼块放入汤碗中，上放冬虫夏草、红枣，加料酒、盐、葱结、姜片、蒜瓣和清汤，盖上圆盘1只，上笼蒸约2小时取出，揭盖盘，加味精，拣去葱、姜。

功　效：滋精气，凉营血。适合阳痿、无精、精液清冷、不孕、肺结核、肺气肿、老年慢性支气管患炎者食用。

7. 红柳元鱼

配 方:元鱼450克(1只),知母肉、地骨皮、盐各6克,水发香菇、冬笋、料酒各20克,排骨100克,味精、胡椒粉各适量,葱15克,姜10克,清汤1500克。

制 法:

①将知母肉切片,地骨皮切丝,混合一起用水煮提取法,提取知母、地骨皮混合浓缩汁12毫升。

②宰杀甲鱼,剁成8～10块。

③砂锅内放排骨、葱、姜块、元鱼,添清汤及知母、地骨皮浓缩汁,上屉蒸至酥烂。

④将甲鱼起出置入大盘中,拣出排骨、葱、姜,剩余的汤加味精、料酒、胡椒粉、精盐调好口味,倒入砂锅中,煮沸片刻,一起倒入大盘中即成。

功 效:补肾滋阴,清热凉血。适合肾结核、膀胱结核患者食用。

8. 清汤元鱼

配 方:活元鱼1000克(2只),火腿15克,冬笋10克,水发香菇10克,鸡脯肉100克,豌豆苗50克,精盐7.5克,料酒25克,味精、胡椒粉适量,葱、姜各10克,鸡清汤1000克。

制 法:

①宰杀元鱼洗净,每只剁成两块,用开水烫一下。

②将鸡脯肉用刀剁成细泥,用鸡清汤500克澥开,火腿、冬笋分别切成长1.5厘米、宽0.5厘米的片,与水发香菇入开水锅内烫一下,葱切段,姜切丝,豌豆苗拣去老根留嫩尖,洗净消毒备用。

③将烫好的元鱼放在盆内,加料酒10克,葱段、姜片各5克,上屉蒸烂,取出拆净骨头(保持鱼肉整齐)。将肉放在盪子内(裙边在上),把火腿片、冬笋片、香菇整齐地码在上面,放上葱段、姜片,加料酒、精盐、胡椒粉,用棉纸封严,上屉蒸15分钟取出。打开棉纸,拣去葱、姜,盪子内的汤滗于锅内,上火烧开,冲入鸡泥汤,用手勺推其旋转,待鸡泥浮起凝结时捞出。加味精调好口味,见开后,撇净浮沫,倒入元鱼盪子内,上撒豌豆苗即可。

功 效:滋阴清热生津。适合糖尿病、高血压者调期养食用。

9. 荷包水鱼

配　方:水鱼 600 克(1 只),腊肉 150 克,火腿、大蒜头各 50 克,荞麦、水发冬菇、开洋、笋花片各 25 克,鸡骨头 500 克,料酒 75 克,味精 5 克,精盐 7.5 克,葱 0.5 克,胡椒粉、姜各 1 克,上汤 1000 克。

制　法:

①将水鱼宰杀,从头口处将内脏取出,洗净;将腊肉、冬菇、开洋、火腿(少许)均切成粒,放在碗内,加入荞麦、料酒、味精、精盐拌匀,瓤入水鱼腹内,用一根铁丝将口缝牢,背朝下放在盆内。

②把鸡骨斩碎,放入开水锅内出水后取出,洗干净,放在水鱼上面,加入大蒜头、葱、姜、料酒、精盐、味精,上笼蒸二小时取出,拣去葱、姜、大蒜头,推入汤碗内背朝下,上面放笋花片、火腿片。

③烧净锅将原汁倒入锅内,加入上汤、味精、精盐、胡椒粉,用大火烧沸后,起锅倒在水鱼碗内即成。

功　效:滋阴清热止汗。适合自汗、盗汗者食。

10. 参麦团鱼

配　方:人参 5 克,浮小麦 20 克,云苓 10 克,活团鱼 750 克(1 只),瘦火腿 100 克,鸡蛋 1 枚,生板油 25 克,葱结 20 克,生姜片 10 克,食盐 6 克,鸡汤 500 克,绍酒 15 克,味精 0.5 克。

制　法:

①将活团鱼剁去头颈,沥净血水,放在钵内加入开水烫三分钟后取出,用小刀背刮去背部和裙边上的黑膜,再剥去四脚上的白衣,剁去爪和尾,放在砧板上用刀砍开腹壳,取出内脏,洗净待用。

②将锅置火上,放入清水和团鱼,烧沸后,用文火烧约半小时捞出,放在温水内,撕去黄油,剔去背壳和腹甲以及四肢的粗骨,然后洗净切成约 3 厘米见方的块,摆入碗内。

③将火腿切成小片,生板油切成丁,盖在团鱼上面,另将所用调料的一半(味精暂不用),兑入适量的清汤,注入碗中。

④将浮小麦、茯苓用纱布包后投入汤中,人参打成细粉撒在面上,湿棉纸封口,上笼蒸至熟烂,时间约 2～3 小时。

⑤团鱼出笼后,拣去葱、姜,滗出原汤,把团鱼扣入碗中,原汤倒在手勺里,用

剩下的一半调料及味精调味，烧开后撇去浮沫，再打一只鸡蛋在汤内，略煮后浇在团鱼上面即成。

功　效：滋阴益气补虚。适合阴虚潮热、骨蒸盗汗、神疲气短等虚弱者用膳。

11. 鳖鱼补肾汤

配　方：鳖鱼 500 克（1 只），枸杞子、淮山药各 30 克，女贞子、熟地各 15 克。

制　法：鳖鱼去头及肠脏，与它药共煮熟后，去药、调味，食肉喝汤。

功　效：滋补肝肾。治肝肾阴虚所致的腰膝酸痛、遗精、头昏、眼花等症。

12. 鳖鱼炖大蒜

配　方：鳖鱼 500 克，大蒜 100 克，白糖、白酒各适量。

制　法：鳖鱼去头及肠杂，与蒜及糖、酒加水炖熟食用。

功　效：滋肾。治慢性肾炎。

13. 鳖鱼槟榔汤

配　方：鳖鱼 500 克（1 只），槟榔 12 克，大蒜适量。

制　法：鳖鱼去肠杂及头，与槟榔、大蒜共煮熟，食肉饮汤。

功　效：消膨胀。治膨胀。

14. 鳖鱼滋阴汤

配　方：鳖鱼 250 克，百部、地骨皮、知母各 9 克，生地 24 克。

制　法：鳖鱼去头及肠杂，与它药水煎至烂熟，去药，饮汤吃肉。每日 1 剂。

功　效：滋肺阴。治肺结核潮热、盗汗、手足心热者。

15. 全鳖炖大肠

配　方：活鳖 500 克（1 只），猪大肠 500 克。

制　法：将活鳖去头及肠杂，与猪大肠共炖，食盐调味，吃肉喝汤。

功　效：升提内脏。治脱肛。

16. 团鱼汤

配　方:团鱼 1000 克(1 只),羊肉 500 克,苹果 5 克,生姜、胡椒、食盐、味精各适量。

制　法:

①将团鱼放入沸水锅中烫死,剁去头爪,揭去鳖甲,掏出内脏。洗净羊肉待用。

②将团鱼、羊肉切成 2 厘米见方一块,再放入草果、生姜,加水适量,置武火上烧开,移至文火炖熟,直至肉熟。

③在铝锅中加入食盐、胡椒粉、味精即成。食用时,可佐餐,也可单食。

功　效:滋肾和胃。适合于肾阴不足、脾胃阳虚所出现的头昏耳鸣、潮热盗汗、脘腹冷痛、食少纳呆者食。

17. 鳖鱼首乌汤

配　方:何首乌、鳖鱼各 30 克,青蒿、水蜈蚣各 15 克。

制　法:将鳖鱼、何首乌分别洗净、切块,清水适量,武火煮沸,改用文火炖,待鳖鱼熟透即成;另将水蜈蚣、青蒿煎酒,食鳖鱼肉饮汤,并以所煎之酒送服。

功　效:截疟。治阴虚疟久不止,形体消瘦,夜热早凉,口渴舌绛。

18. 鳖甲胶糖

配　方:鳖甲胶适量,黄酒与砂糖适量。

制　法:鳖甲胶加黄酒与砂糖隔水炖烊,每次一匙,开水化服,每日 1～2 次。

功　效:软坚散结。治癥瘕疟母。

19. 蛤壳双甲丸

配　方:蛤壳、炮白甲片、炮鳖甲片各等份,蜂蜜适量。

制　法:将上述前三味药各研细末,炼蜜为丸,每次 3 克,用米汤送服,每日 2 次。

功　效:壮骨强筋。治佝偻病。

20. 甲鱼茜草汤

配　方:甲鱼 450 克(1 只),茜草根、仙鹤草各 10 克,生姜 6 克,食盐少许。

制　法:将甲鱼杀后洗净切块,余药布包,加水同煮至甲鱼熟烂后,去药渣,调味,食鱼饮汤。

功　效:滋阴止血。治再生障碍性贫血。

21. 星竺活鳖汤

配　方:活鳖 500 克(1 只),胆南星 10 克,天竺黄 5 克。

制　法:先将鳖以清水冲洗干净,煮熟去壳,不去内脏,然后以纱布裹南星入之,并加油、盐,文火炖烂,再去其南星渣,需估计在未发作之前服用,吃肉喝汤,且以汤冲服天竺黄,一次用完,每日 1 次,连服 10 日为 1 疗程。

功　效:养阴祛痰止痫。治癫痫。

22. 菟丝甲鱼汤

配　方:沙苑蒺藜 30 克,莞丝子 30 克,甲鱼 1000 克,植物油、生姜、食盐、味精各适量。

制　法:甲鱼宰杀后,剖腹留肝、蛋,除去肠杂,洗净切块备用;沙苑蒺藜、菟丝子用纱布袋装盛待用;砂锅置中火上烧热,放植物油适量,待油烧至五、六成熟时,放入甲鱼块、生姜翻炒 5 分钟,加清水适量,再焖炒 3～5 分钟,盛入砂锅内,加入药袋,清水适量,用武火烧沸后,改用文火炖至熟烂,再加食盐、味精调味,去渣取汁食用。每次 1 小碗,日服 2 次,温热服食。

功　效:补肾固精。治遗精、早泄。

23. 枸杞炖甲鱼

配　方:甲鱼 400 克,枸杞子 50 克,淮山药 50 克,陈皮 9 克。

制　法:将甲鱼去内脏及头,洗净后与枸杞子、淮山药、陈皮同煮数小时,至甲鱼酥烂即可。去药渣调味,饮汤食甲鱼,连吃 7～10 天。

功　效:壮阳养阴。治阳痿。

24. 二至地鳖汤

配　方:鳖 250 克(1 只),旱莲草、生地、女贞子各 20 克。

制　法:鳖去杂物,洗净与药同煮,待肉烂甲脱后,去药渣加少许调料与盐,吃肉喝汤,2 天 1 剂。

功　效:滋阴降火。治性交疼痛。

25. 甲鱼山子地皮汤

配　方:甲鱼 400 克(1 只),枸杞子、淮山药各 50 克,女贞子、熟地各 15 克,陈皮 9 克。

制　法:甲鱼去肠杂,与上药共煮汤,去药渣后调味,吃甲鱼肉喝汤。每日 2 次,连服 7～10 日。

功　效:滋阴养肝。治胁痛,肝病久不愈。

26. 谷糠龟甲煎

配　方:谷糠、黄芪各 30 克,鳖甲 15 克,龟版、仙灵脾、骨碎补、豹骨、鹿筋、薏苡仁各 10 克。

制　法:上方药水煎内服。

功　效:壮骨强筋。治骨质疏松症。

27. 五味子炖甲鱼

配　方:五味子 10 克,甲鱼 400 克(1 只)。

制　法:将五味子洗净,冷水浸泡 1 小时。甲鱼活杀,剖腹去肠杂,与五味子及其浸液同入锅,加水煮开,放黄酒 1 匙,改用文火炖 30 分钟,饭前空腹 2 次服食。

功　效:滋阴敛肺。治支气管扩张。

28. 虫草炖甲鱼

配　方:冬虫夏草 12 克,甲鱼 500 克(1 只),食盐、味精各少许。

制　法:甲鱼剖腹,去头及内脏后洗净,再把虫草纳入甲鱼腹内,置于汤碗内,加水500毫升,并放入食盐和味精,隔水置于锅中,先用武火煮沸,然后改用文火炖至甲鱼酥烂便可取食。

功　效:补肺抗癌。适合肺癌患者选食。

29. 山药桂圆炖甲鱼

配　方:山药30克,丹参25克(布包),桂圆肉20克,甲鱼500克(1只),生姜10克(切片),食盐适量。

制　法:将甲鱼洗净去壳切块,与诸药加水一同炖煮,至熟烂后去药渣,调味服食。食甲鱼、桂圆、山药,饮汤。

功　效:补血健脾,活血通络。适合乳房肿瘤患者选用。

30. 黄芪枸杞炖甲鱼

配　方:黄芪50克,枸杞子30克,甲鱼500克(1只),食盐、酱油、味精等调味品各适量。

制　法:将黄芪切片布包,枸杞子洗净,甲鱼去内脏后切块,一同加水适量炖煮,至熟后去药渣调味,食甲鱼饮汤。

功　效:益气养阴。适合食道癌患者选食。

31. 二母元鱼

配　方:元鱼500克,川贝母、前胡、知母、杏仁、银柴胡各6克。

制　法:元鱼去内脏,切碎块,与各药放大碗中,加水、黄酒、食盐适量,蒸1小时,分次食用。

功　效:滋阴清热。治低热不退、骨蒸潮热。

32. 生地炖鳖肉

配　方:鳖鱼800克,生地25克,知母10克,百部10克,地骨皮15克,料酒、精盐、白糖、葱段、姜片、猪油、鸡汤各适量。

制　法:生地、知母、百部、地骨皮洗净装入纱布袋中待用。鳖肉洗净,放入清水锅中烧开捞出,再向锅中加入鸡汤,放入鳖肉,加入调味品,用大火烧沸后,改用文火炖至六成热时加入药袋，继续炖至鳖肉烂熟，拣去药袋，浇少许猪油即成，饮汤食肉。

功 效：滋补肺肾之阴。适合肾结核、膀胱结核、骨结核、子宫结核、毁损肺者选膳。

33. 鹿角菜蛤蚧汤

配 方：鳖 500 克(1 只)，蛤蚧 1 对，鹿角菜 200 克，姜、红枣各适量。

制 法：

①鳖剖净，斩开，氽水；蛤蚧洗净；鹿角菜浸软，洗去泥砂；姜、红枣(去核)洗净。

②把全部用料洗净，放入滚水锅内，武火煮滚，改文火煲二小时，调味供用。

功 效：清热化痰，养阴润肺。用于肺肾阴虚、虚火上炎之咳嗽气喘，痰中带血，神疲乏力，手足烦热，大便燥结，舌红少苔，脉来细数，亦可用于痰火瘰疬、肺结核、支气管哮喘、肺癌、支气管扩张、以及颈淋巴结核、淋巴结炎等，属于肺肾阴虚、虚火上炎见有上症者，可用本汤防治。

34. 甲鱼炖水蛭

配 方：甲鱼 500 克(1 只)，新鲜水蛭 5 条，生姜皮 6 克，调料适量。

制 法：将甲鱼宰杀，除污血，清泡 4 小时，加新鲜水蛭(去内脏)清炖，加生姜皮，佐调料，食肉饮汤。

功 效：活血化瘀，软坚散结。适合肝硬化腹水患者食。

35. 猪脊髓甲鱼汤

配 方：甲鱼 500 克(1 只)，猪脊髓 200 克，生姜、精盐、葱、胡椒粉各适量。

制 法：将甲鱼宰杀，去肠杂，同猪脊髓、生姜、精盐、葱、胡椒粉一同煮汤。吃肉喝汤。

功 效：滋阴补髓，固肾。适用于肾虚遗精者。

36. 鳖头芪风散

配 方：鳖头 1 只，黄芪 15 克，防风 4.5 克。

制　法:将鳖鱼去污血,洗净,烘干,与上二味共为细末,每日 3 次,每次 2 克,黄酒送服。

功　效:提肛。治脱肛。

37.天麻甲鱼

配　方:甲鱼 400 克(1 只),天麻 10 克,熟火腿 20 克,葱结 1 个,姜片 5 片,黄酒 25 毫升,食盐 5 克,味精 0.5 克。

制　法:

①将甲鱼活杀洗净,斩成 6 块,放入锅里加水淹没。

②用旺火烧开后再烧 2～3 分钟,打去血污,沥干。

③将甲鱼置于大口碗中,加入黄酒 15 毫升、天麻 10 克和葱结、姜片,移置于蒸笼里。

④用旺火蒸 1.5 小时,蒸至肉酥。

⑤食用时将蒸酥的甲鱼及天麻放入大汤盆里,加黄酒 10 毫升及食盐、味精、火腿片等,再加清汤 150 毫升,上笼用旺火蒸 10 分钟左右,拣去葱、姜即成。

功　效:益肾补元,滋阴填精。对老年人肾阴亏损兼有心脑血管病症,如高血压、冠心病患者较为相宜。

38.鳖甲炖白鸽

配　方:白鸽 1 只,鳖甲 30 克,葱、姜、料酒、精盐等调料适量。

制　法:将白鸽去毛、内脏,洗净。鳖甲洗后放入鸽子腹内,鸽子放入蒸锅内,加葱、姜、料酒、精盐等调料,隔水炖熟烂,加味精后即可。

功　效:滋阴益气、散结通经。适用于妇女因体虚引起的月经闭止。

39.蒸甲鱼川贝

配　方:甲鱼 500 克(1 只),川贝 5 克,生姜、葱、料酒、精盐各适量。

制　法:将甲鱼宰杀,去头和内脏,切块,放瓷碗中,加入川贝母、盐、料酒、葱,隔水蒸 1 小时,趁热服食。

功　效:滋阴润肺,清热止咳。适用于阴虚咳喘、低热盗汗及慢性肝炎、血浆蛋白倒置等。

40. 鳖甲木瓜酒

配　方:鳖甲胶20克,木瓜100克,川芎、羌活、川牛膝、玉竹、独活、桑寄生、千年健、当归、香五加皮各50克,陈皮、秦艽、栀子、红花各30克,白酒3000毫升。

制　法:将上述药物加工成粗末,并装入纱布袋内,与白酒一起放入酒坛内密封浸泡20天即成,取酒饮用。每次10～20毫升,每日2次。

功　效:强健筋骨,祛风除湿。适用于老年人肝肾不足、筋骨虚亏所致之风湿痹痛、四肢麻木、腰膝痿弱、步履艰难等。

41. 甲鱼炖灵芝

配　方:甲鱼400克(1只),灵芝12克,料酒、盐、调味品少许。

制　法:将甲鱼宰杀去肠杂,洗净,加灵芝、盐等调料,隔水炖至酥,去灵芝,食鱼饮汤。

功　效:滋肝养阴。治肝病。

42. 鳖甲煎丸

配　方:炙鳖甲90克,柴胡45克,芍药、丹皮、炒蛰虫各37克,乌扇(即射干)、黄芩、鼠妇(即地虱)、干姜、大黄、桂枝、石韦、厚朴、瞿麦、紫葳、阿胶各22.5克,葶苈、半夏、人参各7.5克,蜂窠30克,赤硝91克,蟑螂45克,桃仁15克,清酒适量。

制　法:以清酒适量,先煎鳖甲取汁,余药共为末,与药汁共煎为小丸,空腹每服6～9克,或入汤剂包煎15～18克。

功　效:消征化积。主治疟疾日久不愈,胁下痞硬有块,成为疟母。近年用本方治肝脾肿大,属于气滞血瘀者。

43. 鳖甲地黄汤

配　方:柴胡、酒浸当归、麦门冬、醋炙鳖甲、石斛、白术(酒浸)、焙熟地黄、茯苓、秦艽各30克,人参、肉桂、炙甘草各15克,生姜5片,乌梅少许。

制　法:上药共为粗末,每次服12克,每日1次,用生姜、乌梅煎汤下。

功　效:滋阴清热。治劳热手足烦、心悸怔忡,及妇人干血痨、身体羸酸、经闭等症。

44. 鳖甲汤

配　方:醋炙鳖甲、白术、官桂、常山、柴胡各30克,煅牡蛎15克。

制　法:上药共为粗末,每次15克,每日2次,水煎服。

功　效:截疟。治疟疾、寒热相等者。

45. 鳖甲饮

配　方:醋实鳖甲、土炒白术、黄芪、川芎、酒炒白芍药、面煨槟榔、厚朴、陈皮、甘草各等份,生姜3片,大枣1枚,乌梅少许。

制　法:上药共煎内服。

功　效:截疟散结。治疟母、疟疾久发不愈、时时发热、胁下有痞块。

46. 鳖甲散(一)

配　方:醋炙鳖甲60克,五味子、槟榔、桔梗、陈皮、桂心、柴胡、炙甘草各30克,清半夏1克,赤茯苓、白术各45克,生姜1片。

制　法:上药共为粗末,用生姜1片,水煎去渣,每日2次,饭前温服。

功　效:行气软肝。治肝劳、虚寒胁痛、胀满气急、昏不思饮食。

鳖甲散(二)

配　方:柴胡、鳖甲、知母、秦艽、当归、青蒿、乌梅、地骨皮各适量。

制　法:上药共为粗末,水煎内服,早晚各服1次。

功　效:养阴退热。治骨蒸劳热,肌肉消瘦,颊赤舌红。

47. 青蒿鳖甲汤

配　方:青蒿、知母各6克,鳖甲15克,细生地12克,丹皮9克。

制　法:上药水煎内服,每次150毫升,每日3次,饭后温服。

功　效:养阴透热。治热病后期阴液不足,虚热起伏,或夜热早凉,消瘦乏力，口唇干燥，舌红少苔，脉细数等症。

48. 鳖血黄酒饮

配　方：活鳖 500 克，热黄酒适量。

制　法：将鳖取血，以热黄酒冲服，当日服完。

功　效：解热。治肺结核下午发热。

49. 鳖血石灰粉

配　方：活鳖若干只，干石灰粉适量。

制　法：宰鳖取血，滴入干石灰粉内，搅和捏成团，穿线其中，悬于通风处阴干，研末即成。用时把鳖血石灰粉撒布伤口。

功　效：止血。治创伤出血，如跌打损伤、刀伤、枪弹片伤等。

50. 鳖头粉

配　方：鳖头 1 只，黄酒适量。

制　法：将鳖头烧存性研末，每次 1 只，每日 1 次，黄酒送服。

功　效：升提。治脱肛、子宫脱垂等。

51. 清蒸杞甲鱼

配　方：甲鱼 500 克(1 只)，枸杞子 45 克，盐、葱、姜、糖、料酒各适量。

制　法：甲鱼去头及内脏，将枸杞子放入甲鱼腹内，加葱、姜、糖、料酒，放笼内清蒸，吃肉及枸杞子。

功　效：滋肾阴，清虚热。适合结核者食。

52. 扒红枣圆鱼

配　方：活圆鱼 750 克(1 只)，大红枣、绍酒各 50 克，羊胫骨 100 克(1 根)，鸡汤 500 克，精盐、味精、姜、香油各 5 克，白糖 3 克，胡椒面 2 克，葱、淀粉各 10 克。

制　法：

①将圆鱼背朝下放在菜板上，待圆鱼伸出头时用刀剁下，控尽血，放入水锅内煮至圆鱼盖边撬起，捞入凉水内，揭去圆鱼盖骨，去掉内脏，洗净；再放入清水锅内煮透，捞出放凉水中浸泡十分钟，取出控净水。

②用大碗放入圆鱼，加上绍酒、胡椒面、精盐、味精、白糖、羊骨（敲碎）、净红枣、鸡汤、上屉蒸熟（约 2 小时）取出，将圆鱼腹向上码在盘内，把红枣摆在圆鱼周围，圆鱼上再放几个香菜叶。把蒸鱼的汤汁倒入炒勺内，上火汤开时撇去汤上浮油，加上味精，尝好口味，用水淀粉勾芡，淋入香油，起勺将汁浇在圆鱼上面即可。

功　效：补气健脾，养心安神。适用元气虚损，气血不足，贫血萎黄，肺虚咳嗽，脾虚倦怠乏力，消瘦便溏，肾虚腰膝酸软，筋骨疼痛，骨蒸潮热者食用。对血小板减少、过敏性紫癜、贫血、病毒性肝炎、胃及十二指肠溃疡、小儿营养不良、发育迟缓亦有一定的治疗作用。

53. 鳖甲麻油散

配　方：鳖甲 1 只，麻油适量。

制　法：将鳖甲烧灰存性，研极细末，麻油调服，每次 0.3 克，每日 3 次，饭后服。

功　效：润肠软坚。适用于慢性胰腺炎等。

54. 甲鱼牡蛎桑黄汤

配　方：甲鱼 500 克（1 只），桑椹子、生地黄、生牡蛎各 15 克，调料适量。

制　法：先将甲鱼洗净，去壳、头及内脏，然后放入诸药，加适量调料后共煮熟，吃甲鱼饮汤。

功　效：滋阴止汗。适用于遗精、盗汗、五心烦热、腰酸耳鸣者。

55. 甲鱼蒸枸杞女贞

配　方：活甲鱼 500 克，女贞子、枸杞子各 10 克，调料适量。

制　法：将甲鱼宰杀，去肠杂，洗净。加枸杞子、女贞子及适量调料清蒸服食。

功　效：滋肝益阴。适用于甲亢阴虚者用。

56. 甲鱼枣皮泽泻汤

配　方:活甲鱼 500 克(1 只),泽泻 15 克,枣皮 10 克。

制　法:将活甲鱼宰杀,去肠杂,洗净,切成小块,和泽泻、枣皮加水适量放砂锅同煮,一天内分 2～3 次食完。

功　效:软肝脾、补气血。适合于肝脾肿大、血小板低下者食用。

57. 二肉汤

配　方:瘦猪肉 100 克,鳖肉 50 克,油、盐、料酒各适量。

制　法:将瘦肉、鳖肉分别切碎,加水适量共煮熟,加放油、盐、料酒调味,烂后食肉喝汤。

功　效:补血滋阴。适合肝肾阴虚所致闭经者食用。

58. 煅鳖甲粉

配　方:鳖甲 30 克。

制　法:将鳖甲煅烧存性,研为细末,用开水 1 次冲服 30 克。

功　效:养血止痛,适用于阴血亏虚,小腹隐痛者。

59. 甲鱼胎羊三肉膏

配　方:甲鱼 1000 克、胎羊 1 只,冰糖 250 克,桂圆肉 100 克,红枣肉 150 克,胡桃肉 200 克,黄酒适量。

制　法:将甲鱼、胎羊剖杀洗净,加水及少量黄酒煮烂去渣,加冰糖、红枣肉、胡椒肉、桂圆肉,文火熬至收膏。本膏宜冬季制作。1 次 20 毫升,1 日 3 次,用沸水冲服。

功　效:补血健脾。适合病后体虚、食欲尚可者用。

60. 龟甲脊髓膏

配　方:活乌龟、活甲鱼各 500 克,猪脊髓、冰糖各 250 克,生姜 15 克。

制　法:乌龟、甲鱼宰杀,去内脏,洗净,与猪脊髓、生姜一起用文火煨烂熟,去骨加冰糖浓缩成膏。每次 15 毫升,早晚各 1 次,用温黄酒送服。

功　效:补肾养阴壮骨。适用于股骨头缺血性坏死。兼有夜寐盗汗梦遗者用。

61. 甲鱼蒸木耳

配　方:甲鱼 250 克(1 只),水发黑木耳 100 克,绍酒、青盐、姜、葱各适量。

制　法:将甲鱼宰杀去内脏,放入瓷碗中,加入水发黑木耳、绍酒、青盐、葱、姜,隔水蒸熟,佐餐食用。

功　效:壮腰健肾。适合非化脓性中耳炎兼有头昏耳鸣、腰膝酸软者用。

62. 甲鱼蒸杜仲

配　方:活甲鱼 250 克,杜仲 9 克,绍酒、青盐适量。

制　法:将甲鱼活杀去内脏,用纱布包杜仲 9 克,入碗以绍酒、青盐调味,隔水蒸熟,去杜仲,食甲鱼喝汤。

功　效:养肝健肾。适合青光眼兼耳鸣、发落、腰酸、齿动、舌红少苔者选食。

63. 菜油调甲末

配　方:鳖鱼 1 只,菜油适量。

制　法:将鳖甲烧存性研末,用菜油调和,外敷于龟头或大阴唇处。

功　效:消肿生肌。适用于白塞综合征有生殖器及肛门溃疡者。

64. 甲鱼杞冬汤

配　方:甲鱼 250 克,枸杞、麦冬各 6 克,绍酒、葱白、盐适量。

制　法:将甲鱼宰杀去内脏,与麦冬、枸杞、绍酒、盐、葱白放入瓷碗内,隔水蒸熟烂,食鱼喝汤。

功　效:养肾阴。适用于肾元虚亏引起的萎缩性舌炎者。

65. 鳖甲饭

配　方:鳖甲 30 克,大米 200 克。

制　法:将鳖甲煎水,用鳖甲水蒸大米成饭食用。

功　效:软坚散结。适合肝癌术后者,或未能手术者选用。

66. 甲鱼炖二子

配　方:甲鱼500克(1只),水发香菇、莲子各30克,火腿片10克,枸杞子20克。

制　法:将甲鱼宰杀,去肠杂,洗净,加入火腿片、枸杞子、莲子,共清炖至熟,分次食用,视胃纳情况,每月吃几次。

功　效:养阴健脾滋肾。适合于卵巢癌治疗后舌红、有阴虚症状者。

67. 黄芪鳖甲饭

配　方:黄芪、鳖甲各50克,大米200克。

制　法:将黄芪与鳖甲共煎水,以此水蒸大米成饭,经常食用。

功　效:益气散结。适用于软组织肿瘤术后气短乏力、低热盗汗以及预防复发者。

68. 甲鱼花

配　方:活甲鱼500克(1只),桂花、菊花各6克。

制　法:将甲鱼活杀,去肠杂洗净,腹部纳入桂花、菊花清炖食用。

功　效:清热养阴。适用于黑色素瘤低热、口干、舌红而食欲尚好者。

69. 熟杞二壳汤

配　方:熟地、甲鱼壳、乌龟壳各15克,枸杞根12克。

制　法:将上药共入罐,每次120毫升,每日3次,水煎饭后内服。

功　效:滋阴降火。适合于阴虚火旺、骨蒸潮热、盗汗、咳嗽咯血者服。

第二章 乌 龟

乌龟又名水龟、元绪、金龟。多群居，常栖息在川泽湖池中，肉食性，常以蠕虫及小鱼等为食。生命力很强，数月断食可以不死，分布于两河、两广、江苏、山东、安徽、湖北、四川、云南、陕西等地。性味甘、酸、温。有益阴补血功效。

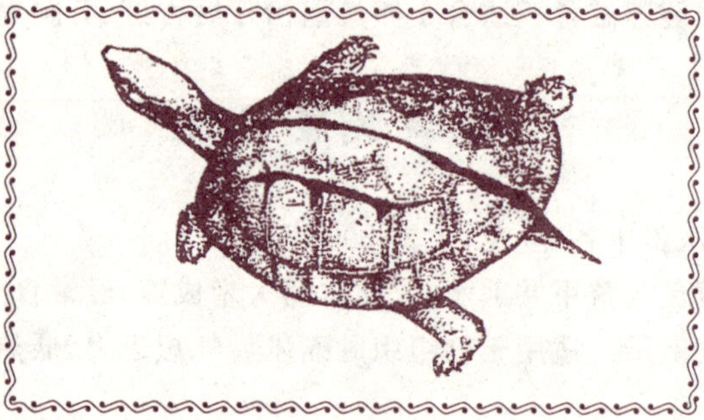

1. 八卦粥

配 方：活龟肉100克，粳米200克，核桃仁50克，猪油、香油、葱白、花椒、姜、盐、味精各少许。

制 法：用斧头去活乌龟两侧硬骨，揭开龟壳，取下底版，将龟肉整治干净，去掉龟头。葱切段，姜拍烂。然后把锅置火上，加猪油烧热，投入葱、姜炸香，放入乌龟肉和内脏，以及核桃仁，淋下香油，煸炒几分钟后加盐，炒至起香时倒入砂锅内，加水1500毫升，水沸后煨2小时左右，加粳米煨至熟即成。食用时加少许味精、葱花调味。

功 效：滋阴降火。适合于虚劳骨蒸、久咳咯血、大便下血者食疗，也是阴虚体弱者的滋补良方。

禁 忌：本品滋补，寒湿内盛者不宜食用。

2. 龟肉粥

配 方：活乌龟500克(1只)，糯米150克，肉汤1000克，精盐、葱、姜、料酒、味精、胡椒粉各少许。

制　法:先将乌龟杀洗干净,切成小块,放进开水氽一下,再捞入冷水中,刮去皮膜,洗漂干净,装入盆内,加入料酒、葱、姜、精盐,上笼用旺火蒸烂,拣去葱、姜及龟骨,留下肉及汤。然后把洗净的糯米加入肉汤,大火烧开后转小火熬煮。待粥快好时,倒进蒸烂的龟肉,调入味精、胡椒粉稍煮便可食用。

功　效:滋阴补血、补肾健骨,降火止泻。适用于虚劳失血,咯血,骨蒸劳热,阴虚血热,肠风血痔等患者食用。本粥是补阴的良方,对提高老年人免疫功能和适应能力有相当大的作用。

3. 芡实杞圆龟苓汤

配　方:乌龟750克(2只),土茯苓250克,芡实、桂圆肉各100克,枸杞子50克。

制　法:

①将龟放入盆中,淋热水使其排尿,用滚水烫死后洗净,展开,去内脏、头、爪;土茯苓洗净,斩块;芡实(稍浸)、枸杞子、桂圆肉洗净。

②把龟(连龟甲)与其他用料一齐放入清水锅内,武火煮滚后,改文火煲3小时以上,调味供用。

功　效:滋阴清热,健脾益肾。用于肾阴不足,阴虚火旺,骨蒸潮热;或脾虚湿聚,湿浊内停之湿疹疮毒反复发作;或脾肾不足之泄泻带下等。

按语:本汤滋补肝肾、清热解毒、调养心脾,共奏清退虚热、解毒利湿而不伤阴、滋阴养液而不留邪之效。用本汤中的乌龟与土茯苓煎熬成膏,即成民间常用的清补解毒食品"龟苓膏"。感冒未愈者不宜用本汤。

4. 参龟补肺汤

配　方:乌龟400克(1只),沙参12克,玉竹、淮山药、冬虫夏草各9克,姜6片,盐少许。

制　法:将乌龟剖净肠杂,同以上诸药,加清水1200毫升,置瓦煲煲熟,饮汤食肉。

功　效:润肺止咳。治久咳上气。平日易咳,呼吸道抵抗力弱,曾经有肺病患者,慢性支气管炎症者,用本汤每周饮用1次,可增强机体抗御病邪的能力。

5. 龟肉汤

配　方:乌龟肉 250 克,炒枳壳 20 克,食盐少许。

制　法:将乌龟肉和枳壳共煮熟,去药,加食盐调味。

功　效:益气升胃。治胃下垂。

6. 乌龟米须汤

配　方:玉米须 60～120 克,乌龟 500 克(1 只)。

制　法:将乌龟洗净与玉米须一起放入瓦锅内,加清水适量,慢火熬煮,饮汤食龟肉。

功　效:滋阴清热。治糖尿病。

7. 补肾金龟汤

配　方:肉苁蓉 60 克,复盆子 30 克,乌龟 1000 克(2 只),黄酒、食盐、味精适量。

制　法:将乌龟宰杀,去杂洗净,用沸水烫去膜备用,肉苁蓉、复盆子用淡盐水浸泡 1 小时,然后将龟肉连壳一起放入砂锅内,再加清水适量,先用武火煮沸后,改用文火煨炖 3～4 小时,待龟甲散开,龟肉酥烂,再加食盐、味精调味,即可食用。每次 1 小碗,日服 2 次,饮汤食肉。

功　效:补肾止遗。治泄精漏尿。

8. 龟沙虫草汤

配方:乌龟 500 克(1 只),沙参 60 克,冬虫夏草 10 克,油、盐适量。

制　法:乌龟洗净,放入煲内,入上二味药,加水煲汤,以油、盐调味,饮汤食龟肉。

功　效:补肾壮阳。治阳痿。

9. 鹿肾长龟汤

配　方:白马鞭、鹿鞭、牛鞭、黄狗鞭、乌龟肉、鸡肉、羊肉各 250 克,海马、枣皮、虎骨各15克，菟丝子、淡大云、熟地各30克，枸杞50克，附片6克，鹿茸3克。

制　法：将白马鞭、鹿鞭、牛鞭发胀，去净表皮，顺尿道对割两块，用清水洗净，再以冷水漂30分钟；狗鞭用油砂炒炮，再用温水浸泡30分钟，刷洗干净；羊肉、鸡肉、龟肉洗净后入沸水锅内氽出血水，捞出，放凉水内漂洗待用。以上肉类药物共置锅中，加水烧开，撇去浮沫，放入花椒、姜、料酒再煮沸，改移文火上，慢慢煮炖，每隔半小时翻动一下，防止坐锅，至九成熟时，用洁净纱布滤去汤中花椒、姜。再置火上。这时将菟丝子、淡大云、枸杞子、附片等药材用纱布袋装好，放入锅中同时煨炖，至四鞭熟烂时，取出鹿鞭、马鞭、狗鞭、牛鞭，切成半寸长的节，鸡肉、龟肉、羊肉切成寸长的条。把切好的肉装在瓶内，加入原汤，再加味精、盐和猪油调味即成。可以吃肉喝汤，可以佐餐，也可以单独食用。

功　效：温肾壮阳。治阳痿。

10. 金龟羊肉汤

配　方：龟肉、羊肉各500克，党参、枸杞子、制附片各10克，当归6克，熟猪油、胡椒粉、料酒、生姜、葱、冰糖、食盐、味精各适量。

制　法：先将龟肉、羊肉洗净，同入砂锅内，加水煮沸后，用清水洗净，切成小块待用；党参、制附片、当归用袋包装盛备用；炒锅置武火上烧热，放熟猪油烧至八成热时，倒入龟肉、羊肉煸炒，加料酒、炒干水分后，放入砂锅内，加入药袋、生姜片、葱段、清水适量，用武火烧沸后，改用文火烧至九成烂时，加入枸杞子、冰糖、食盐略炖，待离火后，再加胡椒粉、味精调味，佐餐食用。

功　效：养阴滋肾补阳。适合肾虚阳痿、早泄、腰痛者食。

11. 丹皮龟

配　方：乌龟500克，牡丹皮30克。

制　法：乌龟活杀去杂，与牡丹皮加冷水浸没，中火烧开后加黄酒30毫升，盐2克，再改用小火煨2～3小时，至龟肉烂、龟版易脱落时止。饭前食，吃肉喝汤。

功　效：补肾排石。治肾结石。

12. 白鸽疗法

配　方：白鸽250克(1只)，大枣50克，牛膝20克，柏子仁25克，炙龟版、鳖甲各30克。

制　法:用水先煎龟版、鳖甲,半小时后放入牛膝、柏子仁共煮,取药汁放入干净的白鸽、大枣共炖熟,食用。

功　效:补肾养阴,通经活血。治闭经。

13. 升麻炖水鱼

配　方:乌龟肉120克,升麻12克。

制　法:将乌龟肉洗净切成肉片,升麻洗净用纱布包好,用旺火炖至鱼肉熟透。每日2次,吃肉喝汤。

功　效:升阳补肾。治子宫下垂。

14. 虫草金龟粥

配　方:冬虫夏草5克,沙参6克,金钱龟500克,火腿肉25克,鸡蛋3枚,粳米100克,调味品适量。

制　法:先将乌龟宰杀,把乌龟肉在锅内与葱、姜炒香,放酒,再与粳米同煮为粥,沙参、冬虫夏草、鸡蛋(带壳)同煎取汁;将鸡蛋去皮,同药汁一起加入粥中即可。

功　效:补气润肺,适合肺癌患者选食。

15. 猪蹄乌龟人参汤

配　方:猪蹄250克,乌龟500克,人参15克,生姜10克,食盐适量。

制　法:猪蹄洗净,乌龟杀后切块,生姜切片,加水同煮,先用小火炖煮至熟,以食盐调味。食猪蹄、乌龟,饮汤。

功　效:益肺补肠。适合肠癌患者选食。

16. 土茯苓龟

配　方:土茯苓30克,乌龟250克(1只)。

制　法:将乌龟宰杀洗净,与土茯苓同下砂锅中炖烂,饮汤吃龟肉。

功　效:利湿解毒、益肾。治急性湿疹、阴囊阴疹。

17. 乌龟杞子汤

配　方：乌龟 250 克(1 只)，人参 10 克，枸杞子 20 克。

制　法：将乌龟宰杀后斩方块，洗净，与人参、枸杞子加水适量慢火煮至熟烂，和盐调味，服食。

功　效：益气滋阴养血。治癌症放疗所致贫血、短气。

18. 苡仁扁豆炖乌龟

配　方：龙眼肉 30 克，薏苡仁、白扁豆各 100 克，乌龟 250 克(1 只)，盐适量。

制　法：前三味用纱布包好，乌龟宰杀后去肠杂，然后一同加水适量久炖，和盐调味，服食。

功　效：滋阴补血，健脾利湿。治癌症术后身体虚弱。

19. 灵芝煲乌龟

配　方：乌龟 250 克(1 只)，灵芝 30 克，红枣 10 枚，调料适量。

制　法：先将乌龟放锅内清水煮沸，捞出，宰净，去内脏，切块略炒，然后与去核红枣、灵芝用瓦锅煲汤，食时调味，饮汤食肉。

功　效：养血降脂。治各种肿瘤及高血脂症。

20. 百合红枣龟肉汤

配　方：乌龟肉 250 克，百合 50 克，红枣 10 枚。料酒、精盐、味精、白糖、葱、姜、熟猪油、鸡汤各适量。

制　法：

①将乌龟宰杀后，去掉内脏，斩去头、爪、尾、壳等，将肉斩成块，放入沸水锅中汆透，捞出洗净。

②将百合、红枣洗净，红枣去核。

③烧热锅放入猪油，将葱、姜、鱼肉同煸炒。之后注入鸡汤，加入料酒、盐、白糖、百合、红枣同煮至肉熟，放入味精即成。

功　效：补中益气，滋肝肾、健脾胃、养阴血。常食可治疗一切由气血阴精虚损而致的疾病。

21. 炖金钱龟

配方:金钱龟 500 克(1 只),火腿 10 克,瘦猪肉 100 克,胡椒粉、料酒、姜、葱、鸡清汤、精盐、味精、熟猪油适量。

制　法:

①将龟放入盆中,倒入开水烫 2～3 分钟。取出,从颈后下刀,揭去硬壳,剁去颈和爪尖,刮去黄皮,用清水洗净,剁成四块。

②将龟肉用开水氽透捞出,洗净。猪瘦肉用开水氽透捞出。

③锅烧热,倒入猪油,放入葱、姜煸炒后,再倒入龟肉煸炒片刻,烹入料酒,注入清水,煮开后 5 分钟,捞出龟肉,原汤不要。

④将龟肉放入钵内,四周放火腿、瘦猪肉,加入鸡清汤、葱、姜、料酒、盐,上笼蒸烂,取出,拣出火腿肉、猪肉、姜、葱,加入味精、胡椒粉,调好即成。

功　效:滋阴潜阳,润肝补肾、清热明目。适合于肝肾不足所致头晕眼花者食用。

22. 龟羊汤

配　方:净羊肉、净龟肉各 500 克,枸杞子、制附片、党参、冰糖各 10 克,当归 6 克,料酒、味精、精盐、葱、姜、胡椒粉、熟猪油各适量。

制　法:

①将龟肉用沸水烫一下,刮去表面的黑膜,剔去脚爪,洗净。将羊肉浸泡后在冷水中洗干净。羊肉、乌龟肉随冷水下锅煮开,去掉腥味,捞出用清水洗净。然后均切成 2 厘米见方的块。将党参、枸杞子、制附片、当归用清水洗净。

②锅置旺火上,放入熟猪油,烧至八成热时,下龟肉、羊肉煸炒,烹入料酒,继续煸炒,炒干水分备用。

③用砂锅放入煸炒过的乌龟肉、羊肉,再放入冰糖、党参、制附片、当归、葱结、姜片、盐,加入清水,先用旺火烧开,再用文火炖到九成熟时,放入枸杞子,继续炖 10 分钟左右离火,去掉姜、葱、当归,放入味精、胡椒粉即成。

功　效:滋阴壮阳,填精补血。可治疗肾虚、腰痛、双膝冷痛、乏力、阳痿、遗精,以及肝肾不足、筋骨软弱等疾患。

23. 白蛇乌龟散

配　方:白花蛇100克(1条),乌龟400克(1只)。

制　法:将白花蛇去骨取肉,烘干,乌龟去内脏,炙酥,共研为末,每服9克,冷茶调下。

功　效:祛风解毒。适用于杨梅疮者服。

24. 周公百岁酒

配　方:龟版胶30克,炙黄芪、茯神各60克,当归、生地、熟地各36克,党参、白术、麦冬、茯苓、陈皮、山茱萸、枸杞子、川芎、防风各30克,五味子、羌活各24克,肉桂18克,红枣500克,冰糖1000克,白酒1000毫升。

制　法:将上述药物切成小块,装入布袋内,扎紧袋口后放入酒罐内,再放入冰糖、白酒,密封后蒸煮约30分钟,再浸泡10天,去渣滤清饮用。每次服10毫升,每日2次。

功　效:益气补血,温阳滋阴,益肾养肝,健脾补心,和血行气。适用于年老体衰、气血两亏、阴阳两虚所致之身体虚弱、神疲乏力、畏寒恶热、面黄少华、头晕气短、耳鸣目花、腰膝酸软、秃发、白发、四肢无力等。

25. 龟胶酒

配　方:龟版胶100克,黄酒1000毫升。

制　法:将龟版胶、黄酒置于锅中,用文火煮至龟版胶熔化即成。

功　效:滋阴益肾,补血止血。适用于肾阴虚亏所致之五心烦热、口干咽燥、腰膝酸软、遗精早泄及妇女月经不调、崩漏带下等。每次10毫升,每日1～2次。

26. 黄酒蒸乌龟

配　方:乌龟400克(1只),葱结2个,生姜4片,黄酒适量,精盐少许。

制　法:乌龟宰杀洗净去内脏,置碗内,放入葱结、生姜、黄酒、盐,隔水用文火蒸,至龟肉熟即可,吃肉喝汤,一次服完,连日服用,治愈为度。

功　效:滋阴截疟。适用于三日疟及疟疾久发、体虚乏力者。

27. 龟版糖粥

配　方:龟版 15 克,粳米 50 克,冰糖适量。

制　法:龟版洗净,先用水煎龟版 2～3 小时后,取汁加入粳米以常法煮粥,熟后加入冰糖,每日 2 次。

功　效:滋阴清热。适用于长期低热或五心烦热、面色潮红、舌光质红者。

28. 红枣乌龟汤

配　方:红枣 10 枚,乌龟肉 200 克。

制　法:将红枣与乌龟肉加水共煮服。每日 1 剂。

功　效:滋阴养血。适用于阴虚而致过敏性紫癜者。

29. 龟版粉

配　方:龟版 100 克。

制　法:取龟版洗净,用清水浸泡 3 日后,加多量水用文火煮 2 天,晒干后碾成粉,每次 1 克,每日 2 次,用温水送服,1 个月为一疗程。

功　效:壮骨滋阴。用于佝偻病的防治。

30. 乌龟沙杞汤

配　方:沙参 50 克,枸杞子 30 克,乌龟 500 克(1 只),油、盐适量。

制　法:将乌龟宰杀,去肠杂。连龟甲一起与沙参、枸杞子加水煲汤,以油、盐调味,饮汤食龟肉。

功　效:养血滋阴。适用于带状疱疹伴有贫血、头晕目糊、舌红刺痛者选用。

31. 龟版参补汤

配　方:乌龟版、骨碎补各 15 克,党参 10 克,红糖适量。

制　法:上三味加适量水煎煮 1 小时,去渣取汁,用红糖调味后分次饮服。

功　效:补肾壮骨。适用于佝偻病、骨骼变形者选用。

32. 乌贼龟版茜草汤

配　方：乌贼骨、乌龟版各 15 克，茜草 5 克。

制　法：上三味，加适量水煎煮 1 小时，去渣取汁，用红糖调味后分次饮服。

功　效：壮骨通经。适用于佝偻病骨骼变形者选用。

33. 乌龟桑椹浮麦汤

配　方：乌龟 400 克（1 只），桑椹子 10 克，浮小麦 15 克，调味品适量。

制　法：乌龟宰杀后去内脏、头、爪，洗净切块，加桑椹子、浮小麦煲汤，调味后喝汤食龟肉。

功　效：补血养阴敛汗。适用于夜寐盗汗、形体瘦弱者。

34. 龟肉核桃粥

配　方：乌龟肉 50 克，核桃仁 20 克，粳米 50 克，盐、葱、猪油、味精各适量。

制　法：将乌龟肉、核桃仁用猪油翻炒后加水，待沸用文火煨至肉酥烂，入粳米煮成粥，加盐、葱、味精调味取食。

功　效：养阴活血通络。适用于中老年习惯性关节脱位、见阴血不足、虚火偏旺者。

35. 龟肉杜仲汤

配　方：乌龟肉 100 克，杜仲 10 克。

制　法：先煎杜仲，去渣留汁与龟肉同煮，熟后饮汤食肉，连食 1 周。

功　效：壮腰健肾。适用于腰膝酸痛、腰部无力者。

36. 冰糖乌龟

配　方：活乌龟 500 克（1 只），大枣 250 克，冰糖 100 克，姜、葱适量。

制　法：将乌龟宰杀，去肠杂清洗，加水，入大枣、冰糖、姜、葱，文火烧烂，分餐服食。

功　效：滋阴补肾降火。用于阴虚内热之证较明显者。

37. 虫草龟

配　方:乌龟 250 克,冬虫夏草 3 克,姜、葱、绍酒、青盐适量。

制　法:将活乌龟宰杀剖壳去内脏,把冬虫夏草塞入膛内,加姜、葱、绍酒、青盐调味,文火蒸至烂熟,佐餐食用。

功　效:益气养血通窍。适用于慢性化脓性中耳炎伴舌干、头晕、气促、耳鸣者。

38. 香菇蒸乌龟

配　方:活乌龟 500 克(1 只),水发香菇 80 克,火腿片 10 克,调料适量。

制　法:将乌龟宰杀,去肠脏洗净。加入香菇、火腿片、调料,共煮熟食用。每月食 2～4 次。

功　效:扶正养阴。适用于卵巢癌治疗后有舌红口干、盗汗、烦热者。

39. 乌龟豆腐菇笋汤

配　方:乌龟 500 克(1 只),豆腐 150 克,水发香菇 50 克,水发笋片 50 克,调料适量。

制　法:将乌龟宰杀,去肠杂洗净,与香菇、笋片共炖,将熟时放入豆腐,继续炖至熟食用。

功　效:滋肾清热。适合于黑色素瘤舌红口干、乏力、头晕者食用。

40. 龟版丸

配　方:醋炙龟版、黄芩、白芍药、椿根白皮各 30 克,蜜炙黄柏 9 克。

制　法:上药共为末,炼蜜为丸,淡醋汤送下。

功　效:清热燥湿,滋阴降火。治素日瘦弱、阴虚火旺发热、月经过多不止者。

41. 龟柏地黄汤

配　方:生龟版 12 克,白芍药、山药、朱茯神各 9 克,熟地黄(砂仁 1 克拌捣)

15克，黄柏(醋炒)1.8克，牡丹皮4.5克，山茱萸3克，陈皮(青盐制)2.5克。

制　法：上诸药水煎服。

功　效：清肝益肾，潜阳育阴。治阴虚阳亢，虚火上炎，颧红骨蒸，梦遗滑精。

42. 大补阴丸

配　方：炒黄柏、知母(酒炒)各125克，熟地黄(酒蒸)、龟版(酥炙)各190克，猪脊髓、蜂蜜适量。

制　法：前四味为末，加猪脊髓、蜂蜜为丸，梧桐子大，每服50～70丸，空腹盐汤送下。

功　效：滋阴降火。治阴虚火旺、骨蒸潮热、盗汗、咳嗽、咯血、吐血、烦热易饥、足热疼痛、舌红少苔、尺脉数而有力。

43. 龟鹿二仙胶

配　方：鹿角5000克，败龟版2500克，枸杞子938克，人参370克。

制　法：前二味另熬膏，慢火熬炼成胶，每服4.5～6克，空腹酒化下。

功　效：大补精髓，益气养神。治肾气衰弱，腰背酸疼，遗精目眩。

44. 全龟炖鸡

配　方：乌龟250克(1只)，小公鸡肉250克。

制　法：乌龟宰杀去内脏，与小公鸡肉共炖熟，加盐调味食用。

功　效：补肾缩尿。治老年肾虚尿多。

第三章 虾

虾俗称青虾，河虾。生活于淡水湖沼、河流中，常栖息于多水草的岸边。食性很杂，喜食小动物尸体或水草。我国南北各地均有分布。每百克食部含水分81克，蛋白质16克，脂肪1.3克，碳水化合物0.1克，灰分1.2克，钙99毫克，磷205毫克，铁1.3毫克，维生素A 260单位，硫胺素0.01毫克，核黄素0.07毫克，尼克酸1.9毫克。性味甘温。有补肾壮阳、通乳托毒功效。

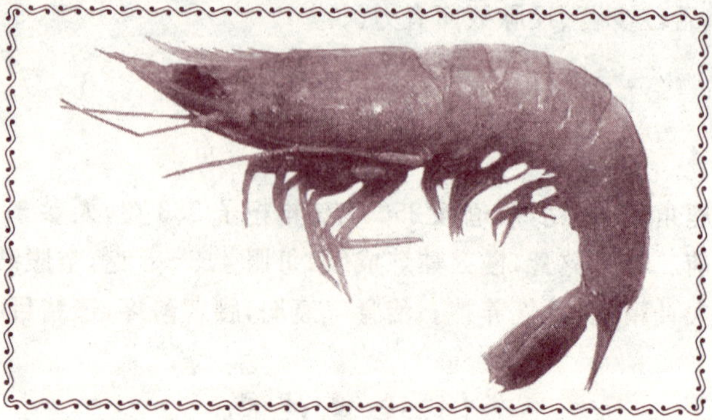

1. 薏米饭

配　方：薏苡仁、粳米各100克，虾仁200克，瘦猪肉200克，炸豆腐2块，冬菇4只，胡萝卜1个，青豆、姜各适量，上汤4杯，生油1汤匙，酒1汤匙，砂糖2茶匙，姜汁、粟粉各少许。

制　法：

①薏苡仁洗几次，过清水，热水浸，待1夜，捞起，用水3杯略煮。用姜汁、酒少许淹过虾仁，拌少许粟粉，焯热。用少许姜丝拌匀瘦肉末，用2汤匙油炒过。

②浸发冬菇与胡萝卜同切丝，豆腐油炸，姜切丝。

③把薏苡米、粳米混合，加冬菇及浸水，注入上汤，下调味，混合煮。焖饭时加入虾仁，撒下焯过的青豆即可，当饭吃。

功　效：美肌肤，泽容颜。常食用有助于美容与抗衰老。

2. 虾米茶

配　方：干虾米16粒，绿茶3克。

制　法：以沸水冲泡茶，温后送服虾仁，每次8粒，每日2次。

功　效：提神滋补。适合神经衰弱、容易感冒、病后体弱者饮用。可增加营养，维持身体正常机能，提高抗病能力。

3. 河虾汤

配　方：淡水大虾200克，油菜心50克，水发木耳10克，酱油、料酒、精盐、味精、植物油、鸡油各适量。

制　法：

①将大虾洗净，剪去须刺。木耳切两半，油菜心洗净，用开水烫一下，冷水拔透，捞出沥干切成段。

②植物油烧热后，加入大虾稍炒，再加酱油、料酒、盐、油菜心、木耳，炒几下，注入适量清水，烧开后，加上味精，盛入汤碗内，淋上鸡油即成。

功　效：补肾滋阳、通乳。可作为肾阳不足而引起的腰痛、阳痿、神疲乏力以及产后乳汁不下或脾肾阳虚等患者的调养保健菜肴。

4. 软炸虾条

配　方：鲜虾肉200克，鸡蛋清2枚，干淀粉5克，绍酒、味精各3克，面粉、香油、精盐、大葱、生姜各2克。

制　法：

①先将虾肉片开寸长、三分宽的虾条，用绍酒、味精、精盐、香油、葱、姜煨片刻，然后薄薄地沾上一层干面，放在盘中备用。

②把鸡蛋清打成泡沫，加入淀粉和干面调成雪糊。勺内加750克白酒，烧至四成热时，把虾条挂满雪衣糊，下油锅炸透即可。

功　效：温肾补阳、通乳。本菜松软鲜嫩，清香味美。适合于患有肾阳虚损、阳痿遗精、形寒肢冷、腰膝酸软，妇女产后气血不足、乳汁不下等病症者服用。对丹毒、痈疽、臁疮也有辅助治疗作用。

5. 茯苓虾肉

配　方:茯苓、干面包各 50 克,鲜虾肉、鸡脯肉各 200 克,鸡蛋 300 克,精盐、味精各 5 克,胡椒面、肥肉、淀粉、绍酒、葱姜水各 10 克。

制　法:

①将虾肉和肥肉一起剁成细肉泥,收入碗内加上味素、胡椒面、精盐各 1 克,鸡蛋清 25 克,绍酒 2 克和茯苓面一起调匀,再搅入适量葱姜水,然后用手挤成蛋黄大的丸子,放在面包上,拍成圆饼,逐个做完,炒勺内放 750 克油,烧八成热时把虾饼放入炸熟,捞出摆在盘子中心。

②将鸡肉剁碎加入调味品,调成肉馅。把鸡蛋煮熟,去皮一切八瓣,挖去蛋黄部分,把鸡肉馅抹上,放在屉上蒸熟,取出,摆在虾饼周围,再勾成白卤汁浇在蛋瓣上面即成。

功　效:健脾利水,补肾壮阳,通乳托毒。本菜肴呈现一朵荷花,鲜艳美观,味道酥、嫩、鲜香。适用于肾虚阳痿早泄,膝足软弱,腰脊疼痛,脾虚湿阻的水肿胀满、小便不利、腹胀泄泻以及产后脾胃虚弱、气血不足的乳汁不下者食用。亦对丹毒、痈疽、臁疮、小儿麻疹有辅助治疗作用。

6. 河虾枸杞

配　方:河虾 500 克,枸杞子、蛋清、淀粉各 50 克,绍酒、白糖、葱各 10 克,姜、芝麻油各 5 克,精盐、味精各 4 克。

制　法:

①将枸杞用水洗净,置小碗内,上屉蒸熟。

②选大只河虾,剥去虾皮,洗净捞出控干水,用刀从虾背片进,虾腹不要片断,使其成片,放入碗内,加精盐 2 克、味精 2 克,腌煨 2 分钟,用蛋清、淀粉调糊浆好。

③炒勺放火上,勺内加宽油,烧到八成热时,把浆好的虾片下油滑开,起勺倒入漏勺内,原勺留 25 克油,放葱段、姜片炸出味来捞出,葱姜不要,加入绍酒、精盐、味精、白糖、枸杞子,用水淀粉拢薄芡,再把滑好的虾片倒入,颠翻均匀,淋入芝麻油,出勺装盘。

功　效:滋肾补肝、养血明目。适用于肝肾阴亏,腰膝酸软,头晕目眩,目昏多泪,耳目失聪,成人早衰,津亏消渴,遗精者食用。亦可用于糖尿病,高血压等病症。

禁　忌:外感实热,脾虚有湿及泄泻者慎服用。

7. 虾子茭白

配　方:茭白750克,虾子50克,精盐3克,味精3克,白糖2克,酱油2克,鸡油200克,淀粉100克,鸡汤250克。

制　法:

①把虾子洗净,将茭白剥去外壳,用刀削去一层薄皮,切成8分长的滚刀块,用开水将茭白煮透,捞出控净水。

②炒勺内加入鸡油,烧热放入虾子炸片刻,烹入绍酒,放入茭白块,翻炒几下,加入鸡汤、精盐、味精、白糖,大火烧开,移小火烧3分钟左右,使茭白入味,用水淀粉拢芡,淋入鸡油即可。

功　效:解热毒,除烦渴。适用于患有热病心烦、口渴、小便不利、水肿、大便干燥,以及高血压等病症者食用。

8. 茉莉虾片

配　方:鲜虾200克,鲜茉莉花、蛋清、淀粉各50克,胡萝卜片、鲜姜各5克,精盐4克,味精、蒜末、香油、白糖各3克,香菜叶2克。

制　法:

①将含苞初放的茉莉花摘下备用。把鲜虾去壳和沙线,用刀片成片,收入碗内,加入蛋清、淀粉上收浆。

②另用小碗加入水淀粉、味精、精盐、白糖兑成卤汁。

③炒勺放火上,勺内加白油500克,烧八成热时,把浆好的虾片,下油滑开,滑透倒入漏勺内。原炒勺内少留底油,下姜片,温下味来去掉姜片,下胡萝卜片翻几下,烹入绍酒,放入虾片,将兑好的卤汁泼流入勺,翻炒均匀,淋入香油、蒜末,再把茉莉花放入快速翻炒几下,出勺即可。

功　效:壮肾益阴,通乳汁。适合于阳痿、乳汁缺少、乳房胀痛、善太息、痛经、月经不调者食用。

9. 虾子冬笋

配　方:冬笋400克,白糖50克,香油20克,虾子、酱油、绍酒各10克,精盐2.5克,味精5克。

制　法:

①将冬笋切成1寸长、4分见方的条。虾子用清水漂洗干净,除去泥沙。

②炒勺放猪油适量,加白糖炒至金红色时,倒入笋条翻炒上色,加鲜汤、绍酒、酱油、虾子、味精、盐,开锅后移在小火烧5分钟,再转旺火收汁,浇上香油出勺即可。

功　效:和胃下气,清热消痰。适用于消渴,小便不利,胃肠气滞,脘腹痞满疼痛,腹胀气滞等病症。本方还可解酒毒,消油腻,对于饮酒过多,过食油腻引起的饱胀有治疗作用。

10. 洋鸭虾米汤

配　方:洋鸭肉250克,虾米15克。

制　法:将洋鸭与虾米共煮汤食用。

功　效:补肾壮阳。治肾阳虚所致阳痿。

11. 九香虾仁汤

配　方:九香虫10克,鲜虾仁100克,红皮鸡蛋2枚,香油、韭菜、食盐、味精各适量。

制　法:九香虫、虾仁入砂锅内,加水适量,用中火煮沸后,再搅入鸡蛋,略煮1~2沸,再加入食盐、味精调味;盛入瓷碗中,撒上韭菜末少许,滴入少许香油,即可佐餐食用。连服3~4次。

功　效:补肾壮阳。治阳痿不举。

12. 什锦鹿茸羹

配　方:鹿茸片1.5克,水发海参、大虾各10克,水发干贝、火腿各5克,水发口蘑、冬笋、料酒、食盐、味精、湿淀粉、鸡油、汤各适量。

制　法:先将海参、口蘑、大虾、火腿、冬笋洗净,切成小块,撕开干贝;用开水焯海参、大虾后,控干水分;在炒锅内放汤,加海参、干贝、大虾、火腿、口蘑、冬笋、料酒、食盐,用武火烧沸后,放入鹿茸片、味精,湿淀粉勾芡,淋上鸡油,装汤碗内食用。每次1小碗,日服2次,温热服食。

功　效:补肾壮阳摄精。治遗精、阳痿。

13. 虫草虾米汤

配　方:冬虫夏草 10 克,虾米 500 克。

制　法:冬虫夏草与虾米加水同煮,食虾喝汤。

功　效:提神温胞。治女性阴冷、性冷淡。

14. 蒲公英虾肉

配　方:蒲公英、虾肉各 25 克,白芍 15 克。

制　法:将虾肉、蒲公英、白芍加水同煎。食虾肉,饮汤。

功　效:柔肝解毒益肾。治乳痈肿痛。

15. 虫草海参虾

配　方:冬虫夏草 20 克,海参 150 克,虾 50 克。油、盐等调料适量。

制　法:将冬虫夏草稍煮后捞出,与发好的海参、虾共用油、盐、调料炒熟后服。

功　效:补元益肺。适合肺癌患者选用。

16. 枫斗虾仁

配　方:枫斗 5 克,虾仁 400 克,精盐 2 克,黄酒 20 克,味精 3 克,鸡蛋清 2 枚,干淀粉 10 克。

制　法:枫斗加清水 40 克(约 3 匙),蒸 30 分钟。等枫斗的外形由蜷曲变直,即可取出,备用。在虾仁里放盐 2 克,黄酒 5 克,味精 3 克,拌匀,再加蛋清、干淀粉,拌匀,滑炒。等虾仁呈乳白色时,出锅。炒锅里留少许油,用旺火烧热,加黄酒 15 克,再加蒸过的枫斗和滑炒过的虾仁,炒匀。最后加少许水淀粉勾芡,淋上少许熟油,出锅装盘。

功　效:滋阴补阳。用于阴虚引起的口渴、内热、性功能衰退等。

17. 虾仁韭菜

配　方:虾仁 30 克,韭菜 250 克,鸡蛋 1 枚,食盐、酱油、菜油、淀粉、芝麻油各适量。

制　法：

①将虾仁洗净后用水发胀，约 20 分钟即可捞出沥干水待用。韭菜择洗净，切成约 3 厘米长段待用。

②鸡蛋打破盛于小碗内，搅匀后加入淀粉和麻油调成糊，然后把沥干的虾仁倒入拌匀待用。

③炒锅烧热倒入菜油，待油冒烟时倒入虾仁翻炒，糊凝后放入韭菜同炒，待韭菜熟时放入食盐，淋入酱油，起锅装盘即成。

功　效：固肾气，补肾阳，通乳汁。用于肾阳不足之阳痿、腰痛、遗精、遗尿、小便频数、阴囊坠胀、带多质淡、产后乳胀、乳汁不畅等症有一定疗效。韭菜含大量粗纤维，能刺激肠壁，增强蠕动，故本方亦可作习惯性便秘患者之膳食。

18. 大虾黄酒汤

配　方：鲜大虾 100 克，黄酒 20 毫升。

制　法：将虾剪去须足，煮汤，加黄酒 20 毫升，吃虾喝汤。每日 2 次。

功　效：温阳通乳。治产后缺乳。

19. 参芪通乳汤

配　方：党参、当归、黄芪各 30 克，通草 9 克，猪蹄 2 只，虾米 30 克。

制　法：将党参、当归、黄芪、通草装纱布袋中，与猪蹄、虾米同炖。文火煨至肉烂，去药，吃肉喝汤，可用食盐少许调味。

功　效：益气补血生乳。治产后乳汁缺少兼见头目晕眩者。

20. 包菜粥

配　方：包菜 100 克，小虾米 10 克，猪肉末 50 克，粳米 150 克，精盐、味精、菜子油各少许。

制　法：将粳米浸泡过夜后洗净，加入适量开水锅内，小火煮熬，再将包菜洗净切丝、放菜子油或其它食用油于炒锅内烧热，依次加入猪肉末、小虾米、包菜、精盐煸炒，片刻后加入味精少许，出锅备用。待粳米熬至烂熟后，加入所炒包菜，搅匀稍煮即可。

功　效：补肾填精、强身健体。治身体虚弱、阳痿、腰膝酸软、筋骨无力、脑髓不足、智力下降等。

21. 虾米粥

配　方:虾米 30 克,粳米 100 克,油、盐、味精各少许。

制　法:先将虾米用水浸泡 30 分钟,与洗净的大米同入砂锅煮粥,食用时加入调味品即可。

功　效:壮阳补肾、通乳。治肾虚腰痛、阳痿、早泄、产后乳汁不下。

禁　忌:瘘疮宿疾、阴虚火旺者忌食。

22. 菠菜虾皮粥

配　方:粳米、菠菜各 60 克,虾皮、猪油各 15 克,盐、味精各少许。

制　法:先将虾皮洗净,再将菠菜洗净用开水烫一下,切好备用。水烧开后放入大米、虾皮、猪油一起熬粥,粥熟后放入菠菜、盐、味精拌匀即可。

功　效:滋补精血、壮阳。治气血亏损、头晕眼花、腰膝酸软、肢软无力、阳痿早泄。

禁　忌:瘘疮宿疾、阴虚火旺者忌食。

23. 八宝全鸭

配　方:鸭 1 只,莲肉、米仁、芡实、糯米、扁豆各 50 克,虾仁、火腿肉、香菇各 30 克,料酒、葱、姜、精盐、味精等调料适量。

制　法:

①米仁、芡实、糯米洗净,用温水泡 15 分钟。莲肉用温水浸软。香菇浸泡洗净,切成丁。火腿洗净,切成丁。扁豆洗后煮熟剥皮。鸭子去毛,去内脏,洗净。

②将上述各味和虾仁放入碗中,加料酒、精盐拌匀,装入鸭腹内缝好,放入锅中,加调料蒸熟烂即可。

功　效:健脾益气、祛湿。适用于脾胃气虚、湿困脾胃、乏力身重等。上述各味,煮成八宝全鸭味美气香,营养丰富,能健脾祛湿,强壮身体。正常人亦可常食用。

24. 苁蓉虾球

配　方:虾肉 250 克,肉苁蓉 30 克,料酒、精盐、味精各适量。

制　法：

①先将苁蓉洗净，切成细末备用。虾肉洗净后捣成虾酱。

②将苁蓉末和虾肉拌匀，并加料酒、精盐、味精适量再拌匀后做成虾球。

③起油锅，将虾球入油锅炸成金黄色即成。

功　效：温肾壮阳，养精补元。适用于肾阳虚所致阳痿、早泄、遗精、不育及阳虚所致腰酸耳鸣等。

禁　忌：凡有疮瘘宿疾及阴虚火旺者不宜食。

25. 鲜虾汤

配　方：虾肉 100 克，黄芪 30 克，精盐、料酒、味精等调料适量。

制　法：将虾肉洗净，放入锅内，加入用纱布包好的黄芪，加清水适量，加精盐、料酒、味精适量，烧开后煮 10 分钟即可，去黄芪，食虾肉喝汤。

功　效：益气补肾壮阳。适用于阳气虚弱、脾肾虚寒、肾虚阳痿、早泄等。

26. 虾子海参

配　方：海参 200 克，干虾子 15 克，料酒、葱、姜、精盐、味精等调料适量。

制　法：

①海参发软、发透，挖去内肠，洗净，切花刀。入开水锅内氽一下捞出。

②虾子洗净，置碗内，加适量水和酒，蒸 10 分钟。

③起油锅，投入葱、姜煸炒后烹入料酒，用淀粉勾芡，加味精即成。

功　效：补肾养血。适用于贫血、头晕、耳鸣者食。

27. 虾子蹄筋

配　方：油发蹄筋 50 克，虾子 10 克，葱段少许，黄酒、酱油各 15 克，白糖 1.5 克，味精 0.5 克，水淀粉 10 克，猪油 30 克。

制　法：

①先将油发蹄筋在水中浸 2 小时，去污物、油质、水分，切成 1 寸长的段；干虾子事先用黄酒浸泡，去腥味，胀发回软。

②炒锅放在旺火上加油 10 克烧热，先下葱段，煸出香味，再将虾子放入一爆，烹酒，加入酱油、白糖、味精及肉汤 300 毫升左右，然后再放入蹄筋，约烧 2 分钟至蹄筋入味。

③用水淀粉勾芡,加热油 20 克,颠翻几下出锅即成。

功　效:补筋健骨,益肾养肝。适用于年老体虚、腰膝酸软、筋骨不利者。

28. 洋参冬瓜盅

配　方:冬瓜 2500～3000 克(1 只),西洋参 10 克,熟火腿 25 克,鲜鸡肾(睾丸)、上浆虾仁各 50 克,精肉 100 克,干鸭肫、水发冬菇、干贝各 20 克(发好),上汤 1000 毫升,味精、黄酒各 5 克,精盐 3 克,白糖 0.5 克,姜片 1.5 克。

制　法:

①将冬瓜切成 2 厘米长段。

②将鲜鸡肾、干鸭肫、精肉、冬菇均切成豆子丁,西洋参切成薄片,然后将鲜鸡肾、干鸭肫、精肉、干贝、火腿、冬菇、西洋参、上汤、精盐、味精、黄酒、姜片、白糖放入冬瓜内,并将冬瓜放在炖盅内,上笼用旺火蒸 2 小时,待用。

③食用时,将虾仁放入温油里滑熟,再放在冬瓜内,然后蒸 15 分钟即成。

功　效:益气生津,利水消暑,本盅为盛暑清补之美味佳肴。患有心脏病、肝脏病、肾脏病及老年体虚者适用,尤适宜于阴虚内热者在夏季服用。

29. 鲜汤烫干丝

配　方:香豆腐干 6 块,鲜汤适量,辣酱油 20 毫升,小虾米 25 克,精盐、麻油、味精各适量。

制　法:

①豆腐干冲洗后切成细丝,放入锅内,加适量鲜汤(鸡汤、鸭汤或白切肉汤、骨头汤均可),置火上煮透。

②将煮透的豆腐干丝捞出,放盘中,加精盐拌匀。

③小虾米清洗后用热水泡发,捞出,放在豆腐干丝上,加辣酱油、麻油、味精拌匀,即可食用。

功　效:健脾益气,和胃助运。适用于脾气虚亏所致的神疲乏力、胃口不佳等。

30. 香干拌海带丝

配　方:水发海带 250 克,香豆腐干 6 块,水发虾米 25 克,酱油、盐、味精、麻油、葱、姜末少许。

制　法:

①海带用清水浸软泡好,洗净,再用沸水烫一下,切成细丝。香豆腐干切成细丝。虾米用少量热水泡发好。

②把以上三料倒入盘中,加入全部调味作料,最后倒入少许麻油,用筷子拌匀即成。

功　效:平肝降压、清热化痰。适于头痛、头胀、烦热及高血压、高血脂患者食用。

31. 虾仁猪腰盖浇饭

配　方:虾仁 100 克,猪腰 200 克(1 只),肉苁蓉 15 克,粳米饭 200 克,料酒、精盐、味精等调料适量。

制　法:

①肉苁蓉放入锅内,加水适量,煎成浓汁约 50 毫升。

②猪腰去脂膜,洗净后切花刀,放在清水中浸泡后淋干。

③虾仁洗净。

④起油锅,倒入虾仁、腰花,加料酒后煸炒,加盐和味精适量,倒入苁蓉煎出的浓汁,再稍煸炒,用少量生粉勾薄芡。

⑤粳米饭盛在盆内,把炒好的虾仁猪腰连汤汁浇在饭上。

功　效:补肾益精。适于肾虚阳痿、腰膝酸软者食用。

32. 二仙虾仁炒饭

配　方:虾仁 50 克,火腿肉 30 克,仙灵脾 10 克,仙茅 6 克,大米 200 克,调料适量。

制　法:

①先将仙茅、仙灵脾加水煎浓汁。

②大米洗净,加仙茅、仙灵脾浓汁和适量水煮成米饭。

③虾仁洗净,火腿洗净切成丁,加料酒拌匀。

④起油锅,把虾仁、火腿丁稍煸炒,加入米饭、精盐、味精等煸炒即成。

功　效:补肾壮阳。适用于肾阳虚、畏寒肢冷、腰膝酸软、阳痿遗精者。

33. 虾米饭

配　方:虾米 100 克,火腿 50 克,粳米 250 克,精盐、味精各适量。

制　法:

①火腿洗净后切成小丁。虾米、粳米洗净。

②把虾米、火腿丁、粳米一同放入锅内,加清水、精盐、味精适量,拌匀后煮成饭即可。

功　效:补阳益肾、强精通乳。适用于肾精不足、肾阳虚衰及妇女产后乳汁不通等。本饭有强身健体作用,经常食用可增强体质。

34. 什锦炒饭

配　方:瘦猪肉、火腿、虾仁、水发海参各 50 克,香菇 30 克,粳米饭 200 克,调料适量。

制　法:

①猪肉与火腿洗净后切成小块。水发海参洗后切小块。虾仁洗净。香菇水发后洗净切成小块。

②上述各味混在一起,加料酒、精盐等调料后,起油锅,入锅煸炒,至基本熟后把粳米饭倒入,加味精少许,煸炒片刻即可。

功　效:益肾健脾,补气血。用于体质虚弱者。

35. 虾肉月饼

配　方:精白面粉 1250 克,瘦猪肉 250 克,鲜河虾仁 450 克,肉苁蓉 200 克,白砂糖 50 克,绵白糖 50 克。葱、姜、料酒、精盐、味精、酱油、麻油、熟猪油等各适量。

制　法:

①将面粉 1000 克倒入盆内,加入熟猪油和绵白糖,随即加 80℃左右的热水适量,用手掺拌均匀,再用劲揉搓成柔软而又光滑的水油面。

②将剩余面粉倒在板上,加熟猪油拌和,用双手推匀搓至光滑即成油酥。

③葱切成末,姜用刀背拍碎,放在碗中,加入少量水拌和,再用纱布挤出姜汁。

④猪肉洗净,用绞肉机绞成肉末。肉苁蓉洗净,泡软,用粉碎机打成碎末。两味一起放入钵内,加放酱油、白砂糖、姜汁、料酒、味精、精盐少许,顺一个方向搅拌至肉末有粘性。另将虾仁洗净、沥干,覆盖在肉馅上,即成虾仁肉馅。

⑤将水油面和油酥各均匀地分成小块,每块都搓成圆长条,每条均匀地摘成坯子。在水油面坯子中逐只入油酥坯子,包拢捏紧,收口向上,放在板上,然后用

手按扁。

⑥每张面皮包入虾仁肉馅，并用手稍稍压扁，即成月饼生坯。

⑦备平锅1只，烘热后将月饼坯放入烘煎，不断翻身，烘至呈金黄色时即可。

功　效：补肾壮阳。适用于肾阳虚肢冷、腰膝酸软、阳痿、早泄等。本方是治肾阳虚较好的药膳点心。

36. 韭菜包

配　方：面粉500克，韭菜500克，虾米200克，猪板油、精盐、味精、油等各适量。

制　法：

①将猪板油去皮切成小丁，加上酱油、姜末拌匀。

②将韭菜理清，洗净，切碎。虾米切成末。一起加入板油丁内，再加上精盐、味精拌匀成馅。

③面粉发酵后，和成面团，并分成几个小面团，分别包入韭菜馅，上锅蒸熟即可。

功　效：补肾壮阳。适用于肾虚肢冷、腰膝酸软、阳痿早泄遗精者。

禁　忌：阴虚内热及患有眼疾之人不宜食用。

37. 虾仁烧麦

配　方：面粉、虾仁各500克，鹿角霜30克，冬笋、香菇各100克，精盐、味精、料酒等调料适量。

制　法：

①先将虾仁洗净剁成酱。冬笋和香菇洗净后切成细粒。

②上述各味共放入锅内，加鹿角霜以及各种调料拌匀后备用。

③再把面粉加水适量和面团，摘成小团，按扁，撒上干面粉，用槌擀成荷叶状皮，将馅包入，不收口，上笼蒸熟即可。

功　效：补肾壮阳。适用于肾阳虚、腰膝酸软、阳痿早泄者。

38. 虾仁韭菜水饺

配　方：面粉、虾仁各500克，韭菜250克，精盐、味精、料酒等调料适量。

制　法：

①先将虾仁洗净，剁成虾仁酱。韭菜洗净，切成细段，加到虾仁中，再加各种调料拌匀成虾仁馅。

②面粉加水适量，和成面团，摘成30小块，用擀面棒擀成圆皮，包入馅，用双手合拢，捏成饺子。

③锅内水开时下饺子，随即搅动，待饺子浮起来时，再加点凉水，待肉和皮熟时捞出即可。

功　效：温肾补阳。适合于肾虚、腰膝酸软、阳痿早泄者食用。

39. 虾肉馄饨

配　方：精白面粉的馄饨皮500克，瘦猪肉250克，虾肉250克，味精、精盐、料酒等调料适量。

制　法：

①瘦猪肉洗净，用绞肉机绞成肉酱，加入洗净的虾肉和调料，拌匀成虾肉馅。

②用馄饨皮包成馄饨。等水开后，下水煮熟即可。

功　效：健脾补肾、益精血。适于体质虚弱者食用。

40. 黄酒烫生虾

配　方：生虾60克，黄酒30毫升。

制　法：将生虾放清水中漂洗干净，黄酒烧滚，将虾烫死后吃虾、喝酒，每日1～2次，连吃一周为一疗程。

功　效：补肾壮阳。适用于肾虚阳痿者用。

41. 紫菜虾米汤

配　方：紫菜30克，虾米15克，食盐、味精各适量。

制　法：将紫菜与虾米同加水煎服，食时加盐、味精调味。

功　效：托毒消肿。适用于甲状腺肿及甲状腺腺瘤者食用。

42. 虾壳散

配　方：生虾壳适量。

制　法：将生虾壳焙干研末，每日早晚用开水吞服6克。

功　效:消肿托毒。用于乳腺炎患者。

43. 虾头汤

配　方:鲜虾头若干。

制　法:将鲜虾头适量洗净,加水煎汤饮服。

功　效:补肾壮骨。适用于佝偻病血清磷降低者。

44. 河虾蘸麻油

配　方:鲜河虾 250 克,酱油、麻油适量。

制　法:将活河虾洗净,以沸水冲、烫熟,捞出蘸取酱油、麻油而食之。

功　效:补肾通窍。适合肾阳虚亏伴目花、耳鸣、小便频数者。

45. 紫草虾皮汤

配　方:紫草、虾皮各适量,调料适量。

制　法:将紫草、虾皮共煮汤,调味后经常食用。

功　效:扶正托毒散结。适于卵巢癌、腹部有肿块者选膳。

46. 虾仁炒鸡蛋

配　方:水发虾仁 50 克,鸡蛋 3 枚,调料适量。

制　法:将虾仁加油煸炒,后入鸡蛋、调料,炒熟后食用。

功　效:扶正托毒。适于绒毛膜癌治疗后体力不足者食。

47. 虾唇木香羹

配　方:虾仁 20 克,香菇 30 克,鱼唇 30 克,白木耳 20 克,调料适量。

制　法:将虾仁、香菇、鱼唇、白木耳共入汤锅中加水煎煮成羹,加调料适量,时时服食。

功　效:扶正托毒散结。适于甲状腺癌患者选食。

第四章　海　虾

海虾又名明虾，大红虾、龙虾、对虾。生活在浅海的泥沙底，白昼不甚活动，常潜伏泥中，夜间则十分活泼，不时游至海水的上、中层捕食其它小动物。分布于黄海、渤海及长江口以北各海区。为我国特产。每百克食部含水分77克，蛋白质20.6克，脂肪0.7克，碳水化合物0.2克，灰分1.5克，钙35毫克，磷150毫克，铁0.1毫克，维生素A 360单位，硫胺素0.01毫克，核黄素0.11毫克，尼克酸1.7毫克。性味甘、咸、温。有补肾壮阳、开胃化痰、滋阴健胃功效。

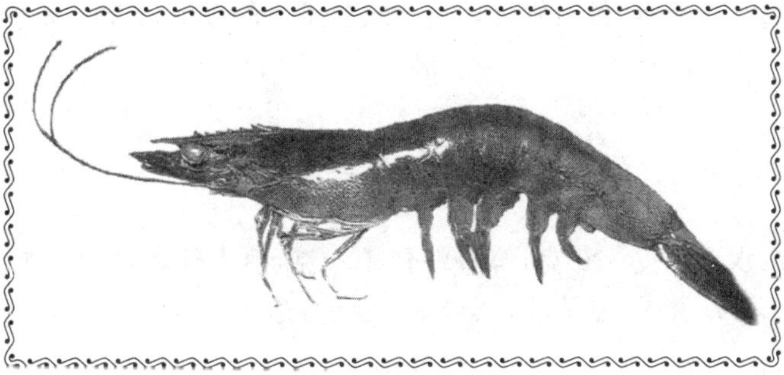

1. 蛤蚧醉海米

配　方：蛤蚧1对，小茴香、花椒各30克，青皮15克，大海虾米500克，白酒250克，黄酒500克。

制　法：先将蛤蚧洗净，去头、脚，切成小块，装在广口瓶中，加入小茴香、花椒、青皮等物，再倒入白酒，盖严，浸泡20天左右，每天摇动1～2次，滤取药酒，倒入砂锅内，加入大海虾米，用文火将药酒慢慢煨干，然后用微火炒香虾米，干贮瓶中备用。每次嚼食3枚，日服2次。

功　效：温肾摄精补脑。治阳痿早泄、遗精滑精、用脑过度等症。

2. 红娘自配

配　方：猪里脊肉115克，大虾180克，鸡蛋清3枚，面包60克，冬笋、海参、水发冬菇各15克，熟猪油1250克，料酒9克，水淀粉3克，熟瘦火腿、香菜叶、味精、干面粉、盐、胡椒粉、葱末、姜末各适量。

制　法：

①大虾去头和壳、留下尾梢，去虾背沙线。在虾背拉一道口，用刀拍成大片，加少许盐、料酒、胡椒粉、味精煨制一会儿。把猪肉剁成细泥，盛在碗里，加入调味品搅拌成泥，然后把肉泥夹在虾片中间裹上，呈半圆形虾盒，在虾盒表面拍上一层面粉备用，再把鸡蛋清搅成泡沫，加干淀粉和面粉少许搅匀成糊状。

②将大勺放在火上，加猪油烧至三成热，用手捏住虾尾沾满雪衣糊（不要有空白点）下勺慢炸，不要翻个，在没沾油的一面，按上一片小香菜叶，再在香菜叶的周围点缀一些熟瘦火腿末，而后轻轻翻个。

③将虾炸透，发后捞出，码在盘子一圈，再把切好的面包丁下油炸成金黄色，捞出，堆放在虾盒中间，随后倒出勺中油，少留底油，下配料略炸一下，加番茄酱、调味品，加汤少许，拢进少许粉芡，加点明油，出勺浇淋在面包丁上即成。

功　效：气血双补，健身强体。适于气血不足的虚证病人以及一般人滋补之用。

3. 虾仁鱼皮

配　方：水发鱼皮300克，鲜海虾仁100克，熟火腿丝10克，鸡蛋清、精盐、料酒、味精、葱段、姜汁、水淀粉、熟猪油、鸡汤各适量。

制　法：

①将鱼皮切成长6厘米、宽3厘米的块，放沸水锅中焯一下，去掉腥味，捞出。

②将鲜虾仁洗净放钵中，加精盐、鸡蛋清适量，用筷子顺同一方向搅拌至有粘性时，放入味精、少量水淀粉搅匀，放置2～3小时使之涨透。

③炒锅加热，下熟猪油，烧至四成热时把虾仁倒入碗内，用筷子划开，倒入漏勺沥去油，盛入碗中待用。

④锅中留油下葱段煸至有香味，放入酒、姜汁、鸡汤。汤沸后，将葱段捞出，把鱼皮倒入锅内，加入盐拌匀，待汤沸后，加入味精，起锅装碗，撒上虾仁，淋上鸡油，撒上火腿丝即成。

功　效：滋补五脏，填补精血。可作为虚痨、病后、体虚者的食谱之一。

4. 三鲜烙盒

配　方：海参、大虾米各150克，干贝50克，猪肉500克，面粉1500克，猪油

100克，酱油、精盐各10克，味精2克，葱末、姜末、香油各适量。

制　法：

①先将猪肉洗净，剁成茸状；干贝上笼屉蒸至酥烂；海参、虾米泡发后洗净，切成小丁。

②将上述主料同放入一盆内，加入酱油、精盐、葱末、姜末、味精、香油搅匀调制成馅。

③用沸水将面粉和烫面团，推开晾在面板上，待凉后，揉成面团。

④将面团揉成长条，按每50克揪4个剂子，逐一按扁，擀成直径约6～7厘米的面皮子。

⑤将一面皮托在左手，右手放入调好的三鲜馅，再取一面皮合在上面，周围捏成花边，制成烙盒子生坯。

⑥将平锅置火上，烧热后刷上少许豆油，待油烧热，将烙盆子生坯放入锅内用中火烙制，待面皮鼓起呈金黄色时盛入盘中，即可佐餐食用。

功　效：补肾益精，益血润燥。适用于精血亏损、体弱、遗精、阳痿、小便频数、肠燥便秘等症。

5. 龙井对虾汤

配　方：大对虾300克，高级龙井茶叶10克，料酒、精盐、味精、鸡清汤各适量。

制　法：

①将对虾去头，剥去外皮，取出脊背屎肠洗净，用刀片切成小薄片。将龙井茶叶放在茶杯中，用煮开的鸡清汤沏好，备用。

②坐锅，倒入鸡清汤，烧开，放入虾片烫透，捞在汤钵子内。再将沏好的鸡汤茶倒入锅内，加精盐、味精、料酒烧开，撇净浮沫，倒入汤钵子内，另选少许嫩茶心放在汤内即成。

功　效：补肾壮阳，化痰开胃，补神益思。常用于肾阳不足、性机能减退、阳痿、神疲乏力、腰膝酸痛、中风后遗症半、身不遂等症。

6. 灵芝猪心

配　方：灵芝25克，鲜猪心250克，青菜心、绍酒各10克，大海虾米、葱白各5克，鲜姜2克，精盐、味精、香油各3克，鸡汤500克。

制　法：

①将灵芝用开水泡开，切成片。猪心切成3分厚的片，放开水锅内烫透，捞出放清水中洗净血络备用。

②用一砂锅加入灵芝片、猪心片、大海虾米、鸡汤、葱白、鲜姜、精盐、绍酒烧开后盖上锅盖，移入慢火炖烂，揭去锅盖，拣去葱、姜块，加入青菜心、味精，再开锅后加入香油，连锅上桌备用。

功　效：补心安神。适于虚劳气喘、失眠健忘、惊悸、怔忡、自汗、不眠等人服用。对神经衰弱也有显著的疗效。

7. 海米丝瓜

配　方：海虾米25克，丝瓜750克，胡萝卜50克，绍酒15克，葱、淀粉各5克，鲜姜、精盐、味精各3克，白糖2克。

制　法：

①用小刀将丝瓜外层薄皮刮去，要保持丝瓜本身绿色，用水洗净，从中一剖两半，切成八分长、二分宽的条。胡萝卜去皮，切成八分长、二分厚的长条片，放开水中略煮一下，捞出放晾水中过凉。海米用开水泡开备用。

②炒勺内放猪油，烧五成热时，将丝瓜条下油滑一下，见丝瓜变鲜绿色时，起勺倒入漏勺内控净油，原热油放火上，用葱、姜炸锅，加入海虾米、绍酒、精盐、白糖、胡萝卜、丝瓜条、味素，开锅后用水淀粉拢芡，淋入香油即可。

功　效：清热化痰，凉血解毒。适用于肺热咳嗽、痰喘、痰黄粘稠、大肠热毒、肠风痔瘘，湿热血淋、尿频、尿急、尿痛、尿中带血、小便不利，以及崩漏、带下等病症。亦可作为支气管肺炎、急性尿道炎、膀胱炎、疮疡病人的调养膳食。

8. 西瓜皮海米

配　方：鲜西瓜皮500克，大虾米50克，精盐、味精、鲜姜各3克，淀粉30克，白糖、葱、绍酒、香油各5克。

制　法：

①将西瓜皮的硬皮去掉，然后切成四分宽、一寸半长的条；把大海虾米用开水泡发开。

②炒勺放火上，加白油30克，放葱、姜、海虾米、绍酒、精盐、白糖、味精和瓜条，烧开后用水淀粉拢芡，淋香油出勺。

功　效：清暑解热，止渴利尿，扶助阳气，益胃化痰。适合于患有暑热烦渴、小便短少、心悸汗出、失眠多梦、口舌生疮、胃热呕吐等病症者食用。

9.炖海米冬瓜

配　方:冬瓜1000克,大海虾米50克,香菜25克,鲜汤1碗,精盐5克,味精2.5克,香油5克。

制　法:把冬瓜皮刮去,挖去瓜瓤,切成3分厚、1寸长的片,用开水烫透捞出,在凉水中过凉,捞出控净水,把大海虾米用开水泡好备用。

②将汤烧开,去掉汤上浮沫,加入海虾米、冬瓜皮、精盐、味精,待冬瓜烂时,尝好口味,倒入碗内,撒去香菜末即可。

功　效:清热利水,解毒。适合于患有水肿、胀满、小便不利、淋证、肺热咳喘、肺痈、肠痈、淋浊、带下等病症者食用。本方对急慢性肾炎水肿有辅助治疗作用。

10.干烧明虾

配　方:对虾2只(大),笋末250克,冬菇末15克,姜末25克,葱末50克,植物油、麻油各10克,四川豆瓣酱15克,酒酿50克,味精、糖、黄酒、盐、鲜汤、湿淀粉适量。

制　法:用剪刀剪掉虾的须、脚,洗净,然后沿着虾脊背剪开虾壳,用手挑起虾肠除1/3,用剪刀在虾脑上划开一个棱子形洞(深至肉下),排出脑中沙泥,洗净。每只虾切成3段(小虾两段)排在盆中。炒锅烧热,用油滑锅中,放入油50克,在旺火上烧至五成热,推入明虾,用手勺揿压虾头上戳出的棱子洞,使脑汁流出,与油混合,至虾红色,用漏勺捞出虾,红油放在碗内待用。锅加25克油,至七成热,推入葱、姜末、笋、冬菇末、酒酿拌和,放入碗内一半红油,加豆瓣酱拌至均匀,待配料发红起香时,推入明虾,加调料后加盖焖烧3分钟,至虾熟,端回旺火。至卤汁剩100克时,淋少许淀粉,着杨柳芡后,反复舀起面料,盖没虾。淋入麻油后盛盆,把锅内余下的面料盖上,浇上另一半红油即成。

功　效:补肾壮阳益精。治阳痿体弱。

11.鸭羹粥

配　方:野鸭脯肉400克,火腿50克,糯米150克,大海虾米10克,水发冬菇6朵,黄酒、盐、味精各少许。

制　法:先将鸭脯肉洗净切成小方丁,放入沸水中汆一下,捞出,放在碗中,加入黄酒、清汤蒸1小时。冬菇、火腿均切成小方丁。然后将粳米放入沸水锅中，煮沸后再放入火腿、冬菇、鸭肉、大虾米等，用小火熬成烂粥。吃时加入盐、味精搅匀即成。

功　效：滋阴补虚、利尿消肿。治虚劳热毒、咳嗽多痰、水肿、小便不利、慢性肾炎、浮肿等症。

12. 羊肉海虾汤

配　方：羊肉150克，海虾米30克，大葱、生姜、精盐各适量。

制　法：羊肉切薄片作羹，加入盐、大葱、生姜及虾米，肉熟后食用。

功　效：温补肾阳。适用于肾阳不足之阳痿。

13. 海马童子鸡

配　方：童子鸡1只，海马10克，虾仁100克，料酒、精盐、味精、葱、姜等调料适量。

制　法：

①童子鸡去毛、内脏，洗净。

②海马洗净，用纱布包好。虾肉洗净。

③把海马放入鸡腹内，鸡放入蒸钵内，虾肉放在鸡周围，加葱、姜、料酒、味精等调料适量，蒸熟后即可，吃鸡肉、虾肉，喝汤。

功　效：补精益气、温中壮阳。适用于气虚、阳虚、体质虚弱、乏力怕冷、阳痿、早泄等。是肾阳虚、阳痿、早泄、体质虚弱者的理想调补佳肴。

14. 海蜇皮拌白菜

配　方：白菜心200克，水发海米25克，海蜇皮200克，菠菜梗、酱油、醋、香油各适量。

制　法：

①白菜心洗净，切成细丝，用开水烫熟。

②海蜇皮切成细丝，放进开水中浸烫一下，捞出待凉。

③将菠菜梗浸烫一下，切成八分长的段，待凉。

④最后将白菜丝摆在盘内垫底，上面放上海蜇皮丝、菠菜梗、海米、食用时浇上食油、酱油、醋即可。

功　效：清热泻火，化痰软坚。适用于内热口干、咳嗽痰多及淋巴结肿大者。

15. 海马童子鸡盖浇饭

配　方：童子鸡 250 克，海马 3 克，虾仁 50 克，葱、姜、料酒、精盐、味精等调料少量，粳米饭 250 克。

制　法：

①童子鸡洗净后，切小块，装入炖盅内，海马、虾仁用温水浸泡 10 分钟，洗净后放在鸡肉上。

②炖盅内加葱、姜、料酒及少量清水，入笼用猛火蒸熟。

③拣去葱、姜，加盐、味精，并以生粉勾芡，稍炒即可。然后盖在热粳米饭上面。

功　效：补肾壮阳，调气活血。适用于肾阳虚、阳痿、遗尿、虚喘等。

禁　忌：阴虚火旺者忌食。

16. 羊藿海虾散

配　方：生海虾 500 克，核桃仁 80 个，淫羊藿 200 克，白酒 200 毫升。

制　法：将白酒烧热，投入生海虾，充分浸透，取酒虾焙干为度。核桃仁去皮盐渍，焙干，与海虾共为细末，分作 20 包，每日 1 包，每包分 2 次服，每次取淫羊藿 10 克煎水 100 毫升，引送海虾核桃仁细末，2 个月为一疗程。

功　效：补肾开窍通络。适于阳痿耳鸣、头晕怕冷者用。

第五章 蟹

蟹分两种，即河蟹和海蟹。河蟹又名郭索、螃、螃蛸、螃蟹、毛蟹、稻蟹、清水蟹。穴居于江、河、湖、泽或水田周围的土岸，昼伏夜出，以动物的尸体或谷物为食。秋季成长丰满，常洄游到近海繁殖。雌蟹所带的卵，至翌年3～5月间孵化，幼体经多次变态，发育成幼蟹，再溯江河而上，在淡水中继续生长。沿海地区均有分布。我国江南水乡盛产河蟹，最为著名的是江苏阳澄湖的清水大闸蟹和浙江嘉兴南湖所产的大蟹。每百克蟹肉含水分71克，蛋白质14克，脂肪5.9克，碳水化合物7.4克，灰分1.8克，钙129毫克，磷145毫克，铁13毫克，维生素A 5960单位，硫胺素0.03毫克，核黄素0.71毫克，尼克酸2.7毫克。性味咸寒。有清热散血、续筋接骨、通经络、解漆毒、滋肝阴、补骨髓、催产下胎功效。

海蟹又名海螃蟹、飞蟹、梭子蟹、枪蟹。分布于我国沿海，尤以塘沽、秦皇岛、锦州、营口、丹东、烟台等水域为多。海蟹与河蟹的性味、功能大致相同，故归纳一体。因蟹以水中尸体为食，因而胃内含有大量细菌，死后极易变质腐败，以致食者中毒。故食蟹必须是鲜活的，死蟹不能食用。

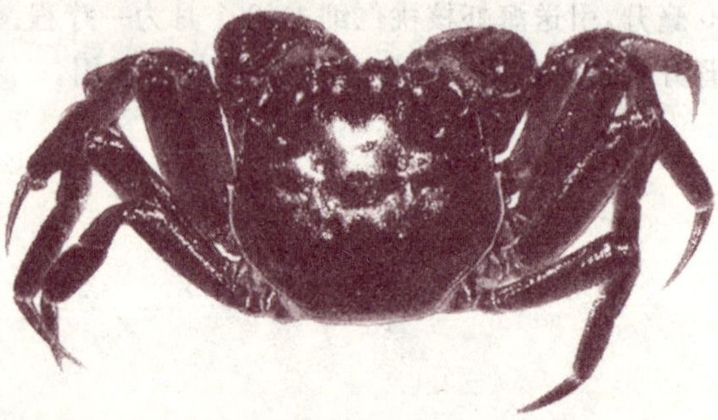

1. 生地水蟹汤

配　方：水蟹250克(3只)，生地250克，蜜枣2枚。

制　法：

①生地洗净，水蟹剖开去鳃，洗净；蜜枣洗净。

②把全部用料放入清水锅内，武火煮滚后，改文火煲2小时，调味供用。

功　效：养阴和血，退热散结。用于阴虚热结，咽喉肿痛；或阴虚血燥，变生痈疮；或阴虚火旺之咽干渴饮；或阴虚血热之衄血、目赤、头痛；或咽喉炎、高血压等属阴虚内热者。

禁　忌：脾虚腹满便溏、胃寒湿者不宜用本汤。

2. 蟹肉莲藕粥

配　方：白米100克，蟹150克(2只)，莲藕100克，鸡蛋2枚，盐、葱、姜片各少许。

制　法：先将米洗后用水泡2小时，莲藕去皮，切成3厘米长的丝，泡在水中。鸡蛋分成蛋白、蛋黄放置备用。再把蟹洗净，去壳、鳃、脚，取出蟹黄与蛋黄拌匀，蟹身切成放射状的八等份。壳和足用力敲断，然后在锅中放入三大匙油，加热，放入蟹壳、蟹脚、葱姜翻炒，炒出香味后加150毫升水，加盖，用中火煮40分钟左右，然后把煮汤倒入另一锅内，并放入沥干的米、莲藕及浸汁，加盖煮沸，再改用小火煮90分钟。即将熟时，放入蟹块，用少量盐调味。将粥的三分之二部分与蛋白混合，盛入碗中；剩余的粥与蛋黄混合，盛入加蛋白的碗里，最后将蟹块置于粥面上，按个人爱好加入葱、姜等即可食用。

功　效：益阴补髓，清热散血。治阴虚体弱、失眠、盗汗、记忆力衰退。

禁　忌：脾胃虚寒及宿患风疾者慎用。

3. 珊瑚扒芦笋

配　方：罐头芦笋500克，生蟹黄100克，蟹肉100克，火腿末10克，精盐、味精、料酒、姜片、葱段、胡椒粉、水淀粉、熟猪油、熟鸡油、鸡汤各适量。

制　法：

①芦笋切成6厘米长的段，放入汤盆内，上笼蒸熟取出，然后排放在另一盆中。

②蟹肉放入碗内，加入葱、姜、料酒、胡椒粉，上笼蒸熟取出，拣去葱、姜，将蟹肉撒在芦笋面上。蟹黄下温油锅泡熟取出，排放在芦笋和蟹肉上面。

③在热锅中放猪油、鸡汤、盐、味精、胡椒粉，待烧沸后用水淀粉勾稀芡，加入鸡油推匀，淋在芦笋盆中，撒上火腿末即成。

功　效：养筋益气，健胃消食，清热理血，抗癌。适合气虚、脾胃功能失调者食之。癌症病人可用作辅助饮食。

4. 夏柏螃蟹糊

配　方:生半夏、黄柏各6克,鲜螃蟹4只。

制　法:将上二味药与鲜蟹共捣细如糊状,用热酒适量调服。

功　效:散血续骨。治骡马踏伤骨折者。

5. 蟹爪冬虫草

配　方:蟹爪尖30克,冬虫夏草90克。

制　法:螃蟹爪尖煅存性,冬虫夏草炒黄,共研末,每服10克,酒送下。

功　效:扶正散血抗癌。适合乳癌初起者服。

6. 米酒蒸螃蟹

配　方:螃蟹200克(2只),米酒60毫升,酱油、姜末、醋等调味品适量。

制　法:螃蟹洗净,入碗加盖蒸煮,在将熟时加入米酒,再蒸片刻即成。食蟹肉并饮汁,蟹肉可蘸酱油、姜末、醋等调味品。

功　效:益气活血散瘀。适用于产妇恶露不畅、下腹隐痛等。

禁　忌:凡中焦虚寒、时感外邪未清、痰嗽便泻、素有风痰者忌食。

7. 蟹壳粉

配　方:蟹壳500克,黄酒适量。

制　法:将蟹壳烧炭存性为末,每次吞服10克,每日2次,用黄酒适量送下。

功　效:活血破瘀。用于溶血性贫血、血虚有黄疸者。

8. 蟹爪粉

配　方:蟹爪尖15克,陈黄酒适量。

制　法:将蟹尖焙干研末,分数次用陈黄酒送服。

功　效:破血通经。用于乳腺炎初起者。

9. 活蟹散

配　方:活蟹 100 克(1 只),蜂蜜、白萝卜、桂皮各适量。

制　法:先将活蟹烧存性,研细末,然后用白萝卜、桂皮煎汤,把患处熏洗干净,再将蟹末用蜂蜜调涂患处。每日换 2 次。

功　效:散血通经生肌。用于冻疮溃烂不敛。

10. 炒河蟹

配　方:河蟹 150 克,猪油、酱油、白糖、葱、姜、各适量。

制　法:将河蟹洗净泥沙,斩成两片,挖去蟹鳃后用黄酒及猪油、酱油、白糖、葱、姜炒食。佐餐。

功　效:活血散血通经。适用于伤筋早期、症状缓解后食。

11. 蟹壳红糖散

配　方:蟹壳、红糖各等量,黄酒适量。

制　法:将蟹壳放新瓦上焙焦研末,用红糖等量调匀,热黄酒送服 9 克。

功　效:散血通经。用于损伤后早中期胸胁疼痛者。

12. 香枣杜仲蟹爪酒

配　方:蟹爪 50 克,杜仲 10 克,大红枣 10 枚,小茴香 6 克,冰糖 50 克,白酒 500 毫升。

制　法:将上述药物浸入白酒中,密封 3 周后饮用,每次 15～30 毫升饮服。

功　效:散血通经壮腰。用于骨质增生、腰椎肥大、腰痛者。

13. 胡桃蟹壳散

配　方:蟹壳 125 克,胡桃肉 250 克,食盐适量。

制　法:将蟹壳煅烧后研成细末,胡桃肉研细,两物搅匀,每服 3 克,早晚各服 1 次,淡盐汤送下。

功　效:散血通络壮骨。用于跟骨痛有骨刺形成者。

14. 荸荠汤服蟹壳散

配　方:蟹壳适量,荸荠150克。

制　法:蟹壳适量炙末,每次0.5克,每日3次,用荸荠煮汤下药。

功　效:散血消积,行瘀生津。适用于胰体、胰尾癌患者。

15. 蟹肉豆腐羹

配　方:河蟹肉150克,豆腐150克,葱、食盐、姜、味精各适量。

制　法:将豆腐作羹,放入蟹肉共烧,加葱、食盐、生姜、味精调味,成蟹肉豆腐羹。经常食用。

功　效:清热散血。用于阴茎癌放射治疗后神倦乏力、舌干少津者。

16. 牛膝蟹肉汤

配　方:怀牛膝、蟹肉各150克,调味品适量。

制　法:用怀牛膝煎汤,以汤代水煮蟹肉,至蟹熟,加调味品,食蟹肉喝汤。

功　效:清热活血,通经消肿。用于骨肿瘤、骨痛者。

17. 海蟹汤

配　方:海蟹适量。

制　法:将海蟹加水煎汤,外洗患处,或捣烂涂患处。

功　效:清热凉血解毒,抗过敏。治接触性皮炎、漆过敏。

18. 生地河蟹汤

配　方:鲜河蟹100克(1只),生地黄30克。

制　法:将河蟹、生地黄加清水适量,文火煮成150毫升,去渣喝汤。

功　效:滋阴利咽。适用于肾阴虚和慢性咽炎者饮。

第六章 蚌

蚌又名河歪、河蚌、河蛤蜊、乌贝。生活于江河湖沼中，全国大部分地区均有分布。每百克食部含水分 83.6 克，蛋白质 6.6 克，脂肪 3.3 克，碳水化合物 5 克，灰分1.5 克，钙 44 毫克，磷 93 毫克，铁2.8 毫克，核黄素 0.03 毫克，尼克酸 1.5 毫克。性味甘、咸、寒。有滋阴、清热、明目、解毒功效。

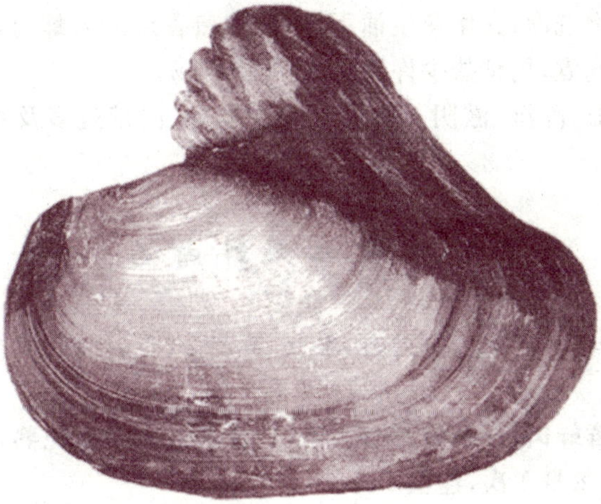

1. 蚌肉粥

配　方：生蚌肉 100 克，粳米 100 克，葱末、姜末、精盐、料酒、味精、麻油各少许。

制　法：先将蚌肉用开水煮一下，反复洗干净。然后将麻油下锅，放入生蚌肉煸炒，加入料酒及精盐、葱姜末、味精，炒匀入味后盛起待用。再把洗净的粳米放进开水锅里煮粥，见粥快好时放入蚌肉等料，稍煮片刻即可食用。

功　效：清热凉血，滋阴明目。治烦热、消渴、血崩，带下、痔瘘、目赤、湿疹。

禁　忌:蚌肉性寒,多食易生风、动冷气。故外感未清以及脾胃虚寒、便溏泄泻者均忌服本粥。本粥性凉,正常人也不宜久食。

2. 蚌肉米须汤

配　方:玉米须 30～60 克,蚌肉 50～120 克。

制　法:玉米须与蚌肉加水煮汤,吃蚌肉喝汤。隔日 1 次。

功　效:滋阴清热。治糖尿病。

3. 米酒蚌肉汤

配　方:蚌肉 150 克,米酒 40 毫升,姜汁 1.5 克,花生油适量,精盐少许。

制　法:蚌肉洗净,先用花生油下镬,待油煎香后放入蚌肉,然后加入米酒、姜汁、清水适量同煮,用精盐少许调味,食蚌肉饮汤。

功　效:活血、除湿、滋阴。适用于妇女体虚、白带过多及月经期出血过多者。

4. 参芪归果蚌肉汤

配　方:鲜蚌肉 100 克,白果肉 24 克,黄芪 20 克,当归、党参各 10 克,精盐少许。

制　法:将鲜蚌肉、白果肉、黄芪、当归、党参加水适量炖熟,入少许细盐,吃肉及白果,喝汤,每日 1 次,连服 5 日。

功　效:益气止崩。适用于气虚崩漏者。

5. 天河肉汤

配　方:明天麻 9 克,河蚌肉 250 克,绍酒适量。

制　法:河蚌肉用适量绍酒浸,入沸水烫熟,加明天麻,同用慢火煮浓汤。食蚌肉喝汤。

功　效:滋阴降火熄风。用于肝火旺盛、肝风内动引起的面瘫者。

6. 河蛤蜊液

配　方:活河蛤蜊 1 只,冰片 1 份,硼砂 2 份。

制　法:将硼砂和冰片研细放入河蛤蜊壳内,待死后,将河蛤蜊水溶液滴入鼻内。

功　效:清热解毒,消肿散结。治鼻疔。

第七章 田螺(螺蛳)

田螺又名黄螺、田赢。生活于湖泊、河流、沼泽及水田等处,平时以宽大的足在水底或水生植物上爬行。以多汁的水生植物的叶及藻类为主要食料。寒冷期钻入泥土中休眠。全国大部分地区均有分布。可食部每百克中含水分81克、蛋白质10.7克,脂肪1.2克,碳水化合物4克,灰分3.3克,钙135.7毫克,磷191毫克,铁19.8毫克,硫胺素0.05毫克,核黄素0.17毫克,尼克酸2.2毫克,维生素A 130单位。性味甘、咸、寒。有清热利水、消暑解渴、滋阴养肝功效。另有一种螺蛳,其性味、功能与田螺大致相同,故在此一起讨论。

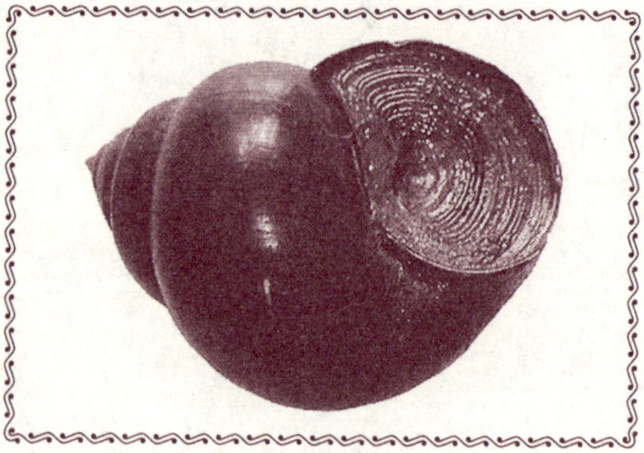

1. 翡翠红螺

配　方:红螺肉250克,鸭肫200克,蘑菇片25克,料酒、精盐、味精、白糖、胡椒粉、姜片、葱段、麻油、猪油、鸡汤各适量。

制　法:

①螺肉去杂洗净,切成片,螺片中间用刀划开一条缝,鸭肫批去老皮,切与螺片大小相等的片,中间亦划一条缝。将螺片、肫片叠起。翻成蛋散状,盛入碗中。

②用碗放入鸡汤、味精、盐、白糖、麻油、胡椒粉,调成芡汤待用。

③烧热锅,放入猪油,烧至六七成热时,将螺卷下锅,泡熟后捞出沥去油。原锅内放入姜片、葱段、蘑菇片略煸一下,投放螺卷,烹入料酒,倒入芡汤,加入猪油推匀,装盆即成。

功　效：滋阴清热，明目安神，健脾强身。对气阴两虚及肝肾阴虚之目疾、心神不安等疾患均有一定疗效。

2. 竹荪红螺汤

配　方：红螺肉 400 克，豌豆苗 50 克，竹荪 10 克，料酒、精盐、味精、葱段各适量。

制　法：

①将红螺肉去杂，加入少量去粘液物质，洗净，切成片，放入沸水锅内焯透捞出。

②竹荪用清水泡软，洗去泥沙，切去两头，再用清水漂洗成白色时捞出，切成段。豌豆苗去杂洗净。

③坐锅注入清水，放入竹蒜、料酒、精盐、螺片，烧煮开后放入豌豆苗、葱段再煮一会，加入味精，起锅装碗即成。

功　效：养肝明日、滋肾补中。治脾胃虚弱、神经衰弱、两目昏花、视物不清等症。

3. 田螺补钙

配　方：田螺、酱油、醋各适量。

制　法：田螺漂洗干净，放入沸水锅中煮熟，挑取田螺肉蘸调料吃，宜常吃。

功　效：补钙。治小儿软骨病。

4. 酒炒螺蛳

配　方：螺蛳 500 克，白酒及调料适量。

制　法：螺蛳剪去尾部，在清水中养 24 小时，洗净，放入油锅中炒后加酒、水适量，煮至液将尽时即可。用针挑出螺蛳肉，饮酒食用。

功　效：清热利尿。适用于小便白浊不利者。

5. 焦螺煎

配　方：田螺适量。

制　法：取田螺挑出螺肉，晒干，炒焦，每次 9 克，每日 3 次，水煎服。

功　效：清热利湿。供菌痢者选食。

6. 鸡骨田螺汤

配　方：田螺 400～500 克，鸡骨草 50～60 克。

制　法：田螺用清水养 1～2 天，去除螺内污物，将田螺顶硬壳去掉；然后与鸡骨草共煮饮服，并食螺肉，连用 3～5 天。

功　效：清热利湿。适用于黄疸型肝炎、早期肝硬化及膀胱湿热所致的小便刺痛等。

7. 丝瓜田螺汤

配　方：丝瓜 1 根，田螺 5 克。

制　法：先将田螺在水中喂养 1 天后取肉，然后把丝瓜洗净切片，与田螺肉共煮熟食用。

功　效：清热利尿通淋。适用于小便量少、排尿困难者食。

8. 蒸田螺

配　方：大田螺 10～20 只。

制　法：将大田螺放清水养 2 天，去泥沙，捣烂放碗内，加清水少许，隔水蒸 15 分钟，取汁饮服。

功　效：清热利湿退黄。用于尿少深黄、皮肤黄染甚者。

9. 田螺三七粉

配　方：田螺 1 只，三七粉 10 克。

制　法：将田螺焙干，研成细末，与三七粉拌匀，每日 3 克，用温热的黄酒冲服。

功　效：活血通络。用于骶尾部外伤性疼痛较剧者。

10. 红螺蛳盖末

配　方：红螺甲盖 30 克，麻油适量。

制　法:红螺甲盖焙干研末,加麻油调为糊状,取适量敷于耳后乳突处,外加棉纱布固定。每隔8小时换药。

功　效:清热消肿散结。用于慢性化脓性中耳炎有耳后乳突胀痛者。

11. 螺蛳壳散

配　方:螺蛳壳20克,鸡蛋清1枚。

制　法:螺蛳壳烧存性,研末,用鸡蛋清调之,敷于生殖器。

功　效:清热解毒,散结敛疮。用于白氏综合征有生殖器及肛门溃疡者。

主要参考文献

[1] 彭铭泉. 中国药膳学. 北京:人民卫生出版社,1985

[2] 顾奎琴. 现代营养知识全书. 北京:现代出版社,1997

[3] 施杞,夏翔. 中国食疗大全. 上海:上海科学技术出版社,1995

[4] 刘炎. 中华古今药膳荟萃. 北京:中国协合医科大学、北京医科大学联合出版社,1998

[5] 卢祥之. 中国药粥谱. 北京:科学技术文献出版社,1995

[6] 方志荣. 最有效食疗汤谱. 广州:广州出版社,1997

[7] 臧怡民,陈萍,江森. 鱼菜巧做 600 例. 北京:农村读物出版社,1990

[8] 杨连生,林德堂,阎可及. 中医饮食疗法. 吉林:吉林人民出版社,1991